Pflegebezogene Mikroschulungen

AF641966

Pflegebezogene Mikroschulungen

Martin Schieron

Wissenschaftlicher Beirat Programmbereich Pflege:

André Fringer, Winterthur; Jürgen Osterbrink, Salzburg; Doris Schaeffer, Bielefeld;
Christine Sowinski, Köln; Angelika Zegelin, Dortmund

Martin Schieron

Pflegebezogene Mikroschulungen

Handlungsorientierte Patientenedukation in kleinen Wissensportionen

hogrefe

Martin Schieron. Diplom-Pflegewissenschaftler/FH,
Krankenpfleger/RbP, Entspannungspädagoge
Parkstr. 63
40477 Düsseldorf
E-Mail: M.Schieron@web.de

Wichtiger Hinweis: Der Verlag hat gemeinsam mit den Autoren bzw. den Herausgebern große Mühe darauf verwandt, dass alle in diesem Buch enthaltenen Informationen (Programme, Verfahren, Mengen, Dosierungen, Applikationen, Internetlinks etc.) entsprechend dem Wissensstand bei Fertigstellung des Werkes abgedruckt oder in digitaler Form wiedergegeben wurden. Trotz sorgfältiger Manuskriptherstellung und Korrektur des Satzes und der digitalen Produkte können Fehler nicht ganz ausgeschlossen werden. Autoren bzw. Herausgeber und Verlag übernehmen infolgedessen keine Verantwortung und keine daraus folgende oder sonstige Haftung, die auf irgendeine Art aus der Benutzung der in dem Werk enthaltenen Informationen oder Teilen davon entsteht. Geschützte Warennamen (Warenzeichen) werden nicht besonders kenntlich gemacht. Aus dem Fehlen eines solchen Hinweises kann also nicht geschlossen werden, dass es sich um einen freien Warennamen handelt. Der Verlag weist ausdrücklich darauf hin, dass im Text enthaltene externe Links vom Verlag nur bis zum Zeitpunkt des Redaktionsschlusses eingesehen werden konnten. Auf spätere Veränderungen hat der Verlag keinerlei Einfluss. Eine Haftung des Verlags ist daher ausgeschlossen.

Bibliografische Information der Deutschen Nationalbibliothek
Die Deutsche Nationalbibliothek verzeichnet diese Publikation in der Deutschen Nationalbibliografie; detaillierte bibliografische Daten sind im Internet über http://www.dnb.de abrufbar.

Dieses Werk einschließlich aller seiner Teile ist urheberrechtlich geschützt. Jede Verwertung außerhalb der engen Grenzen des Urheberrechtes ist ohne Zustimmung des Verlages unzulässig und strafbar. Das gilt insbesondere für Kopien und Vervielfältigungen zu Lehr- und Unterrichtszwecken, Übersetzungen, Mikroverfilmungen sowie die Einspeicherung und Verarbeitung in elektronischen Systemen.

Anregungen und Zuschriften bitte an:
Hogrefe AG
Lektorat Pflege
z. Hd. Jürgen Georg
Länggass-Strasse 76
3012 Bern
Schweiz
Tel. +41 31 300 45 00
info@hogrefe.ch
www.hogrefe.ch

Lektorat: Jürgen Georg, Martina Kasper, Detlef Kraut, Alissa Leuthold
Redaktionelle Bearbeitung: Thomas Sonntag
Herstellung: René Tschirren
Umschlagabbildung: Getty Images/Maskot
Satz: Claudia Wild, Konstanz
Druck und buchbinderische Verarbeitung: Finidr s. r. o., Český Těšín
Printed in Czech Republic

1. Auflage 2024
© 2024 Hogrefe Verlag, Bern

(E-Book-ISBN_PDF 978-3-456-95966-5)
(E-Book-ISBN_EPUB 978-3-456-75966-1)
ISBN 978-3-456-85966-8
https://doi.org/10.1024/85966-000

Inhaltsverzeichnis

Vorwort 9

Geleitwort 11

Teil I: Mikroschulungen 15

1 Einleitung 17

2 Merkmale 19
2.1 Konzeptbasierung 19
2.2 Kürze 19
2.3 Begrenzung der Teilnehmendenanzahl 20
2.4 Adressatenbezug 20

3 Das schriftliche Mikroschulungskonzept 21
3.1 Vorbemerkung 22
3.2 Allgemeines/Voraussetzungen 22
3.3 Sachanalyse (theoretischer Hintergrund) 24
3.3.1 Wo kann recherchiert werden? 24
3.3.2 Welche weiteren Informationsquellen stehen zur Verfügung? 25
3.3.3 Was soll recherchiert werden? 26
3.3.4 Was geschieht mit den Rechercheergebnissen? 27
3.4 Schulungsmaterial 28
3.4.1 Erarbeiten möglicher Schulungsziele 28
3.4.2 Arten von Schulungsmaterial 29
3.5 Schulungsablauf 31
3.6 Artikulationsvorschlag 31
3.7 Evaluation 32
3.8 Anhang/Dokumente 34
3.9 Literatur/Quellenangaben 34

4 Die zwölf Schritte des Schulungsablaufs 35
4.1 Vorwissen und Einstellung ermitteln 36
4.2 Richtziel überlegen 36
4.3 Feinziele aushandeln 37
4.4 Wissen ergänzen 37
4.5 Anschauungsmaterial einsetzen 38
4.6 Handlung vorführen 38
4.7 Motivation zum Üben 39
4.8 Fragen beantworten 39
4.9 Informationsmaterial anbieten 40
4.10 Wissen überprüfen 40
4.11 Feedback geben 41
4.12 Dokumentation erstellen 41

5 Einsatzfelder 43
5.1 Settings 43
5.2 Zielgruppen 44
5.3 Themen 44

6 Aktualisierung 47

7 Anforderungen an Schulende 49
7.1 Herausforderungen 49
7.2 Kompetenzen 50

8 Evaluation 53
8.1 Evaluation durch Anwendende 53
8.2 Studien zur Wirksamkeit von Mikroschulungen 53

9 Implementierung 57
9.1 Wesentliche Aspekte 57
9.2 Anknüpfungspunkte 58

Teil 2: Grundlagen 63

10 Einleitung 65

11 Theoretische Grundlagen 67
11.1 Beratungskonzepte 67
11.2 Cognitive Apprenticeship 68
11.3 Didaktik der Erwachsenenbildung 70

11.4 Empowerment . . . 71
11.5 Familienorientierung . . . 72
11.6 Gesundheitskompetenz . . . 73
11.7 Pflegetheorien . . . 74
11.7.1 Henderson – Modell der Grundbedürfnisse . . . 75
11.7.2 Orem – Theorie des Selbstpflegedefizits . . . 75
11.7.3 Roper, Logan und Tierney – Lebensaktivitäten . . . 75
11.7.4 Peplau – Theorie der interpersonalen Beziehung . . . 76
11.7.5 Benner – Stufenmodell zur Pflegekompetenz . . . 76
11.7.6 Juchli – Aktivitäten des täglichen Lebens (ATL) . . . 76
11.7.7 Krohwinkel – Fördernde Prozesspflege und ABEDLs . . . 77
11.7.8 Friedemann – Theorie des systemischen Gleichgewichts . . . 77
11.8 Ressourcenorientierung . . . 77
11.9 Salutogenese . . . 78
11.10 Selbstmanagement/Selbstwirksamkeit . . . 80
11.11 Soziale Unterstützung . . . 81
11.12 Subjektive Gesundheits- und Krankheitstheorien . . . 82
11.13 Themenzentrierte Interaktion . . . 83
11.14 Trajekt-Modell . . . 84
11.15 Transtheoretisches Modell . . . 85
11.16 Es gibt noch mehr 86

12 Einige Gedanken zum Lernen . . . 87
12.1 Lernen als Interaktion . . . 87
12.2 Lernziele . . . 88
12.3 Lernklima . . . 89
12.4 Lernstile und Lerntypen . . . 91
12.5 Erwachsene und Kinder . . . 92

13 Schulungen in der Pflege . . . 97
13.1 Gruppenschulungen . . . 97
13.2 Einzelschulungen . . . 98
13.3 Schulungsprozessmodelle . . . 99
13.4 Gestaltung von Schulungen . . . 100
13.4.1 Gruppenschulungen . . . 100
13.4.2 Einzelschulungen . . . 101

14 Informationsmaterialien beurteilen, einsetzen und erstellen . . . 103
14.1 Arten von Informationsmaterial . . . 105
14.1.1 Schriftliche Informationsmaterialien . . . 105

14.1.2 Bilder als Informationsmaterialien . . . 107
14.1.3 Filme als Informationsmaterialien . . . 107
14.1.4 Weitere Materialien . . . 107
14.2 Beurteilung von Informationsmaterialien . . . 108
14.2.1 Hamburger Verständlichkeitsmodell . . . 108
14.2.2 Lesbarkeitsformeln . . . 109
14.2.3 Leichte und einfache Sprache . . . 110
14.2.4 Evidenzbasierte Gesundheitsinformationen . . . 112
14.2.5 Falsche oder schlechte Gesundheitsinformationen im Internet . . . 113
14.2.6 Die Wittener Liste . . . 115
14.2.7 Beurteilung von Bildmaterial – eine Erweiterung zur Wittener Liste . . . 119
14.2.8 Beurteilung von Filmen . . . 120
14.3 Informationsmaterialien selbst erstellen . . . 124
14.3.1 Broschüren . . . 124
14.3.2 Poster . . . 125
14.3.3 Bilddokumentationen . . . 125
14.3.4 Erstellen von individualisierten oder individuellen Materialien . . . 127

Anhang . . . 135
Mikroschulung Sturzvorbeugung . . . 137
Nutzerevaluation des Konzepts zur Erstellung von Mikroschulungen . . . 169
Übersicht möglicher Inhalte eines schriftlichen Mikroschulungskonzeptes . . . 189

Hinweise zu den Zusatz-Materialien . . . 191

Autorenverzeichnis . . . 193

Sachwortverzeichnis . . . 195

Vorwort

Pflegebezogene Mikroschulungen wurden Anfang der 2000er Jahre von Angelika Zegelin geprägt und mit Mitstreiterinnen und Mitstreitern entwickelt.

Aktuell stehen auf der Homepage des Netzwerks Patienten- und Familienedukation in der Pflege e.V. (*www.patientenedukation.de*) allgemeine Informationen zu Mikroschulungen sowie eine Auswahl an Mikroschulungskonzepten zum kostenlosen Download zur Verfügung. Darüber hinaus sind seit Mitte der Nullerjahre in Deutschland, Österreich und der Schweiz immer wieder Artikel zu Mikroschulungen in Fachzeitschriften erschienen. Diese Artikel weisen verschiedene Schwerpunkte auf (Informationen zum Konzept, Entwicklung von Mikroschulungen etc.). Insofern steht der Begriff Mikroschulung seit nunmehr fast 20 Jahren innerhalb der Pflege im deutschen Sprachraum für strukturierte, systematische und qualitätsgesicherte pädagogische Angebote durch Pflegefachpersonen.

Als erste Mikroschulung wurde ein *Konzept zur Erstellung von „Mikroschulungen" am Beispiel der „Subkutanen Injektion"* vom Netzwerk Patienten- und Familienedukation in der Pflege e.V. in Kooperation mit der Universität Witten/Herdecke entwickelt und 2005 veröffentlicht. Nach einer 2008 durchgeführten Nutzerevaluation wurde es noch einmal überarbeitet und ergänzt. Dieses Konzept beinhaltet nicht nur die erste Mikroschulung „Subkutane Injektion", deren Inhalte auch heutzutage größtenteils noch als aktuell zu betrachten sind. Es verfügt vielmehr auch über grundsätzliche Hinweise zur Erstellung von Mikroschulungen. Dieser Teil ist jedoch in erster Linie von historischem Interesse. Immerhin wurde hier erstmals eine Handlungsanleitung zur wissensgestützten Konzeption von Mikroschulungen niedergeschrieben. Aus diesem Grund wird das *Konzept zur Erstellung von „Mikroschulungen" am Beispiel der „Subkutanen Injektion"* in der Originalversion aus dem Jahr 2008 in der das Buch begleitenden Mediathek zur Einsicht und zum Herunterladen zur Verfügung gestellt. Das vorliegende Buch orientiert sich an dieser Handlungshilfe. Dabei greift es einen großen Teil der im deutschen Sprachraum verfügbaren Informationen zu Mikroschulungen in der Pflege auf. So erfährt das ursprüngliche Konzept eine Aktualisierung und Erweiterung.

Im ersten Teil des Buches finden Leser und Leserinnen, die Mikroschulungen entwickeln möchten, praxisrelevante Hinweise. Mikroschulungen basieren immer auf einem schriftlichen Mikroschulungskonzept, das wesentliche Aspekte des jeweiligen Themas beinhaltet. Die Inhalte eines solchen Grundkonzepts werden in Kapitel 3 vorgestellt und erläutert. Aufgrund ihrer Bedeutung wird die Struktur der Schulungseinheiten in Kapitel 4 ausführlich vorgestellt. Dazu werden praktische Hinweise und Hintergrundinformationen gegeben. Diese beiden Kapitel beinhalten die wesentlichen Informationen zur Erstellung von Mikroschulungskonzepten und zur Durchführung der Schulungseinheiten.

Kapitel 5 beschreibt pflegerische Themen für Mikroschulungen, die entsprechend der zuvor beschriebenen Struktur bereits als Mikroschulung aufbereitet sind oder sich für eine solche Aufbereitung anbieten. Darüber hinaus werden mögliche Settings und Zielgruppen für Mikroschulungen benannt. In den Kapiteln 6 bis 8 werden weiterführende Informationen zu drei Aspekten eines schriftlichen Grundkonzeptes gegeben, die als Hintergrundinformationen zu verstehen sind. Zum Abschluss des ersten Buchteils werden in Kapitel 9 Hinweise zur Implementierung von Mikroschulungen aufgeführt. All dies soll beruflich Pflegende dazu ermutigen, Mikroschulungen zu entwickeln und weitreichend zu implementieren.

Der zweite Teil des Buches bietet vielerlei Informationen über weitere theoretische Hintergründe von Mikroschulungen. Dort sind zunächst Kurzinformationen zu den theoretischen Grundlagen der Patienten- und Familienedukation allgemein und speziell zur edukativen Intervention „Mikroschulung“ aufgeführt. Weitere Abschnitte befassen sich mit zentralen Aspekten des Lernens und von Schulungen in der Pflege. Abgeschlossen wird dieser Teil mit Praxishinweisen zur Beurteilung, dem Einsatz und der Erstellung von Informationsmaterialien.

Im Anhang des Buches ist das schriftliche Konzept zur Mikroschulung *Sturzvorbeugung* als Beispiel aufgeführt. Es ist mit der Mikroschulung *Dekubitusprophylaxe für Menschen mit Querschnittlähmung* auch in der Mediathek verfügbar und steht auf der Homepage des Netzwerks Patienten- und Familienedukation in der Pflege e.V. (www.patientenedukation.de) zum Download zur Verfügung. Daneben findet sich dort die Evaluation der Nutzerbefragung zur ersten Version des *Konzeptes zur Erstellung von „Mikroschulungen“ am Beispiel der „Subkutanen Injektion“*, die hier erstmals veröffentlicht wird. Ebenso ist dort eine zusammenfassende Übersicht der (möglichen) Inhalte eines Mikroschulungskonzeptes zu finden.

Nun noch zwei formelle Hinweise: Ich habe versucht, dieses Buch in gendergerechter Sprache zu verfassen. Bei einigen Begriffen (z.B. Patientenedukation, Patienten-Informations-Zentrum, Patientenschulungen) habe ich mich aus zwei Gründen dennoch entschlossen, nicht gegenderte Varianten der Begriffe zu verwenden. Einerseits werden bestimmte Begriffe in Gesetzen oder feststehenden Bezeichnungen (z.B. Vereinsnamen) verwendet und sollen daher so beibehalten werden. Andererseits sollten zusammengesetzte Worte zugunsten der besseren Lesbarkeit grundsätzlich nicht gegendert werden. Der Begriff Angehörige wird von mir in einem weitgefassten Sinn verwendet. In diesem Buch umfasst er nicht nur Familienangehörige, sondern auch sorgende Menschen aus dem Freundes- und Bekanntenkreis oder aus der Nachbarschaft. Die Begriffe Patientinnen/Patienten und Pflegebedürftige stehen hier auch für weitere Personen, die pflegerische Dienstleistungen in Anspruch nehmen (z.B. Personen, die Einrichtungen zur Hilfe für Menschen mit Behinderung nutzen).

Bedanken möchte ich mich bei den Kolleginnen und Kollegen des Netzwerks Patienten- und Familienedukation in der Pflege e.V. für ihre Unterstützung und insbesondere für das Zur-Verfügung-Stellen der hier verwendeten Mikroschulungskonzepte. Ein spezieller Dank gilt dabei Marion Stein. Als Leitung des Patienten-Informationszentrums (PIZ) am Krankenhaus der Barmherzigen Brüder in Trier unterstützte sie bereits mehrfach aktiv die Bereitstellung von Bildmaterial. Ebenso gilt mein Dank allen weiteren Personen und Institutionen, die Bildmaterial oder andere Abbildungen zur Verfügung gestellt haben.

Besonders danken möchte ich Angelika Zegelin für ihre wertvolle Unterstützung bei der Konzeption, die vielen hilfreichen Informationen und ihr Vertrauen in mich.

Nun wünsche ich allen Lesern und Leserinnen viel Freude bei der Beschäftigung mit diesem Buch – und beim Entwickeln von Mikroschulungen.

Martin Schieron

Geleitwort

Patientinnen und Patienten, Pflegebedürftige und Angehörige müssen immer mehr Pflegemaßnahmen selbst lernen, um mit Krankheiten und pflegebedingten Einschränkungen zurechtzukommen – die professionelle Pflege reicht da künftig nicht mehr aus.

Mikroschulungen sind ein pflegespezifisches Konzept – abseits der diagnoseorientierten medizinischen Gruppenschulungen. Diese informieren in mehreren Sitzungen zur Krankheit, häufig durch die Pharma-Industrie entwickelt.

Entwicklungen

Die Idee zu Mikroschulungen kam mir kurze Zeit nach der Gründung des ersten Patienteninformationszentrums im heutigen Klinikum Lüdenscheid im Jahr 1999. Eine Arbeitsgruppe unter meiner Leitung, bestehend aus Praktikern und Praktikerinnen, Klinikleitung und Studierenden, hat alle ersten Entwicklungen begleitet. Damals nahm die Notwendigkeit zu, Patientinnen und Patienten zu einer Heparin-Selbstinjektion anzuleiten. Es kam die Anfrage, in welcher Form strukturiert vorgegangen werden kann. „Mal eben schnell zeigen" hieß es bis dahin, und die Schulung blieb überall beliebig. Der Begriff Mikroschulung sollte deutlich machen, dass es um kurze Einheiten ging, etwa Blutzuckermessung, Augentropfen geben, Verbandwechsel oder sicheres Aufstehen. Die Schulung sollte sich auf diese Intervention konzentrieren und höchstens 15–20 Minuten dauern.

Nach der Entwicklung der ersten Mikroschulung zur Subkutan-Injektion fielen uns vielerlei Pflegemaßnahmen zur Vermittlung an Patientinnen und Patienten und Angehörige auf. Es gibt etliche übergreifende Themen, für jede chronische Krankheit verschiedene Themen und auch je Fachgebiet Spezialitäten. Zunächst dachte ich, dass in kurzer Zeit viele Mikroschulungen entwickelt werden könnten – dies stellte sich aber als Trugschluss heraus. Allein das Konzept für die erste Schulung zur Subkutan-Injektion brauchte fast ein Jahr Gruppendiskussionen – einschließlich der Grundlagenentwicklung zum Vorgehen in zwölf Schritten, Evaluationsvorschlägen usw.

Viel Zeit ging in die Sachanalyse, Recherchen und Fragen nach der Evidenz; zumindest Expertenmeinungen sollten die Themen stützen. Hinzu kamen neuzeitliche Vermittlungsformate, nach Zielen oder besser noch Kompetenzen. Im Grunde folgte das Vorgehen den Schritten: Voraussetzungen klären, Vormachen, Nachmachen, Üben, Begleitmaterial, Auswerten. So umfasste die erste Mikroschulung einen Text von 35 Seiten mit verschiedenen Einschätzungs- und Dokumentationsformularen sowie Ideen für „Materialkörbe" im Anhang.

Kurze Zeit später entstand der Wunsch, eine Mikroschulung zum endotrachealen Absaugen für Kehlkopfoperierte zu entwickeln – schon in den ersten Diskussionen wurde deutlich, dass diese Personen mehrere Mikroschulungen wie Stomapflege, Kanülenwechsel u. a. m. brauchten. Dazu kamen Informationsgespräche, Beratungen, Broschüren u. a. m. Nach längerer ehrenamtlicher Arbeit entstand ein umfängliches Konzept „Anleitung zur Tracheostomapflege". Es ist inzwischen veraltet, kann aber über eine Firma noch abgerufen werden (*www.fahl.de*). Immerhin wurde auf der HNO-Station des heutigen Klinikums Lüdenscheid dieses Programm jahrelang umgesetzt, es wurden Vorträge dazu gehalten. Schwierig war es, das Vorgehen bei einzelnen Patientinnen und Patienten im Nachgang zu evaluieren. Es war nur eine Einschätzung zur Entlassung vorgesehen. So war angedacht worden, während eines Besuches zur Krebs-Nachsorge in der Ambulanz nachzufragen – im klinischen Betrieb sind solche zusätzlichen Aktionen kaum zu realisieren. Ganz anders lief es im Universitätsspital Zürich. Dort wurden die Mikroschulungen mit wenigen Veränderungen umgesetzt. Eine eigens dafür eingestellte Pflegeexpertin kümmerte sich, machte sogar Hausbesuche. Insgesamt entstand der Eindruck, dass besser geschulte Patientinnen und Patienten weniger Hilfe brauchen, weniger Komplikationen erleiden. In Deutschland war es schwierig, weitere Kliniken zur Implementierung dieser Mikroschulungen zu finden. Ein Finanzierungsantrag bei der Stiftung Deutsche Krebshilfe wurde abgelehnt.

Die Idee der pflegebezogenen Mikroschulungen verbreitete sich in den letzten 20 Jahren rasch in den deutschsprachigen Ländern. So wurden etwa im Krankenhaus der Barmherzigen Brüder in Trier viele Mikroschulungen entwickelt und auf den Stationen implementiert. Ich stellte mir eine Tauschbörse vor, mit hunderten von Schulungen nach gleichem Standard. Ich habe viele unterschiedliche Abschlussarbeiten dazu in den letzten 20 Jahren inoffiziell begleitet. Die meisten genügten aber nicht den Vorgaben, wurden auch nicht publiziert. Für eine Bachelor- oder Weiterbildungsarbeit ist die Erstellung einer Mikroschulung auch überdimensioniert.

Zu Beginn war sogar eine eigene Mikroschulungsfirma für mich vorstellbar oder ein Schwerpunkt dazu an einer Hochschule – alle diese Gespräche verliefen „im Sande“. Ebenso auch die ersten Gespräche mit großen Pflegekassen. Es ging darum, die Struktur auf Themen der „Individuellen häuslichen Schulungen“ (§ 45 SGB XI) zu übertragen. Dieser Aufwand war aber nicht gewünscht, jeder Pflegedienst sollte selbst Themen „erarbeiten“. Zur Dokumentation reichte ein Fragenkatalog analog zum Pflegeprozess. Dies war erstaunlich, zumal überall mehr Fachlichkeit und Evidenzbasierung gefordert wurden.

Auch meine Initiativen, Mikroschulungen als Gerüst für Patientenfilme zu nutzen, waren erfolglos, abgesehen davon, dass die Filmfirmen von mir jeweils eine Vorfinanzierung von 20 000 Euro erwarteten. Lange Zeit habe ich die Implementierung pflegerischer Entlassungsberichte unterstützt – mit Mitteilungen über durchgeführte Mikroschulungen. Aus Zeitmangel wurde dies nicht umgesetzt. Ich hatte mir sogar Mikroschulungen „auf Rezept“ vorgestellt.

Erfreulicherweise erging 2010 ein Auftrag der Firma Nutricia-Milupa GmbH an mich. Damals war ich im Department Pflegewissenschaft der Universität Witten/Herdecke beschäftigt. Es ging um den Homecare-Bereich und Fragen der Sondenkostgabe. Es wurde festgestellt, dass hunderte von Außendienstmitarbeitenden das Vorgehen völlig unterschiedlich vermittelten – durchaus mit diversen Fehlermeldungen oder Beschwerden in den ersten Monaten von den Patientinnen und Patienten daheim. Ich konnte eine Mitarbeiterin einstellen und wir beschäftigten uns über ein Jahr mit mehreren Mikroschulungen in diesem Feld, befragten Nutricia-Mitarbeitende und recherchierten. Es entstanden umfängliche Unterlagen, die in der Firma verbreitet wurden. Leider waren keine Mittel für eine Anwenderschulung oder eine Evaluation vorgesehen, auch ein Update fand nicht statt. Inzwischen sind die Konzepte von der Homepage der Nutricia-Milupa GmbH verschwunden – alle drei Jahre sollten die Inhalte geprüft werden. In dieser Form müssten eigentlich zahlreiche Konzepte entstehen, besonders auch im Homecare-Bereich.

Eine Mikroschulung ist eine „Pflege-Intervention“ – auch mit rechtlicher Verantwortung. Sie sollte nur eine spezifische Maßnahme fokussieren. Die Mikroschulung „Sturzvorbeugung“ des Netzwerkes Patienten- und Familienedukation in der Pflege e.V. ist wegen ihrer Komplexität insofern als grenzwertig zu betrachten. Sturz kann ganz verschiedene Ursachen haben. Daher ist hier ein anderes Vorgehen wichtig als beim Üben einer Subkutan-Injektion. Auslöser für die Entwicklung war damals der „Expertenstandard Sturzprophylaxe in der Pflege". In den Expertenstandards ist auch eine Kategorie zur Vermittlung der Inhalte an die Betroffenen vorgesehen. Gerne hätte ich gesehen, dass unser Mikroschulungskonzept ausdrücklich in den Expertenstandards empfohlen würde.

Entscheidender Hintergrund

Vielleicht fragen Sie sich: Warum der ganze Aufwand?

Eine professionelle Pflege zu verdeutlichen, Struktur zu geben, ist das Thema meiner gesamten beruflichen Arbeit in 50 Jahren. Für mich ist professionelle Pflege absolut hochwertig. Es ist unerträglich, dass wir vielfach als einfache „Handlanger" gesehen werden. Die gesamte Person und ihre Lebensqualität im Alltag realisieren sich bei Pflegebedürftigen durch die Pflegearbeit. Dazu gehören meines Erachtens viele Kompetenzen. Mein Anliegen ist die „sprechende Pflege", deswegen denke ich, dass die psycho-pädagogischen Anteile der Pflege ebenso wichtig sind wie die medizinischen Aspekte. Wenn dies klarer würde, käme es zu einer Aufwertung unseres Berufes. Durch den Pflegenotstand ist dies alles wieder abgebaut worden. Ja, wir haben etwas zu sagen, Patientinnen und Patienten, Pflegebedürftigen und Angehörigen etwas zu vermitteln – wir sind „dicht dran".

Die Chancen werden oft nicht genutzt, es gibt keine Konzepte. Jeder und jede macht irgendetwas – nicht strukturiert und dokumentiert, nicht evaluiert, nicht finanziert. Erkrankte Personen haben mir immer wieder berichtet, wie wichtig gute Gespräche und Anleitungen für sie waren. Ich wünsche mir, dass unsere Arbeit sichtbarer, unser Vorgehen konturierter wird. Dazu tragen auch Didaktisierungen bei, Lehren und Lernen brauchen Grundlagen – das Mikroschulungskonzept bietet diese Folie. Grundlagen der Vermittlungsarbeit sollte jede Pflegefachperson beherrschen; nicht umsonst ist ja die Unterstützung der Selbstpflege sowohl historisch als auch international ein wichtiges Pflegeziel.

Es ist klar, dass solche Konzepte nicht nebenbei während der Versorgungsarbeit entstehen können. Suchen Sie Hilfe in Ihrem Arbeitsfeld, sprechen Sie über eine Teilfreistellung mit Ihren Vorgesetzten. Fragen Sie bei Bildungs- oder Pflegeentwicklungsabteilungen nach, bei Firmen oder Patientenzusammenschlüssen, auch in der Politik gibt es Mitstreiter und Mitstreiterinnen. Bringen Sie kleine Fortschritte in die Öffentlichkeit. Die (schriftlichen) Konzepte können auch kürzer gefasst werden, sie sollten sich aber an diesem Rahmen hier orientieren. Die Beliebigkeit und Zufälligkeit der Pflege muss aufhören.

Ermutigung

Martin Schieron hat hier in Breite und Tiefe alles Wissenswerte zu Mikroschulungen zusammengetragen. Er liefert zudem viele zusätzliche Hinweise. Das Werk ist schon lange geplant, es gibt viel Nachfrage. Wir möchten Sie ermutigen, sich an die Aufgabe „Mikroschulung" zu machen – deswegen hoffe ich auf eine „Makro"-Verbreitung" dieses Buches und irgendwann auf ein neues Buch mit vielen Mikroschulungen.

Dortmund, im Juli 2023
Prof. Dr. Angelika Zegelin
Krankenschwester und Pflegewissenschaftlerin

Teil I: Mikroschulungen

1 Einleitung

Der Begriff Mikroschulung und das damit gemeinte Konzept für die Pflege wurden erstmals von Angelika Zegelin als Abgrenzung von den umfänglichen, diagnoseorientierten Gruppenschulungen für Patientinnen und Patienten geprägt. Mikroschulungen sind Schulungssequenzen mit einem zeitlichen Umfang von bis zu maximal 30 Minuten, die sich an einen oder zwei Adressaten und Adressatinnen richten. Die Schulungssequenzen oder auch Lehr- oder Lerneinheiten fußen auf einem wissensbasierten, schriftlichen Mikroschulungskonzept, das auch Assessments und Hinweise zu Dokumentation und Evaluation enthält (Abt-Zegelin, 2006; Segmüller, 2015; Tolsdorf, 2010a; Zegelin, 2012).

Patientinnen und Patienten werden heutzutage nach einem stationären Aufenthalt in einem Krankenhaus früher entlassen als noch vor wenigen Jahren. Einige Eingriffe werden vollständig ambulant oder mit minimaler Liegezeit durchgeführt. In Deutschland werden mehr als 80 % der pflegebedürftigen Personen in häuslicher Umgebung versorgt – zumeist ausschließlich oder zumindest mit Unterstützung durch pflegende Angehörige (Statistisches Bundesamt, 2022). Daher müssen Patientinnen und Patienten, Pflegebedürftige und Angehörige immer mehr Aufgaben der Pflege und Krankenbehandlung selbst übernehmen. Damit sie dies leisten können, sind angepasste Lehrkonzepte sowie eine am individuellen Bedarf ausgerichtete Vermittlung von Informationen, Wissen und Kompetenzen notwendig (Jurkowitsch, 2017).

Internationale und nationale Studien beschreiben beispielsweise, dass sich die Lebensqualität pflegender Angehöriger von Schlaganfallpatientinnen und -patienten verbessert, wenn sie bereits während des stationären Aufenthalts der pflegebedürftigen Person individuell geschult werden (Kalra et al., 2004). Dies hängt jedoch nicht nur von den vermittelten Inhalten ab, sondern in besonderer Art und Weise auch davon, dass bestehendes Wissen und vorhandene Kompetenzen der Angehörigen eingesetzt und gewürdigt werden (Schlote, 2006). Insgesamt gilt bei pflegenden Angehörigen zudem zu berücksichtigen, dass es für sie oft leichter ist, an Schulungen teilzunehmen, wenn die pflegebedürftige Person noch stationär untergebracht ist. Hat die häusliche Versorgung bereits begonnen, fällt es den Angehörigen schwerer, Zeit für Schulungen aufzubringen (Gillespie & Campbell, 2011).

Der Sinn pflegebezogener Mikroschulungen ist, das Wissen und die Fähigkeiten Lernender zu ergänzen, ihre Autonomie zu fördern und ihnen zu helfen, zu Experten und Expertinnen in eigener Sache zu werden (Tolsdorf, 2010a). Ob es sich bei den Lernenden um Patientinnen und Patienten, Pflegebedürftige oder Angehörige handelt, ist dabei unerheblich. Auch sind nicht nur Wissen und Fähigkeiten von Bedeutung. Vielfach gelingt es durch Mikroschulungen, Ängste und Unsicherheiten aufseiten der betroffenen Personen zu verringern oder sogar ganz abzubauen. Es können gemeinsam mit ihnen Antworten auf offene Fragen erarbeitet oder neue Perspektiven entwickelt werden (Jurkowitsch & Schwaighofer, 2018).

Trotz Erkrankung oder Pflegebedürftigkeit, trotz der Sorge und des Kümmerns um eine andere Person Strategien und Wege zu entwickeln, sich bestehenden und zukünftigen Herausforderungen stellen zu können, ist zentraler Punkt des Selbstmanagements. Eigene Bedürfnisse, Wünsche oder Vorstellungen sollen zudem nicht aufgegeben werden. Mikroschulungen können ein wesentlicher Baustein dieses Prozesses sein. Sie ermöglichen Pflegefachpersonen eine systematische und qualitätsgesicherte pädagogische Begleitung von Patientinnen und Patienten, Pflegebedürftigen und ihren Angehörigen (Riegraf, 2018). Mikroschulungen sind Pflegeinterventionen und liegen in der Verantwortung der beruflich Pflegenden. Die konzeptuelle Verankerung von Mikroschulungen stellt sicher, dass die Begleitung der zu schulenden Personen immer der gleichen Systematik folgt. So kann eine gleichbleibende Versorgungsqualität erreicht werden.

Microteaching versus Mikroschulung

Das hier vorgestellte Konzept pflegebezogener Mikroschulungen darf nicht mit ähnlich klingenden Konzepten wie dem Microteaching verwechselt werden. Beim Microteaching handelt es sich um eine Lehrmethode, die ursprünglich in der Lehrerbildung angewendet wurde (Allen & Ryan, 1974). Inzwischen kommt diese Lehrmethode aber auch in der Aus- und Weiterbildung von helfenden Berufen zum Einsatz (Dorrmann, 2011). Trotz der namentlichen Nähe handelt es sich um verschiedenartige Bildungskonzepte für unterschiedliche Zielgruppen.

Zudem werden Mikroschulungen als didaktisches Konzept zunehmend auch als Möglichkeit der Schulung von Beschäftigten im Gesundheitswesen beschrieben. So berichten beispielsweise Nydahl et al. (2023) über Mikroschulungen, in denen thematisch betroffene Mitarbeitende von Atemtherapeuten und -therapeutinnen geschult wurden. Im Modulhandbuch des Bachelor-Studiengangs Berufspädagogik im Gesundheitswesen der Fachhochschule Münster (2022) werden Mikroschulungen für Kollegen und Kolleginnen als Lerninhalt aufgeführt.

Diese Aspekte werden im Weiteren nicht aufgegriffen. Das vorliegende Buch konzentriert sich auf das Konzept pflegebezogener Mikroschulungen für Patientinnen und Patienten, Pflegebedürftige und Angehörige.

2 Merkmale

In der Pflege sind kurze Einzelschulungen ein typischer Teil des Pflegeprozesses. Inhaltlich und zeitlich begrenzte Lerneinheiten haben sich insofern bereits als ideale Schulungsform in der Pflege bewährt (Zegelin, 2012). Zudem steht im Pflegealltag nicht viel Zeit für längere Schulungsformate zur Verfügung. Dies gilt sowohl für Krankenhäuser und die stationäre Langzeitpflege als auch für den ambulanten Bereich. Trotz der zeitlichen Begrenzung ist das zielorientierte, strukturierte und geplante Vermitteln von Wissen und Fertigkeiten notwendig. Gleichzeitig sollten pflegebezogene Einzelschulungen immer an der Individualität der Adressaten und Adressatinnen und somit auch an ihrer psychischen Lage und Befindlichkeit orientiert sein (Abt-Zegelin, 2003). Schließlich befinden sich Patientinnen und Patienten, Pflegebedürftige und Angehörige in Situationen, in denen sie sich und ihr Leben z. B. aufgrund einer Erkrankung neu ausrichten müssen. Vielleicht werden sie von krankheitsbedingten Schmerzen oder anderen Beeinträchtigungen geplagt. Gleichzeitig müssen oder wollen sie beispielsweise Fähigkeiten und Fertigkeiten für die Zeit nach einem Krankenhausaufenthalt erwerben, um Aufgaben der Nachbehandlung selber durchführen zu können.

Mikroschulungen begegnen diesen Aspekten mit einem durchdachten und pädagogischen Konzept, mit fachlich aktuellem Wissen und individueller Ausrichtung. Sie ermöglichen einen qualitätsgesicherten Wissenstransfer und beugen Versorgungsbrüchen vor. Mikroschulungen enthalten je nach Thema immer auch informierende und beratende Anteile (Tolsdorf, 2010a). Sie sollten von Pflegefachpersonen in ihrem jeweiligen Pflegealltag bei Bedarf durchgeführt werden und als regelhaftes Angebot in Pflegeeinrichtungen jeglicher Art breit implementiert sein (Zegelin, 2012).

Grundsätzlich sind Mikroschulungen durch mehrere Merkmale gekennzeichnet.

2.1 Konzeptbasierung

Jeder einzelnen Mikroschulung liegt ein schriftliches Konzept zum jeweiligen Schulungsthema, z. B. „Subkutane Injektion" oder „Gabe von Augentropfen", zugrunde. Das Konzept beinhaltet aktuelle und, soweit vorhanden, evidenzbasierte Informationen zu dem Thema. Es gibt Hinweise zu Informationsmaterial, das potenziell einzusetzen oder zu erstellen ist (**Kap. 3.4**), und beschreibt didaktisch planvolle und strukturierte Vorgehensweisen zu den einzelnen Schulungseinheiten (**Kap. 3.5**). Auch die Evaluation der Mikroschulung wird im Grundkonzept der Mikroschulung beschrieben (**Kap. 3.7**). Darüber hinaus beinhaltet das Konzept allgemeine Hinweise zu notwendigen Voraussetzungen für die Erstellung und Durchführung von Mikroschulungen, z. B. zu den Kompetenzen der Schulenden (**Kap. 3.2**) (Netzwerk Patienten- und Familienedukation in der Pflege, 2008a).

2.2 Kürze

Mikroschulungen sind kleine Lerneinheiten, in denen Wissensportionen, Fertigkeiten oder Verhaltensweisen vermittelt bzw. geübt werden können. Die einzelnen Schulungseinheiten sind zeitlich auf zehn bis maximal 30 Minuten begrenzt (Abt-Zegelin, 2006). Die mit der Kürze einhergehende inhaltliche Begrenzung der einzelnen Schulungseinheiten ist einerseits der Situation der erkrankten oder pflegebedürftigen Person und ihrer Angehörigen geschuldet. Beispielsweise wirken während des stationären Aufenthaltes in einem Akutkrankenhaus viele Reize auf Patientinnen und Patienten und Angehörige ein. Es muss viel Neues und oft auch Negatives verarbeitet werden. Notwendige Schulungseinheiten sollen die Patientinnen und Patienten und ihre Angehörigen aber nicht zusätzlich überfordern. In der stationären oder ambulanten Langzeitpflege sind die Lebenssituationen vielfach bereits gut eingespielt, aber die zu schulenden Personen befinden sich zum großen Teil schon in einem fortgeschrittenen Alter. Durch ihre Pflegebedürftigkeit - egal ob physisch, psychisch oder mental bedingt - sind sie oft eingeschränkt. Auch hier sollen kurze Schulungseinheiten eine Überforderung verhindern und so den Lernerfolg vergrößern. Auf der anderen Seite sind Schulungseinheiten durch Pflegefachpersonen im Rahmen des Pflegeprozesses am besten durchzuführen, wenn sowohl die Vorbereitung als auch die Durchführung für die beruflich Pflegenden zeitlich leistbar ist. Die einzelnen Einheiten können beliebig oft wiederholt oder aufeinander aufbauend durchgeführt werden.

2.3 Begrenzung der Teilnehmendenanzahl

Mikroschulungen sind Einzelschulungen (vgl. auch **Kap. 13.2**), die sich in der Regel an ein bis zwei Personen richten. Dies kann z. B. eine erkrankte Person und ihre engste Bezugsperson (z. B. Partner oder Partnerin) sein. Es kann jedoch auch vorkommen, dass mehr Personen in die Versorgung einer erkrankten oder pflegebedürftigen Person einbezogen sind oder zukünftig einbezogen werden sollen. Daher ist es grundsätzlich auch möglich, Mikroschulungseinheiten für kleine Gruppen von Personen zu öffnen. Da eine Mikroschulungseinheit 30 Minuten nicht überschreiten soll, sollte die Anzahl der Teilnehmenden jedoch entsprechend des Themas begrenzt werden. Falls zu viele Personen einzubeziehen sind, ist es sinnvoller, mehrere inhaltsgleiche Einheiten anzubieten. So können alle zu berücksichtigenden Personen geschult werden, ohne dass der zeitliche Rahmen einer Schulungseinheit ausgedehnt werden muss. Zudem ist es so besser möglich, auf die Teilnehmenden individuell einzugehen.

2.4 Adressatenbezug

Die Flexibilität bezüglich der Anzahl der Teilnehmenden an einzelnen Schulungseinheiten verdeutlicht zudem ein weiteres Merkmal von Mikroschulungen: Sie werden individuell an die zu schulenden Personen angepasst. Das hinterlegte theoretische Grundkonzept wird möglichst maßgeschneidert auf die Teilnehmenden der Schulung umgesetzt (Abt-Zegelin, 2006). Dabei werden jedoch nicht die erarbeiteten Inhalte verändert. Stattdessen wird beispielsweise die Art und Weise der Vermittlung der Inhalte an die Teilnehmenden angepasst. So können vorhandene Fähigkeiten und Erfahrungen der zu schulenden Personen, aber auch ihre Wünsche berücksichtigt werden. Wesentliche Aspekte des Schulungsthemas können auf den Lebensalltag der Menschen bezogen und angepasst vermittelt werden (Tolsdorf, 2010a). Die regelhaft vorgesehene Individualisierung des jeweiligen Grundkonzeptes ist nicht nur ein wesentliches Merkmal, sondern zugleich auch der wertvollste Vorteil von Mikroschulungen.

3 Das schriftliche Mikroschulungskonzept

Neue Mikroschulungskonzepte entstehen heutzutage in der Regel durch die Initiative einzelner Pflegefachpersonen oder kleiner Gruppen beruflich Pflegender. Die beteiligten Personen haben die Notwendigkeit oder Sinnhaftigkeit eines solchen Konzeptes erkannt und beginnen mit der Erarbeitung neuer Mikroschulungen. Dabei wenden sie sich Themen zu, die für ihren Arbeitsbereich bedeutsam sind. Vereinzelt werden Mikroschulungskonzepte auch im Rahmen von Studienabschlussarbeiten wie Bachelor- oder Masterarbeiten entwickelt. Die Erstellung solch komplexer Konzepte benötigt allerdings etwas Zeit (Rathwallner, 2015). Dies zeigte sich bereits bei der Erstellung der ersten Mikroschulung „Subkutane Injektion" und war in erster Linie der Recherche zum Stand des Wissens geschuldet (Segmüller, 2015). Für die Erstellung eines Mikroschulungskonzeptes sollten etwa 14 Tage veranschlagt werden, wenn zusammenhängend am Konzept gearbeitet werden kann. Dies ist im Arbeitsalltag der meisten Pflegefachpersonen jedoch kaum möglich. Daher werden die Konzepte in der Regel nicht en bloc erstellt. Insofern verteilen sich die angegebenen 14 Tage zumeist auf mehrere Wochen oder sogar Monate (Zegelin, 2012).

Die ersten Mikroschulungskonzepte wurden im Umfeld des Netzwerks Patienten- und Familienedukation in der Pflege e. V. und des pflegewissenschaftlichen Departments der Universität Witten/Herdecke entwickelt. Zunächst wurde dort gemeinsam an der Mikroschulung zum Thema „Subkutane Injektion" gearbeitet. Gleichzeitig sollten die Arbeitsergebnisse anderen interessierten Personen helfen, eigene Mikroschulungskonzepte zu erstellen. So entstand das *Konzept zur Erstellung von „Mikroschulungen" am Beispiel der „Subkutanen Injektion"* als Arbeitshilfe (Netzwerk Patienten- und Familienedukation in der Pflege, 2008a). Es kann in der Mediathek zum Buch und auch auf der Homepage des Netzwerks Patienten- und Familienedukation in der Pflege e. V. (*https://patientenedukation.de/materialien/mikroschulungen*) eingesehen und kostenlos heruntergeladen werden.

Orientiert an diesem Ursprungskonzept erfolgt an dieser Stelle im Folgenden eine aktualisierte und erweiterte Darstellung dessen, was ein theoretisches Grundkonzept für eine Mikroschulung beinhalten sollte. Dabei handelt es sich im Wesentlichen um folgende Abschnitte:

1. Vorbemerkung
2. Allgemeines/Voraussetzungen
3. Sachanalyse (theoretischer Hintergrund)
4. Schulungsmaterial
5. Schulungsablauf
6. Artikulierungsvorschlag
7. Evaluation
8. Anhang/Dokumente
9. Literatur-/Quellenangaben.

Die hier aufgeführten Abschnitte sind in der dargestellten Auflistung und Reihenfolge nicht verpflichtend. So ist beispielsweise eine Vorbemerkung nicht zwingend erforderlich. Schulungsablauf und Artikulierungsvorschlag können in einem Kapitel zusammengefasst werden. Wichtig ist jedoch, dass sich alle hinter den Begriffen liegenden Inhalte im Konzept wiederfinden.

Dabei muss die Erarbeitung der einzelnen Inhalte nicht zwingend nacheinander erfolgen. So können beispielsweise Erkenntnisse, die im Rahmen der Sachanalyse oder bei der Planung des Schulungsablaufs gewonnen werden, in anderen Abschnitten des schriftlichen Konzepts ihren Platz finden. So wird in der Regel bei der Sachanalyse deutlich, welche spezifischen Kenntnisse oder Qualifikationen die schulende Person benötigt, um die entsprechende Mikroschulung durchzuführen. Dies wird im Konzept allerdings bereits an früherer Stelle unter dem Punkt „Allgemeines/Voraussetzungen“ aufgeführt.

Der Umfang des theoretischen Grundkonzeptes kann je nach Thema variieren. In der Regel liegt er bei 15–30 Seiten (Rathwallner, 2015). Es sind jedoch sehr wohl kürzere und auch längere Konzepte denkbar.

3.1 Vorbemerkung

Ein Mikroschulungskonzept kann auch ohne eine Vorbemerkung verfasst werden. Allerdings können Vorbemerkungen für Aspekte genutzt werden, die ansonsten im Konzept nur schwer zu platzieren sind. So besteht die Möglichkeit, hier kurz die grundsätzliche Bedeutung von Mikroschulungen zu beschreiben. Auch die inhaltliche Begründung für das vorliegende Mikroschulungskonzept kann kurz dargestellt werden. Solche Informationen können insbesondere für die Kollegen und Kolleginnen hilfreich sein, die mit Mikroschulungskonzepten nicht so vertraut sind oder z. B. neu in den Arbeitsbereich kommen. Dabei ist es egal, ob es sich um Kollegen und Kolleginnen der eigenen oder kooperierender Berufsgruppen handelt.

Darüber hinaus kann eine Vorbemerkung genutzt werden, um Personen aufzuführen, die die Erstellung des Mikroschulungskonzepts unterstützen oder fördern oder an ihr mitwirken. Einerseits ist es natürlich eine freundliche Geste, solche Personen zu nennen. Andererseits kann die prominente Darstellung einer berufsgruppenübergreifenden Erarbeitung oder Unterstützung die Akzeptanz des Konzepts deutlich verstärken. Den Umfang von einer Seite sollte eine Vorbemerkung jedoch nicht überschreiten.

Mögliche Inhalte des Abschnitts „Vorbemerkung“

- Grundsätzliche Bedeutung von Mikroschulungen
- Spezifische Begründung für das vorliegende Konzept
- Mitwirkende, Autoren/Autorinnen
- Unterstützer/Unterstützerinnen, Förderer/Förderinnen

3.2 Allgemeines/Voraussetzungen

In diesem Abschnitt eines Mikroschulungskonzeptes sollten kurz und knapp allgemeine Hinweise und Voraussetzungen zur Umsetzung der Mikroschulung aufgeführt werden (Netzwerk Patienten- und Familienedukation in der Pflege, 2008a). Auch Angaben zu Ansprechpersonen bzw. Kontaktmöglichkeiten für Nachfragen können hier gut platziert werden. Für diesen Abschnitt des Grundkonzeptes werden Hinweise zu folgenden Punkten empfohlen (s. auch **Tab. 3-1**):

- **Datum der Autorisierung**: Damit ist das Datum der Veröffentlichung des Mikroschulungskonzeptes gemeint (z. B. Mai 2020). In der Regel ist ein solches Konzept schon früher erstellt worden (z. B. November 2019), wurde aber zunächst in Testläufen erprobt und gegebenenfalls angepasst. Zu einem gewissen Zeitpunkt wird es dann veröffentlicht oder autorisiert. Spätere Aktualisierungen können hier ebenfalls vermerkt werden.
- **Überprüfungstermin**: Hier ist ein Termin anzugeben, zu dem eine Überprüfung des Konzepts auf seine Aktualität durchgeführt werden sollte. Es können zudem Faktoren

Tabelle 3-1: Mögliche Inhalte des Abschnitts „Allgemeines/Voraussetzungen" im Mikroschulungskonzept – beispielhaft ausgefüllt (Quelle: Eigene Darstellung in Anlehnung an Netzwerk Patienten- und Familienedukation in der Pflege, 2008a, S. 3)

Datum der Autorisierung:	**Mai 2021** **Juli 2023 (1. Aktualisierung)**
Nächster Überprüfungstermin:	**Juli 2025**
Durchführungskompetenz:	Pflegefachpersonen (3-jährige Ausbildung Gesundheits- und Krankenpflege, Altenpflege) pädagogische, didaktische Fähigkeiten Weiterbildung Pflegeexperte/Pflegeexpertin Stoma, Kontinenz und Wunde
Herausgegeben/Geschrieben von:	Patienteninformationszentrum Tina-Turner-Krankenhaus, Musikstadt
Kontakt/Ansprechperson:	piz@tinaturner-krankenhaus.de
Adressaten/Adressatinnen:	Erwachsene Personen, mind. x Tage nach Anlage eines Colostomas, und deren Angehörige; die Personen wollen die Versorgung selber durchführen
Schulungsorte:	Patientenzimmer, Behandlungszimmer, Ambulanz mit Bett, Liege
Schulungszeiten:	variabel
Ansprache, Kontakt, Terminvereinbarung:	Ansprache + Kontakt + Ersttermin mit den Schulungsteilnehmenden werden über Pflegefachperson auf Station vereinbart (nachrichtlich an Schulende) Nachfolgetermine werden durch Schulende + Teilnehmende vereinbart
Material:	entsprechend Materialliste 1

aufgeführt werden, die außerplanmäßige Überprüfungen notwendig machen.

- **Durchführungskompetenz**: Hier ist anzugeben, über welche Mindest-Qualifikation/ Kompetenzen die Personen verfügen sollen, die die Schulungseinheiten durchführen werden.
- **Herausgebende/Autoren und Autorinnen**: Wenn dies nicht bereits in einer Vorbemerkung geschehen oder an anderer Stelle vorgesehen ist, sollte die Nennung der Herausgebenden oder Autoren/Autorinnen hier erfolgen. Aus Transparenzgründen sollten solche Angaben immer in einem Konzept aufgeführt sein.
- **Kontaktmöglichkeit/Ansprechperson(en)**: Diese Möglichkeit sollte angeboten werden, um die Herausgebenden oder nach dem Konzept arbeitende Personen (z. B. Mitarbeitende in einem Patienteninformationszentrum) kontaktieren zu können.
- **Adressaten/Adressatinnen**: Mikroschulungskonzepte richten sich je nach Thema an bestimmte Personengruppen. Diese sollten so konkret wie möglich benannt werden. Auch bei eher allgemeinen Themen sollten die Kernzielgruppen aufgeführt werden, damit die jeweilige Mikroschulung gezielt eingesetzt werden kann.
- **Schulungsort(e)**: In manchen Einrichtungen können Schulungen nur an einem Ort durchgeführt werden (z. B. Patientenzimmer). In anderen Einrichtungen stehen Schulungsräume, ein Patienteninformati-

onszentrum oder Besprechungsräume zur Verfügung. Im ambulanten Bereich wird häufig in der Wohnung der Kunden und Kundinnen geschult, seltener in den Räumen eines Pflegedienstes. Manche Schulungen werden bei bettlägerigen Personen durchgeführt. Dann stellt das Bett den „Schulungsraum" dar. Für andere Schulungen wird mehr Platz benötigt. Entsprechend sollte im Konzept angegeben werden, in welchen möglichen Schulungsorten es eingesetzt werden kann.

- **Mögliche Schulungszeiten**: In manchen Fällen kann es sinnvoll oder notwendig sein, Schulungen zu bestimmten Zeiten oder Anlässen durchzuführen (z.B. Insulingabe je nach Verordnung vor den Essenszeiten). Auch dies sollte schriftlich fixiert werden.
- **Ansprache, Kontakt, Terminvereinbarung**: Es sollte aufgeführt sein, wie die Adressaten und Adressatinnen angesprochen und kontaktiert werden und wie die Terminvereinbarung erfolgt (z.B. mit Notizzetteln, Eintrag im digitalen Kalender).
- **Material**: Für den Einsatz in der Schulung benötigtes Material sollte aufgeführt werden. Dabei sind schriftliche Materialien genauso zu beachten wie Anschauungsobjekte (z.B. verschiedene Gehhilfen, Materialien zur Wundversorgung) oder von Patientinnen und Patienten, Pflegebedürftigen und Angehörigen bereits genutzte Materialien (z.B. Rollator). Eventuell kann es sinnvoll sein, verschiedene Materiallisten für unterschiedliche Schulungsschwerpunkte anzulegen. Auf solche Listen kann sich einerseits an dieser Stelle des Konzepts bezogen werden. Zudem sind solche Listen unkomplizierter zu aktualisieren als das gesamte Grundkonzept.

Mögliche Inhalte des Abschnitts „Allgemeines/Voraussetzungen"

- Datum der Autorisierung
- Überprüfungstermin
- Durchführungskompetenz
- Herausgebende/Autoren/Autorinnen
- Kontaktmöglichkeit/Ansprechperson(en)
- Adressaten/Adressatinnen
- Schulungsort(e)
- Mögliche Schulungszeiten
- Ansprache, Kontakt, Terminvereinbarung
- Material

3.3 Sachanalyse (theoretischer Hintergrund)

Inhalte für Schulungen in der Pflege sollten immer auf der Grundlage des aktuellen Wissens zum jeweiligen Schulungsthema erarbeitet werden. Insofern ist die Recherche zu fachlichen Inhalten ein wesentlicher Punkt bei der inhaltlichen Konzeption von Schulungen. Dabei ist es gleichgültig, ob eine Gruppen- oder Einzelschulung (**Kap. 13**) konzipiert wird.

3.3.1 Wo kann recherchiert werden?

Aktuelles Wissen ist insbesondere in Fachzeitschriften und Fachbüchern zu finden. Diese können in Bibliotheken, aber auch über Datenbanken recherchiert werden.

Hinweis: Datenbankrecherche

In Datenbanken können Aufsätze, Artikel, Konferenzberichte, Fachbücher, Gesetzestexte und andere Quellen gefunden werden. Allerdings sind nicht alle Datenbanken frei zugänglich. Volltexte sind nicht immer verfügbar. Folgende pflegerelevante Fachdatenbanken können jedoch zumindest in Teilen frei genutzt werden (Lauterbach, 2021):

PubMed: Unter https://pubmed.ncbi.nlm.nih.gov/ ist die international größte Datenbank für medizinische und gesundheitswissenschaftliche Fachveröffentlichungen zu finden. Sie wird von der amerikanischen National Library of Medicine zur Verfügung gestellt und ist in Teilen frei zugänglich. Dort sind in erster Linie englischsprachige wissenschaftliche Fachtexte zu finden, die ein sogenanntes Peer-Review durchlaufen haben. Die Zusammenfassungen (Abstracts) der Texte sind frei abrufbar, die Volltexte selbst in Ausnahmefällen.

LIVIVO: Hierbei handelt es sich um das deutschsprachige Gegenstück zu PubMed. Auch hier sind die Volltexte in der Regel nicht kostenfrei abrufbar (unter https://www.livivo.de/) und können dort nur recherchiert werden.

CareLit: In dieser Datenbank stehen über 97 % der deutschsprachigen Artikel im Volltext zur Verfügung. Auf https://www.carelit.de/ sind auch viele deutschsprachige Verlage mit ihren Fachzeitschriften vertreten. Viele davon können über die Datenbank genutzt werden.

Das Zentrum für Qualität in der Pflege (ZQP) betreibt verschiedene frei zugängliche Datenbanken. Die sogenannte Forschungsdatenbank bietet für die hier relevanten Zusammenhänge Informationen über wissenschaftliche Studien und Projekte in Deutschland, die sich mit Pflege und Versorgung älterer pflegebedürftiger Personen befassen (*https://forschungsdatenbank.zqp.de/projects*). Nach Anmeldung oder Registrierung können eigene Informationen zu Projekten eingestellt werden. Diese werden aber nicht systematisch auf ihre Qualität überprüft.

Insofern muss auch bei der Recherche in Datenbanken genauso wie beispielsweise bei der Recherche in Bibliotheken immer darauf geachtet werden, wie seriös oder wissenschaftlich fundiert die gefundenen Veröffentlichungen sind. Insofern kann es durchaus sinnvoll sein, im Vorfeld solcher Recherchen Schulungen zur Datenbank-Recherche zu besuchen.

Es ist zudem empfehlenswert, Gespräche mit Fachexperten und -expertinnen zu führen. Diese haben zumeist Zugang zu aktuellen Informationen bezüglich ihrer Tätigkeitsschwerpunkte.

3.3.2 Welche weiteren Informationsquellen stehen zur Verfügung?

Gerade für alltagsbezogene Fragestellungen (z. B.: Wie gehe ich mit dem Urinbeutel im Schwimmbad um?; wäre es sinnvoll, Patientinnen und Patienten, Pflegebedürftige und Angehörige in die Entwicklung von Schulungskonzepten einzubinden. Dies ist jedoch nur in Ausnahmefällen möglich, z. B. wenn ein Schulungskonzept im Rahmen einer Masterarbeit erstellt wird. Dann ist in der Regel Zeit für Interviews mit den betroffenen Personen vorhanden. Im Arbeitsalltag ist das selten möglich. Aber: Auch im „normalen Arbeitsalltag“ stellen Patientinnen und Patienten, Pflegebedürftige und Angehörige Fragen. So kann es im Rahmen eines stationären Krankenhausaufenthalts um Fragen zum Umgang mit Hilfsmitteln oder zur poststationären Versorgung oder auch um Strategien der Akzeptanz von Lebensveränderungen gehen. In ambulanten Pflegekontexten werden vielleicht Anpassungen des Wohnumfeldes thematisiert und in stationären Pflegeeinrichtungen Fragen der Mobilisation. Es kann hilfreich sein, diese Themen und auch konkrete Fragen zu notieren. Sie geben Hinweise auf Aspekte, die für die Patientinnen und Patienten, Pflegebedürftige und ihre Angehörigen von Bedeutung sind. Entsprechend können Inhalte zu diesen Themen für Schulungskonzepte aufbereitet werden. Je mehr Kollegen und Kolleginnen in das Sammeln der Themen und Fragen eingebunden werden können, desto größer wird der Strauß an Themen ausfallen, die möglicherweise mit Mikroschulungen bearbeitet werden können. Es werden darunter auch Themen sein, für deren Bearbeitung andere Interventionen (z. B. Beratung) besser geeignet sind.

Auch Materialien und Internetauftritte von Selbsthilfegruppen können für die Recherche sehr hilfreich sein. Dies gilt sowohl für diagnosebezogene Selbsthilfegruppen (z. B. für Menschen mit Multipler Sklerose) als auch für Selbsthilfegruppen von Menschen in ähnlichen

Lebenssituationen (z.B. Eltern von pflegebedürftigen Kindern). Die meisten Selbsthilfegruppen und -organisationen bieten Chatgruppen oder andere interaktive Formate an, in denen vielerlei Themen angesprochen werden. Dies gibt Hinweise auf möglicherweise aufzuarbeitende Teilaspekte eines Themas.

3.3.3 Was soll recherchiert werden?

Wann immer möglich, sollten evidenzbasierte Erkenntnisse (**Kap. 14.2.4**) für die Sachanalyse und die darauffolgende Erstellung der Schulungsmaterialien genutzt werden. Dies ist für wesentliche medizinische Informationen zum jeweiligen Thema oft gut zu bewerkstelligen. Viele pflegebezogenen Aspekte (z.B.: Wie integriere ich regelmäßige Blutzuckerkontrollen in meinen Arbeitsalltag? Wie kann ich den Urinbeutel meines Blasendauerkatheters so tragen, dass dieser nicht auffällt? Wie kann ich meine Anliegen gegenüber der Kranken- oder Pflegekasse fundiert vorbringen?) sind jedoch sehr stark auf den Alltag ausgerichtet. Daher sind für sie oft keine evidenzbasierten Informationen verfügbar. Dennoch gibt es auch zu diesen Themen seriös nutzbare Informationen (z.B. in Fachbüchern).

Auch wenn sich Mikroschulungen u.a. durch ihre kurzen Schulungseinheiten definieren, sollte das dahinterstehende inhaltliche Konzept dennoch ausführlich recherchiert und dokumentiert sein. Um ein Schulungskonzept sinnvoll erstellen zu können, muss nicht nur das Thema (z.B. Versorgung eines Blasenverweilkatheters) festgelegt werden. Es sollte vor Beginn der Recherche genau definiert werden, welches Wissen für die Schulung aufbereitet und in ihr vermittelt werden soll. So ist es sinnvoll und notwendig, für den theoretischen Hintergrund auch grundsätzliche Indikationen für das Legen von Blasenverweilkathetern aufzubereiten und die verschiedenen Anlagearten zu beschreiben. Für Patientinnen und Patienten, Pflegebedürftige und Angehörige sind davon jedoch häufig nur sehr isolierte Inhalte bedeutsam (z.B.: Wie ist der Katheter durch die Bauchdecke oder in der Blase befestigt? Kann ich ihn versehentlich ziehen? Und wenn ja, was passiert dann?). Daher ist es regelhaft so, dass die Recherche zur Sachanalyse mehr Informationen generiert, als für den jeweiligen Schulungszweck notwendig sind. Dies ist aber nicht weiter tragisch. In den meisten Fällen können die Informationen für andere Schulungszwecke sehr wohl genutzt werden. Es ist zudem möglich, dass im Rahmen der Recherche Aspekte bedeutsam werden, die zu Beginn nicht beachtet wurden. Diese müssen dann mit in die Recherche aufgenommen werden. Es kann sich ebenso herausstellen, dass sich das ursprünglich angedachte Thema als zu umfangreich für eine Mikroschulung erweist und neu definiert werden muss. So erscheinen vielleicht nach der Recherche statt eines Konzepts zur Versorgung eines Blasenverweilkatheters zwei einzelne Mikroschulungskonzepte sinnvoller: 1. Versorgung eines transurethralen Blasenverweilkatheters und 2. Versorgung eines suprapubischen Blasenverweilkatheters. Dies entspricht auch eher dem Anspruch, in Mikroschulungen nur eine Wissensportion, eine Fertigkeit, eine Verhaltensweise zu vermitteln (Abt-Zegelin, 2006).

In Abhängigkeit vom jeweiligen Thema der Mikroschulung kann die Recherche mit anschließender theoretischer Aufbereitung insbesondere folgende Aspekte beinhalten (Netzwerk Patienten- und Familienedukation in der Pflege, 2008a):

- Begriffserklärung
- rechtliche Grundlagen (z.B. Gesetze, Leitlinien)
- Interventionsmöglichkeiten mit:
  - → Vor- und Nachteilen
  - → Kontraindikationen
  - → möglicherweise auftretenden Komplikationen (medizinisch)
  - → möglichen Problemen (alltagsbezogen).
- Bei Medikamenten als Intervention/Therapie: Wirkungen, Nebenwirkungen, Lagerungs- und Einnahmehinweise etc.

- bei Hilfsmitteln als Intervention: Benutzungs-, Reinigungs- und Wartungshinweise etc.
- hygienische Fragestellungen
- Zielgruppe der Mikroschulung
- ethische Fragestellungen
- Besonderheiten für den Alltag (z.B.: Wird sich etwas verändern? Worauf muss geachtet werden?)
- Verfügbarkeit evidenzbasierter Informationen
- ...

Die bisher auf der Homepage des Netzwerks Patienten- und Familienedukation in der Pflege e.V. aufzufindenden Konzepte für Mikroschulungen zeigen deutlich, dass je nach Thema unterschiedliche Aspekte zum Tragen kommen.

3.3.4 Was geschieht mit den Rechercheergebnissen?

Sind die notwendigen Informationen für das Schulungskonzept recherchiert, sollten mindestens folgende weitere Schritte unternommen werden:

1. **Informationen auswählen und archivieren**
   Auch wenn die Recherche im Vorfeld gut durchdacht, auf wesentliche Aspekte begrenzt und die notwendige Informationstiefe definiert wurde, wird sie – wie bereits beschrieben – in der Regel auch Informationen generieren, die über den ursprünglich angedachten Rahmen des Themas hinausgehen. Daher sollten die recherchierten Informationen zunächst sinnvoll ausgewählt werden. Auch für den Moment nicht notwendige Informationen können sich später als sinnvoll erweisen. Daher empfiehlt es sich, diese systematisiert aufzubewahren.
2. **Fachübergreifende Informationen absprechen**
   Betrifft das Thema einer Mikroschulung mehrere Berufsgruppen oder Fachbereiche, sind frühzeitige Absprachen über abzustimmende Inhalte notwendig. Auch dies kann bereits im Vorfeld der Recherche erfolgen, sollte aber nach der Recherche bezüglich der ausgewählten Informationen auf jeden Fall erneut stattfinden. Ansonsten besteht die Gefahr, dass unterschiedliche oder sogar widersprüchliche Informationen an die Teilnehmenden der Schulung vermittelt werden (Netzwerk Patienten- und Familienedukation in der Pflege, 2008a).
3. **Fachinformationen aufbereiten**
   Dieser Bearbeitungsschritt weist direkt auf den nächsten Abschnitt des theoretischen Grundkonzeptes einer Mikroschulung hin. Einige recherchierte Informationen sind vermutlich schon so aufbereitet, dass sie direkt in der Schulung von Patientinnen und Patienten, Pflegebedürftigen und Angehörigen eingesetzt werden können. So hat das Netzwerk Patienten- und Familienedukation in der Pflege e.V. bereits einige gute Broschüren im Rahmen seines Broschürenwettbewerbs ausgezeichnet (*https://patientenedukation.de/der-verein/ausgezeichnete-broschueren*).
   Andere Fachinformationen müssen erst bearbeitet oder ganz neu erstellt werden, damit sie auch von Personen ohne pflegerisches, medizinisches oder anderweitiges Vorwissen verstanden werden können (**Kap. 14.3**).
4. **Quellen benennen**
   Die für das Mikroschulungskonzept verwendeten Quellen sollten aus Gründen der Transparenz, Nachvollziehbarkeit und Qualitätssicherung explizit benannt werden. Dies kann im Sinne von Verweisen an entsprechenden Stellen im Konzept geschehen. Eine Auflistung am Ende des theoretischen Grundkonzeptes im Sinne eines Literatur- bzw. Quellenverzeichnisses erscheint jedoch als ausreichend.

Mögliche Inhalte des Abschnitts „Sachanalyse“

- Begriffsklärungen
- Geschichtlicher Kontext
- Interventionsmöglichkeiten

- Bei Medikamenten als Intervention/Therapie: Wirkungen, Nebenwirkungen, Lagerungs- und Einnahmehinweise etc.)
- Bei Hilfsmitteln als Intervention: Benutzungs-, Reinigungs- und Wartungshinweis etc.
- Hygienische Fragestellungen
- Zielgruppe der Mikroschulung
- Ethische Fragestellungen
- Besonderheiten für den Alltag (z. B.: Wird sich etwas verändern? Worauf muss geachtet werden?)
- Verfügbarkeit evidenzbasierter Informationen.

Die Sachanalyse im ersten Mikroschulungskonzept von 2008 zur „Subkutanen Injektion" ist ein gutes Anschauungsbeispiel. Trotz ihres Alters hat sie kaum an Aktualität verloren. Nach einer Überprüfung und Bearbeitung von einzelnen kleineren Aspekten – z. B. „häufigste Ursache für Nadelstichverletzung stellt mit 11,6 % das Recapping [...] dar" (Netzwerk Patienten- und Familienedukation in der Pflege, 2008a, S. 19) – könnte sie nahezu unverändert übernommen werden.

3.4 Schulungsmaterial

In diesem Abschnitt des Grundkonzepts werden mehrere Aspekte zu Schulungsmaterialien betrachtet. Es geht einerseits um verschiedene Arten von Materialien, aber auch um deren Erarbeitung oder Zusammenstellung sowie die Sortierung und Dokumentation für eine Mikroschulung. Erster Schritt ist jedoch die Erarbeitung möglicher Zielsetzungen der Schulung.

3.4.1 Erarbeiten möglicher Schulungsziele

Die Ziele einer Mikroschulung sind zu erarbeiten und im Grundkonzept zu dokumentieren. Die Erarbeitung erfolgt anhand der Informationen, die in der Sachanalyse recherchiert wurden. Dabei kann zwischen *Richtzielen* und *Feinzielen* unterschieden werden (Netzwerk Patienten- und Familienedukation in der Pflege, 2008a).

Beispiel: Richtziele und Feinziele

Ein Richtziel könnte beispielsweise sein: „Eine Person ist in der Lage, sich selbst das benötigte Insulin mittels Insulin-Pen zu verabreichen". Um dieses Ziel zu erreichen, sind zumeist verschiedene Lernschritte notwendig, die als potenzielle Feinziele formuliert werden können, z. B.:

- „Die Person ist in der Lage, die notwendige Insulindosis am Pen einzustellen."
- „Die Person ist in der Lage, sich die notwendige Insulindosis zu verabreichen."
- „Die Person ist in der Lage, die Insulinpatrone beim auffüllbaren Pen zu wechseln."

Es sollten möglichst viele potenzielle Feinziele formuliert und auf einem Informationsblatt zu Schulungsinhalten dokumentiert werden. Dieses Informationsblatt kann den Teilnehmenden der Schulung in einem Orientierungsgespräch (**Kap. 4**) überreicht werden. Daran orientiert können dann individuelle Schulungsziele vereinbart werden. Das bedeutet, dass es manchmal nicht notwendig ist, alle benannten Feinziele zu bearbeiten, z. B., weil eine Person bereits über ausreichende Vorkenntnisse zum Thema verfügt. Andererseits kann es auch sein, dass aufgrund individueller Bedarfe Feinziele vereinbart werden, die noch nicht aufgeführt sind. Insofern ist es sinnvoll, auf dem Informationsblatt zu Schulungsinhalten Platz für individuelle Ergänzungen zu lassen. Ein Beispiel für ein solches Infoblatt kann auf Seite 24 im Abschnitt „Dokumentationsvorschläge" des *Konzepts zur Erstellung von „Mikroschulungen" am Beispiel der „Subkutanen Injektion"* betrachtet werden.

Sobald die (potenziellen) Schulungsziele benannt sind, kann mit der gezielten Erstellung oder Zusammenstellung von Schulungsmaterialien begonnen werden.

3.4.2 Arten von Schulungsmaterial

In einer Mikroschulung kommen in der Regel verschiedene Arten von Schulungsmaterial zum Einsatz.

3.4.2.1 Materialien zur Dokumentation

Hierzu gehören Einschätzungsbögen, die im Rahmen des Orientierungsgesprächs mit den Schulungsteilnehmenden angewendet werden können. Die dabei erhobenen Informationen liefern die Grundlage für die individuelle Schulungsplanung. Insofern sollten auf Einschätzungsbögen Aspekte wie Vorwissen, manuelle/kognitive Möglichkeiten, seelische Verfassung, Seh- und Lesefähigkeit, bevorzugte Lernstile oder auch die Motivation zur Schulung erfasst werden können. Dies sind alles Aspekte, die bei der Erstellung bzw. Zusammenstellung von Informationsmaterialien berücksichtigt werden sollten. Auch das in **Kapitel 3.4.1** beschriebene Informationsblatt zu Schulungsinhalten kann zu solchen Einschätzungsbögen gezählt werden.

Dokumentationsbögen für den Schulungsverlauf oder für Gespräche dienen u. a. der Qualitätssicherung im Rahmen der Mikroschulung. Die schulende Person kann so beispielsweise einen guten Überblick über den Verlauf eines Mikroschulungsprozesses behalten. Andererseits kann sie so auch ihre Tätigkeit für die Schulungsteilnehmenden, aber auch für Auftraggeber und Auftraggeberinnen, Arbeitgeber und Arbeitgeberinnen oder die Kostentragenden dokumentieren. Gerade bezüglich der Abrechnung pflegerischer Leistungen kann es für die Dokumentation in den verschiedenen Bereichen (z. B. Krankenhaus, stationäre Langzeitpflege, ambulante Pflege) unterschiedliche Vorgaben oder Erfordernisse geben. Diese sollten bei der Erstellung oder Beschaffung von Dokumentationsbögen beachtet werden.

Letztlich gehören auch schriftliche Unterrichtsplanungen zu den Schulungsmaterialien. Je nach Gestaltung eines Dokumentationsbogens für den Schulungsablauf kann die Planung der einzelnen Lerneinheiten auch dort festgehalten werden. Dazu muss der Bogen allerdings ausreichend Platz für die individuell zu beachtenden Planungen bieten.

Im Abschnitt „Dokumentationsvorschläge“ des *Konzepts zur Erstellung von „Mikroschulungen“ am Beispiel der „Subkutanen Injektion“* sind auf den Seiten 22f. Muster für Einschätzungs- und Dokumentationsbögen abgebildet (Netzwerk Patienten- und Familienedukation in der Pflege, 2008a). Sie sind vom Rechteinhaber für die Nutzung freigegeben und können auch als Vorlage für die Erstellung eigener Bögen herangezogen werden.

Zunehmend findet die Dokumentation pflegerischer Leistungen direkt digital statt (z. B. mittels eines Tablets). Falls nicht bekannt ist, ob in der eigenen Einrichtung Einschätzungs- und Dokumentationsbögen in digitaler Form bestehen, sollte Kontakt zu den Personen aufgenommen werden, die im Unternehmen für die digitale Dokumentation, z. B. für das Krankenhausinformationssystem (KIS), zuständig sind. Dabei können Aspekte wie Vorgaben für die Dokumentation, Rechte zur Einsicht und zur Bearbeitung von Dokumenten/Bereichen oder die Vernetzung von Dokumentationen innerhalb der eigenen Institution besprochen und oft auch optimiert werden.

Werden händisch auszufüllende Bögen verwendet, sollten diese im Abschnitt 8 (Anhang/Dokumente) des zu erstellenden Mikroschulungskonzeptes abgebildet sein. Wird digital dokumentiert, sollte dort der Weg zum Auffinden der entsprechenden Bögen (z. B. im KIS) im Grundkonzept genau beschrieben werden.

3.4.2.2 Informationsmaterialien

Um in Mikroschulungen insbesondere Wissensinhalte vermitteln zu können, werden schriftliche Informationsmaterialien benötigt. Diese können den Teilnehmenden an der Schulung zum Verbleib ausgehändigt werden. So wird ein selbstständiges Nachbearbeiten der vermittelten Inhalte ermöglicht. Dazu müssen die Informationsmaterialien allerdings auch verständlich aufbereitet sein. Vielfach können dafür z. B. (kostenlose) Broschüren von Pharmaunternehmen, Ministerien oder Selbsthilfeorganisationen genutzt werden. Das Material sollte aber vor dem Einsatz in der Schulung in Bezug auf seine Fachlichkeit und Verständlichkeit beurteilt werden. Liegen keine sinnvoll einsetzbaren Informationsmaterialien vor, kann die Erstellung solcher Materialien notwendig sein.

Hinweis

Ausführliche Informationen zur Beurteilung und Erstellung von Informationsmaterialien bietet **Kapitel 14**.

3.4.2.3 Anschauungsmaterialien

Damit sind in erster Linie Materialien zum Anschauen, Anfassen und auch zum Ausprobieren gemeint, z.B. Insulin-Pens, Verbandmaterial, ein Blutdruckmessgerät oder Desinfektionsmittel. Gerade wenn es in Mikroschulungen um das Erlernen von Fertigkeiten geht, sind die dazu benötigten Hilfsmittel unerlässlich. Selbstverständlich kann und soll z. B. das Verabreichen von Insulin mittels Insulin-Pen theoretisch aufgearbeitet werden. Um es jedoch sicher zu beherrschen, muss es auch geübt werden können. Für bestimmte Schulungsthemen steht vielleicht kein Anschauungsmaterial zur Verfügung. Dann sollte aber zumindest auf Bildmaterial (**Kap. 14.2.7**) zurückgegriffen werden.

Im Rahmen der Schulung eingesetzte Informations- und Anschauungsmaterialien sollten im Grundkonzept der Schulung aufgeführt werden. Dabei ist es jedoch nicht sinnvoll, die einzelnen Materialien aufzulisten. Beim Erscheinen oder der Erstellung neuer Materialien müsste das Grundkonzept dann immer wieder aktualisiert werden. Insofern ist es einfacher, verschiedene Listen mit Materialien anzulegen oder einen „Materialkorb“ (Tolsdorf, 2010a) zu erstellen und dies im Konzept anzugeben. Materiallisten und -körbe können dann unkompliziert aktualisiert werden. Ein solcher Materialkorb kann für gleiche Schulungsinhalte ein Potpourri unterschiedlicher Materialien enthalten. Die schulende Person kann dann das Material jeweils entsprechend den individuellen Erfordernissen der einzelnen Schulung zusammenstellen. Ob es sich bei dem Materialkorb physisch um einen echten Korb, einen Koffer oder um ein Regal in einem Schrank handelt, ist für die Schulung selbst unerheblich. Die schulenden Pflegefachpersonen, die nicht an der Erstellung des Grundkonzepts beteiligt waren, sollten jedoch wissen, was damit gemeint ist und wo sie den Materialkorb finden. Daher sollte dies im Konzept kurz Erwähnung finden (z. B. unter „Allgemeines/Voraussetzungen“).

Mögliche Inhalte des Abschnitts „Schulungsmaterial“

- Beispielhafte Formulierung von Richt- und Feinzielen
- Informationsblatt zu den Schulungsinhalten (ggf. in Abschnitt 8)
- Materialien zur Dokumentation (z.B. Einschätzungs-, Dokumentationsbögen – ggf. in Abschnitt 8)
- Beschreibung, wo die Dokumente zu finden sind (z.B. Anhang, KIS)
- Beschreibung, wie mit Informations- und Anschauungsmaterial verfahren wird, z.B.
  - → Art der Dokumentation (z.B. in externen Listen)
  - → Zusammenstellung in Materialkörben (einschl. Art und Ort der Lagerung)

Praxistipps zum Umgang mit Schulungsmaterialien

Das Zusammenstellen von Schulungsmaterialien ist ein Prozess, der zwar einmal begonnen werden muss, aber nie endet. Gerade im Bereich von Gesundheit und Krankheit gibt es laufend neue Entwicklungen und Erkenntnisse. Daher bietet es sich an, das Sammeln und Aufbewahren von Schulungsmaterialien gut zu organisieren. Insofern ist es beispielsweise empfehlenswert, immer ein bestimmtes Kontingent an Broschüren zur Verfügung zu haben. So sollten einerseits immer verschiedene Broschüren zum gleichen Thema vorhanden sein, andererseits aber auch immer ausreichend Exemplare von Broschüren, um diese verteilen zu können. Wenn die Möglichkeit besteht, im Team zu arbeiten, sollte geklärt werden, wer für die Nachbestellung welcher Materialien zuständig ist. Zudem sollte in regelmäßigen Abständen geschaut werden, ob neue Materialien existieren und andere aussortiert werden sollten (Tolsdorf, 2010a). Auch wenn die Überprüfung und Aktualisierung von Mikroschulungskonzepten in regelmäßigen Abständen stattfindet, können diese Abstände unter Umständen für die Aktualisierung der jeweiligen Materialien zu lang sein. Informationsmaterialien sollten spätestens alle drei Jahre auf ihre weitere Verwendbarkeit hin überprüft werden (Zegelin, 2013). Auch dies sollte gut organisiert werden.

Es gibt kostenlose und kostenpflichtige Informationsmaterialien. Für den Einsatz innerhalb einer Mikroschulung spielt dies in der Regel keine Rolle. Werden jedoch nach einer Schulung beispielsweise Podcasts oder Filme empfohlen, sollte auf mögliche Kosten hingewiesen werden.

3.5 Schulungsablauf

Mikroschulungen dienen auf einer übergeordneten Ebene dazu, pflegefachliche Handlungen zu speziellen Themen weitestgehend zu standardisieren. So soll eine möglichst gleichbleibende Qualität der Pflege gewährleistet werden, egal, ob Pflegefachperson A oder B die Mikroschulung durchführt. Durch das adressatenbezogene Vorgehen wird den individuellen Lernbedürfnissen der zu schulenden Personen trotzdem genügend Raum gegeben.

Bezogen auf die direkten Schulungseinheiten ist ein Ablauf in zwölf Schritten als Minimalstandard, als kleinster gemeinsamer Nenner sozusagen, vorgesehen. Entsprechend sind die hier aufgeführten zwölf Schritte nach Zegelin (2012) auch im Grundkonzept jeder Mikroschulung aufzuführen und mit Inhalt zu füllen.

Inhalte des Abschnitts „Schulungsablauf"

Die zwölf Schritte des Schulungsablaufs sind:

1. Vorwissen und Einstellung ermitteln
2. Richtziel überlegen
3. Feinziele aushandeln
4. Wissen ergänzen
5. Anschauungsmaterial einsetzen
6. Handlung vorführen
7. Motivation zum Üben
8. Fragen beantworten
9. Informationsmaterial anbieten
10. Wissen überprüfen
11. Feedback geben
12. Dokumentation erstellen.

Diese zwölf Schritte sind verbindlich. Ihre Umsetzung ist aber variabel. Aufgrund ihrer Bedeutsamkeit als Minimalstandard werden die zwölf Schritte in einem eigenen Kapitel ausführlicher beschrieben (**Kap. 4**).

3.6 Artikulationsvorschlag

Im Zusammenhang mit Mikroschulungen wird unter einem Artikulationsvorschlag, auch Artikulationsverlauf genannt, ein Diagramm zur Darstellung eines Schulungsaufbaus mit mehreren Schulungsterminen oder -einheiten verstanden. Eine solche Darstellung hat den Vorteil, dass sie die Schulungsplanung in Kurzform darstellt, die dadurch sozusagen mit einem Blick erfasst werden kann. Wird bei einem Mikroschulungsthema grundsätzlich nur eine ein-

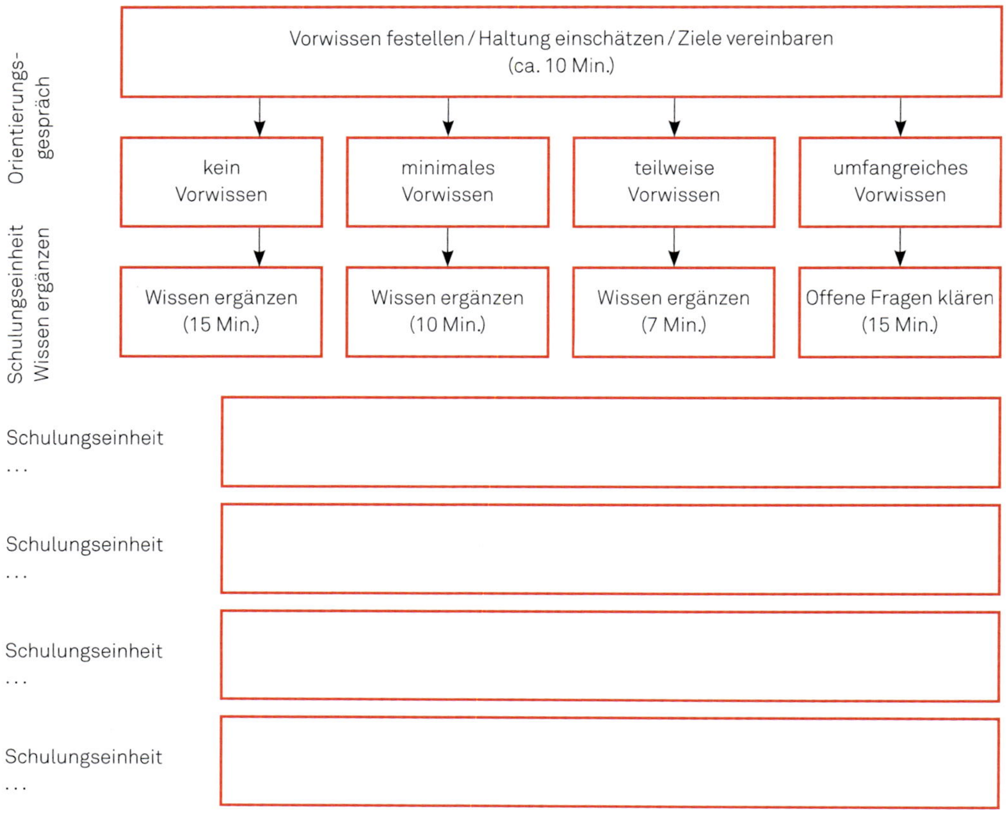

Abbildung 3-1: Artikulationsvorschlag (Quelle: Eigene Darstellung nach Netzwerk Patienten- und Familienedukation in der Pflege, 2008a, S. 11)

zige Schulungseinheit geplant, kann auf eine solche Darstellung verzichtet werden.

Wie die Vorbemerkung ist ein solches Diagramm für ein Mikroschulungskonzept als fakultativ zu betrachten. Dies bedeutet, es ist grundsätzlich verzichtbar. Allerdings hat sein Vorhandensein die genannten Vorteile. Eine Vorlage für ein solches Diagramm ist in **Abbildung 3-1** dargestellt.

Möglicher Inhalt des Abschnitts „Artikulationsvorschlag“

- Darstellung des Schulungsablaufs im Überblick

3.7 Evaluation

Neben dem gegenseitigen Feedback, das zu jeder einzelnen Schulungseinheit gehört, sollten Mikroschulungen insgesamt ausgewertet werden. Die abschließenden Rückmeldungen der Teilnehmenden dienen der Überprüfung, ob die Schulung erfolgreich war. Damit ist gemeint, ob die geschulten Personen den Inhalt der individuellen Schulung beherrschen (Abt-Zegelin, 2006) und ob die Ziele der individuellen Mikroschulung erreicht wurden.

Eine Evaluation gibt jedoch auch den Teilnehmenden an der Schulung die Möglichkeit, sich beispielsweise zur Art der Vermittlung, dem Schulungstempo oder zur inhaltlichen Vollständigkeit zu äußern (Netzwerk Patienten- und Familienedukation in der Pflege, 2008a).

I Fragebogen Evaluation

1. In welchen Bereichen konnten Sie Hilfe erfahren, haben etwas dazu gelernt? Wo sind Sie aufmerksamer geworden?

____
____
____
____

2. Entsprachen die Inhalte Ihren Bedürfnissen?
☐ Ja ☐ Ja, zum überwiegenden Teil ☐ Nein, eher nicht ☐ Nein, überhaupt nicht

3. War die Vermittlung der Inhalte für Sie angemessen?
☐ Ja ☐ Ja, zum überwiegenden Teil ☐ Nein, eher nicht ☐ Nein, überhaupt nicht

4. War das Tempo der Schulung für Sie angemessen?
☐ Ja ☐ Ja, zum überwiegenden Teil ☐ Nein, eher nicht ☐ Nein, überhaupt nicht

5. Wurden alle Ihre Fragen ausreichend beantwortet?
☐ Ja ☐ Ja, zum überwiegenden Teil ☐ Nein, eher nicht ☐ Nein, überhaupt nicht

6. Haben Sie Checklisten, Broschüren oder andere Informationsmaterialien erhalten?
☐ Ja ☐ Nein
Wenn ja, waren diese für Sie hilfreich?
☐ Ja ☐ Ja, zum überwiegenden Teil ☐ Nein, eher nicht ☐ Nein, überhaupt nicht

____
____
____
____

Ergänzungen zu Frage 2–6

7. Gibt es weitere Anmerkungen (Lob, Kritikpunkte, Verbesserungsvorschläge, Hinweise)?

____
____
____
____

Abbildung 3-2: Ausschnitt aus dem Fragebogen zur Evaluation einer Mikroschulung (Quelle: Netzwerk Patienten- und Familienedukation in der Pflege, 2014, S. 27, geringfügig modifiziert)

So können die Mikroschulung selbst und auch ihre Durchführung immer wieder optimiert werden. Das Netzwerk Patienten- und Familienedukation in der Pflege e.V. hat dazu einen Evaluationsbogen entwickelt, der als (Kopier-) Vorlage genutzt werden kann (**Abb. 3-2**). Der Bogen ist u.a. in der Mikroschulung zur Sturzvorbeugung (s. Anhang) enthalten.

Um aufrichtige Antworten zu erhalten, bieten sich anonymisierte Befragungen an. Daher war ursprünglich angedacht, die Teilnehmenden an Mikroschulungen nach ihrer Entlassung aus dem Krankenhaus zu befragen. Dies hat sich nach Aussagen von Entwicklern und Entwicklerinnen des Konzepts als nicht zielführend erwiesen, da kaum Fragebögen retourniert wurden. Daher sollte die Befragung der Teilnehmenden unmittelbar nach Abschluss oder in der Feedbackphase der letzten Schulungseinheit (Tolsdorf, 2009) mittels Fragebogen erfolgen.

In manchen Einrichtungen sind nach einer Mikroschulung persönliche Nachgespräche, z. B. in Form von Hausbesuchen einige Tage nach der Krankenhausentlassung, regelhaft implementiert. Ist dies der Fall, bietet sich ein solcher Termin für das Ausfüllen des Fragebogens an.

Mögliche Inhalte des Abschnitts „Evaluation"

- Angaben zur Form der Evaluation
- Angaben zu möglichen Zeitpunkten der Evaluation
- Evaluationsfragebogen (ggf. in Abschnitt 8)

3.8 Anhang/Dokumente

In einem Anhang sollten für das Konzept nützliche Dokumente aufgeführt werden. Dabei kann es sich zum einen um Dokumente handeln, die für viele Mikroschulungskonzepte genutzt werden können (z. B. Einschätzungs- und Dokumentationsbögen), zum anderen können aber auch explizit für die jeweilige Mikroschulung angefertigte Dokumente aufgenommen werden (z. B. Informationsblatt zu Schulungsinhalten).

Die Dokumente sollten auf jeden Fall einmal vollständig dargestellt sein. So können insbesondere Pflegefachpersonen, die zwar die Schulungen durchführen, aber nicht an der Erstellung des Konzeptes beteiligt waren, die Dokumente kennenlernen. Die Dokumente können zum Ausdrucken oder als Kopiervorlage zur Verfügung gestellt werden. Wird bereits digital dokumentiert, ist es sinnvoll, das digitale Dokument bzw. seine digitale Oberfläche im Grundkonzept zur Mikroschulung abzubilden, um es schulenden Pflegefachpersonen zur Kenntnis zu bringen.

Mögliche Inhalte des Abschnitts „Anhang/Dokumente"

- Liste der im Anhang vorhandenen Dokumente
- Selbsterstellte Dokumente und Dokumentvorlagen, auf die im Grundkonzept verwiesen wird.

3.9 Literatur/Quellenangaben

Den Abschluss eines jeden Mikroschulungsgrundkonzeptes bildet das Literatur- oder Quellenverzeichnis. Es wird als Nachweis über die verwendeten Quellen erstellt und dient somit der Transparenz und der Qualitätssicherung. Dabei sollten nicht nur genutzte Bücher, Artikel oder Internetseiten aufgeführt werden. Wurden andere Medien verwendet oder Gespräche mit Experten und Expertinnen geführt und dokumentiert, sind auch diese aufzuführen.

Wissenschaftlichen Ansprüchen muss das Literaturverzeichnis eines Mikroschulungskonzeptes in der Regel nicht genügen. Soll es dennoch entsprechend erstellt werden, können verschiedene Formate genutzt werden, z. B. die „APA-Richtlinien". Dazu können viele kostenlose Hinweise im Internet gefunden werden, z. B. *https://studyflix.de/studientipps/apa-literaturverzeichnis-5370*.

Inhalte des Abschnitts „Literatur-/Quellenangaben"

- Auflistung der Quellen, die für die Erstellung des Mikroschulungskonzepts genutzt wurden

4 Die zwölf Schritte des Schulungsablaufs

Der Ablauf einer einzelnen oder mehrerer aufeinander aufbauender Lehrsequenz(en) einer Mikroschulung besteht aus zwölf Schritten. Diese sind als Mindeststandard verbindlich festgelegt (Zegelin, 2012).

In der Regel ist es günstig, die vorgesehene Reihenfolge einzuhalten, da die einzelnen Schritte aufeinander aufbauen. In der direkten Schulungssituation kann es jedoch geschehen, dass die Reihenfolge nicht eingehalten werden kann. Die Bearbeitung der Schritte kann insofern auch variabel erfolgen. Wichtig bleibt jedoch, dass die Schulenden darauf achten, alle Schritte zu durchlaufen (Netzwerk Patienten- und Familienedukation in der Pflege, 2008a). Die zwölf Schritte können bestimmten Schulungsphasen zugeordnet werden (**Tab. 4-1**).

Im Idealfall findet im Vorfeld der einzelnen Schulungstermine ein Orientierungsgespräch statt. Danach kann die schulende Person in die individuelle Schulungsplanung für die konkreten Schulungsteilnehmenden einsteigen. Ist für die Mikroschulung grundsätzlich nur ein Termin geplant oder findet eine Schulung spontan statt, muss dies anders gestaltet werden. Aber auch in solchen Situationen ist ein kleinschrittiges Vorgehen möglich und sinnvoll.

Tabelle 4-1: Zuordnung der zwölf Schritte des Schulungsablaufs zu Schulungsphasen – Orientierungsgespräch, Durchführung, Nachbereitung (Quelle: Eigene Darstellung)

Schritte des Schulungsablaufs	Schulungsphasen
1. Vorwissen und Einstellung ermitteln	Orientierungsgespräch
2. Richtziel überlegen	
3. Feinziele aushandeln	
4. Wissen ergänzen	Durchführung des Schulungstermins/der Schulungstermine
5. Anschauungsmaterial einsetzen	
6. Handlung vorführen	
7. Motivation zum Üben	
8. Fragen beantworten	
9. Informationsmaterial anbieten	
10. Wissen überprüfen	
11. Feedback geben	
12. Dokumentation erstellen	Nach dem/den Schulungstermin(en)

4.1 Vorwissen und Einstellung ermitteln

In diesem Schritt geht es darum, die Teilnehmenden an der Schulung kennenzulernen und etwas über sie zu erfahren. Damit die Schulung individuell und bedarfsgerecht erfolgen kann, muss das Vorwissen der Teilnehmenden zum Thema ermittelt werden. Wenn möglich, sollte auch die Motivation, z. B. die Bereitschaft zur Übernahme von Pflegetätigkeiten, erfragt werden.

Beispiel Teil 1
Herr Müller (76 Jahre) befindet sich aufgrund einer akuten Verschlechterung seiner Herzinsuffizienz bei allgemeiner körperlicher Schwäche in stationärer Krankenhausbehandlung. Er lebt mit seiner Ehefrau (74 Jahre) in einer altersgerechten Wohnung und wird bereits dreimal wöchentlich von Mitarbeitenden eines Pflegedienstes beim Duschen unterstützt. Damit er trotz seiner körperlichen Schwäche noch selbstständig aus dem Bett heraus- und wieder hineinkommt, ist er zu Hause bereits mit einem höhenverstellbaren Pflegebett versorgt. Auch ein Toilettenstuhl steht bereits zur Verfügung. So muss Herr Müller nachts nicht das Bad aufsuchen. Stattdessen kann er den Toilettenstuhl neben seinem Bett selbstständig nutzen. Frau Müller versorgt ihren Mann mit Ausnahme der Besuche durch den Pflegedienst noch alleine.

Es sieht allerdings so aus, dass Herr Müller zukünftig das Aufstehen und Hinlegen nicht mehr ohne Hilfe bewältigen kann. Darum hat Frau Müller auf der Station gefragt, ob ihr jemand zeigen könne, wie sie ihren Mann unterstützen könne. Daraufhin hat sich Frau Berger mit dem Ehepaar Müller für ein erstes Gespräch über mögliche Schulungen verabredet. Frau Berger ist Pflegefachperson auf der Station und mit dem Mikroschulungskonzept „Unterstützung beim Transfer ins/aus dem Bett bei teilmobilen Personen“ vertraut. Da sie Herrn Müller auch im täglichen Stationsablauf versorgt, ist ihr seine häusliche Situation bekannt. Die Ehefrau hat sie aber bisher erst zweimal kurz gesehen. Da Frau Müller selbst um Unterstützung bat, will Frau Berger zunächst ermitteln, ob Frau Müller ihrem Mann bereits beim Aufstehen oder Zubettgehen geholfen hat. Frau Müller bestätigt dies und Frau Berger lässt sich von Frau Müller erklären, wie sie dies bisher getan hat. Durch die akute Schwäche von Herrn Müller können seine Frau und er nicht demonstrieren, wie sie ihm früher schon ab und zu geholfen hat. Daher können sie dies nur berichten.

4.2 Richtziel überlegen

Bei diesem Schritt geht es darum zu überlegen, was letztlich das Ziel der Mikroschulung sein soll (**Kap. 3.4.1**). Dabei können sich die Ziele der Teilnehmenden sehr wohl von denen der Schulenden unterscheiden. Die schulende Pflegefachperson betrachtet die Situation vielleicht eher aus ihrer Fachperspektive. Die Teilnehmenden an der Schulung haben eher Alltagsperspektiven im Sinn. Beide Perspektiven haben ihre Berechtigung. Im Rahmen eines gemeinsamen Austausches sollten zunächst die Teilnehmenden ihre Zielperspektive benennen. Die schulende Pflegefachperson kann dies mit Fragen wie „Was möchten Sie erreichen?“ und „Was ist Ihnen besonders wichtig?“ unterstützen (Büker, 2021b).

Beispiel Teil 2
Frau Berger fragt das Ehepaar, wie es sich die Situation zu Hause zukünftig vorstellt. Dabei wird deutlich, dass das Ehepaar Müller die Unterstützung durch den Pflegedienst aktuell noch nicht ausweiten möchte. Das Pflegebett von Herrn Müller steht bereits im Wohnzimmer. So ist er auch weiterhin in viele Aktivitäten eingebunden, auch wenn er zunehmend im Bett bleiben wird. Frau Müller möchte lernen, wie sie ihren Mann beim Wechsel von der Bettkante auf den Toilettenstuhl und zurück am besten unterstützen kann. Herr Müller kommt aktuell noch selber vom Liegen auf die Bettkante und zurück ins Liegen. Er ist auch noch kurz stehfähig, wird

aber beim Umsetzen immer unsicherer. Dass der Unterstützungsbedarf zukünftig größer werden könnte, ist ein Thema, mit dem sich weder Frau noch Herr Müller aktuell auseinandersetzen möchte. Frau Berger akzeptiert das. Sie weist aber aus ihrer Fachperspektive darauf hin, dass in der Schulung auch darauf geachtet werden sollte, dass Frau Müller durch die Unterstützung ihres Mannes nicht überfordert wird. Gemeinsam wird dann folgendes Richtziel vereinbart: „Frau Müller ist unter Beachtung ihrer eigenen Gesundheit in der Lage, ihren Mann beim Umsetzen von Bett zu Stuhl bzw. Stuhl zu Bett zu unterstützen".

4.3 Feinziele aushandeln

Nachdem das Richtziel für alle verständlich formuliert wurde, müssen Feinziele (**Kap. 3.4.1**) ausgehandelt werden. An den Feinzielen orientiert sich die Planung der Schulungssequenzen. Vereinbarte Richt- und Feinziele müssen abschließend dokumentiert werden. Dafür kann ein Schulungsblatt (Netzwerk Patienten- und Familienedukation in der Pflege, 2008a) oder auch ein Lernvertrag (Zegelin, 2021) (Tab. 12-1) genutzt werden.

Beispiel Teil 3

Frau Berger informiert das Ehepaar Müller darüber, welche Punkte für sie aus fachlicher Sicht angegangen werden müssten. Dazu gehört beispielsweise, dass:

- Frau Müller in der Lage ist, das Pflegebett ihres Mannes auf eine geeignete Höhe für die Unterstützung zu stellen,
- das Ehepaar weiß, welche Art von Kleidung und Schuhen für den Transfer geeignet ist und warum,
- Frau Müller weiß, wie sie sich selber bei der Unterstützung positionieren und bewegen muss, um ihren Rücken zu entlasten,
- das Ehepaar weiß, wo und wie Frau Müller ihren Mann bei der Unterstützung am besten anfassen sollte.

Nachdem die Feinziele benannt und abgestimmt sind, werden sie von Frau Berger dokumentiert (und bei Bedarf von Ehepaar Müller gegengezeichnet). Dann vereinbaren die drei den Termin für eine erste Schulungssequenz. Anschließend nimmt sich Frau Berger Zeit, um die erste Schulungseinheit inhaltlich zu planen und Schulungsmaterial zusammenzustellen.

4.4 Wissen ergänzen

Je nach Situation kann das Wissen zum Schulungsthema noch am Ende des Orientierungsgesprächs, aber auch in den folgenden Schulungssequenzen ergänzt werden. Es lassen sich Fakten- und Prinzipienwissen sowie optionales Wissen unterscheiden. Während Faktenwissen eine eher oberflächliche Kenntnis von Informationen meint, beschreibt Prinzipienwissen das Verstehen von Hintergründen und Prinzipien. Optionales Wissen beschreibt, dass Prinzipienwissen so angewendet werden kann, dass auch unter veränderten Bedingungen mit Wahlmöglichkeiten agiert werden kann (Abt-Zegelin, 2006). Welche Wissensebene in der konkreten Schulungssituation adressiert wird, hängt u. a. vom Vorwissen der zu schulenden Person ab.

In allen Situationen der Wissensvermittlung gelten einige lernpsychologische Grundsätze (Kolbe & Abt-Zegelin, 2011; Zegelin, 2012):

- Aufmerksamkeit zentrieren: Die lernende Person darf nicht abgelenkt sein.
- Neues vorstrukturieren: Neues muss kurz benannt werden.
- Nutzen und persönliche Bedeutung herausstellen: Die lernende Person muss den Mehrwert des Neuen erkennen.
- Vorwissen: An Bekanntem anknüpfen.
- Verständlichkeit: Alltagssprache nutzen, Fremdwörter erläutern.
- Anschaulichkeit: Bilder zeigen, Beispiele anführen.
- Nicht zu Vieles anbieten: Beschränkung auf wesentliche Aspekte.

- Paraverbale Aspekte beachten: Eigene Mimik, Gestik, Betonung, Blickkontakt beachten und gezielt einsetzen.
- Nutzung mehrerer Sinneskanäle: Die lernende Person hören, sehen, selber handeln und sprechen lassen.
- Merkfähigkeit unterstützen: Merksätze und Eselsbrücken nutzen.
- Wissen festigen: Häufige Wiederholungen, die lernende Person mit eigenen Worten zusammenfassen lassen.
- Loben und Ermutigen: Positive Gefühle bei der lernenden Person anstreben.

Beispiel Teil 4
Zu Beginn der ersten Schulungseinheit nimmt Frau Berger Bezug darauf, dass Frau Müller ihren Mann schon früher beim Umsetzen unterstützt hat. Dazu bittet sie Frau Müller, dies an ihr, Frau Berger, einmal zu demonstrieren. Anschließend geht sie zunächst auf die Körperhaltung von Frau Müller während der Handlung ein. Dabei betont sie zunächst, was gut war, spricht aber auch Verbesserungsmöglichkeiten an. Frau Müller trägt an diesem Tag Sandalen mit sehr dünnen Riemchen. Frau Berger fragt Frau Müller, ob ihr diese Schuhe guten Halt geben. Frau Müller findet dies schon, stellt aber erstaunt fest, dass ihre Füße in den Schuhen doch etwas herumrutschen. Frau Berger erläutert, warum es sinnvoll ist, selber guten Halt im eigenen Schuhwerk zu haben, wenn Frau Müller ihren Mann unterstützen will. So vermittelt Frau Berger anschaulich auch noch weitere Prinzipien der rückengerechten und sicheren Unterstützung beim Transfer.

4.5 Anschauungsmaterial einsetzen

Für einige Mikroschulungsthemen ist es sinnvoll, Materialien zum Anschauen und Anfassen bereitzuhalten, z.B. ein Blutdruckmessgerät, Verbandsmaterial oder einen Insulin-Pen. Wenn Materialien vor Ort nicht vorhanden sind oder nicht besorgt werden können, sollte zumindest Bildmaterial präsentiert werden können (**Kap. 3.4.2**).

Beispiel Teil 5
Derzeit erscheint es den Beteiligten nicht notwendig, dass über weitere Hilfsmittel (neben Pflegebett und Toilettenstuhl) gesprochen werden muss. Herr Müller liegt auch im Krankenhaus in einem höhenverstellbaren Pflegebett. So kann Frau Berger Frau Müller zeigen, wie sie das Bett auf eine günstige Höhe einstellt, um den Transfer sicher zu unterstützen. Anschließend zeigt Frau Berger dem Ehepaar mittels eines Tablets einige Beispielvideos mit möglichen Varianten des Transfers. Eine der gezeigten Varianten hat Ähnlichkeit mit der bisherigen Unterstützungsweise von Frau Müller. Gemeinsam beschließen das Ehepaar Müller und Frau Berger, diese Variante zu üben.

4.6 Handlung vorführen

Ist in der Mikroschulung die Vermittlung von Fertigkeiten geplant, sollten diese zunächst demonstriert werden. Die zu schulenden Personen erhalten somit einen Eindruck, wie die Fertigkeit idealerweise durchgeführt werden könnte. Ist es für die Demonstration notwendig, eine der zu schulenden Personen aktiv einzubeziehen, ist zuvor ihr Einverständnis einzuholen. Die Demonstration sollte möglichst langsam durchgeführt werden, damit einzelne Schritte erkennbar werden. Auch Wiederholungen können sinnvoll sein (Büker, 2021b).

Beispiel Teil 6
Frau Berger fragt nun Herrn Müller, ob sie mit ihm einmal den Transfer demonstrieren könne. Herr Müller erklärt sich dazu bereit und setzt sich – mühevoll, aber selbstständig – an die Bettkante. Dann stellt Frau Berger das Pflegebett in der Höhe so ein, dass Herr Müller mit beiden Füßen guten Bodenkontakt hat. Sie erläutert dem Ehepaar, warum das wichtig ist. Dann po-

sitioniert sie den Toilettenstuhl so, dass dieser für den Transfer günstig steht, und erklärt auch hier. Beim Toilettenstuhl, den die Müllers zu Hause haben, können die Seitenteile nicht entfernt oder hochgeklappt werden. Bei dem Toilettenstuhl im Krankenhaus ist dies anders. Um die Situation realistischer zu gestalten, lässt Frau Berger die Seitenteile, wo sie sind. Dann stellt sie sich in eine gute Ausgangsposition für die Unterstützung. Die Position hat sie gewählt, weil diese dem Transfer entspricht, den das Ehepaar nach Betrachten der verschiedenen Varianten per Video zum Üben ausgesucht hat. Dann erläutert sie, wo und warum sie Herrn Müller für die Unterstützung anfassen wird. Dann legt sie ihre Hände an Herrn Müller und bittet ihn, sich mit einer Hand bei ihr am Arm festzuhalten. Sie bittet ihn, mit der Hand, die näher am Toilettenstuhl ist, an die weiter entfernte Armlehne des Toilettenstuhls zu greifen. Dafür muss Herr Müller bereits ein kleines Stück nach vorne rutschen. Nachdem Frau Berger kontrolliert hat, ob Herr Müller noch sicher sitzt, unterbricht sie die Handlung. Sie erläutert, dass sie alle Schritte nochmals langsam demonstrieren wird und führt die Schritte dann nochmals ohne Erläuterung durch. Als sie nun Herrn Müller umfasst hat und er sich an ihr und dem Toilettenstuhl festhält, hilft sie Herrn Müller zunächst beim Aufstehen und dann bei einer leichten Drehung, um sich auf den Toilettenstuhl setzen zu können. Die Unterstützung zunächst in den Stand und erst im zweiten Schritt zum Sitzen war vom Ehepaar gewünscht. Dann hilft Frau Berger Herrn Müller zurück auf die Bettkante und erläutert erneut die einzelnen Schritte. Dann fragt sie, ob Herr Müller für einen weiteren Übungsdurchlauf kräftig genug ist.

4.7 Motivation zum Üben

Hiermit ist gemeint, dass die zu schulenden Personen zum Üben ermutigt werden. So kann z. B. das Üben der Gabe von subkutanen Injektionen mit Hemmungen belegt sein, da die eine Person der anderen keine Schmerzen zufügen möchte. In solchen Situationen ist ein möglichst emphatisches Vorgehen notwendig.

Beispiel Teil 7

Nun fragt Frau Berger Frau Müller, ob sie das Gezeigte einmal selbst ausprobieren möchte. Da diese ja selber um Unterstützung gebeten hatte, ist sie dazu sofort bereit. Auf das Einstellen der Betthöhe wird verzichtet, da Herr Müller noch an der Bettkante sitzt. Frau Müller verstellt den Toilettenstuhl ein klein wenig, da sie etwas kleiner ist als Frau Berger und daher einen etwas anderen Bewegungsradius hat. Dann ist sie für die Unterstützung ihres Mannes bereit und fragt Frau Berger, ob bisher alles in Ordnung sei. Frau Berger gibt ein paar Anregungen, Herrn Müller anders anzufassen, und dann startet das Ehepaar gemeinsam das Umsetzen. Dabei wird deutlich, dass Frau Müller viel Kraft aufgewendet hat. Frau Berger fragt, ob sie das richtig beobachtet habe. Frau Müller bestätigt dies. Sie dachte, sie müsste ihren Mann mehr stützen und sei von seiner Mitarbeit überrascht worden. Frau Berger erläutert, dass die sinnvolle Einrichtung der Umgebung (hier: die Position des Toilettenstuhls zum Bett) und die eigene Position während der Unterstützung helfen kann, den Transfer ohne hohen Kraftaufwand zu unterstützen. Der Rücktransfer auf die Bettkante gelingt Frau Müller gleich besser und kostet sie weniger Kraft. Abschließend bittet Frau Berger Frau Müller, sich ein paar Stichpunkte zum Transfer zu notieren. Danach wird ein weiterer Termin am nächsten Tag vereinbart.

4.8 Fragen beantworten

Nach Wissensvermittlung, Demonstration und Üben von Fertigkeiten bleiben häufig dennoch Fragen übrig. Die zu schulenden Personen sollten ermutigt werden, diese zu stellen und beantwortet zu bekommen. Dies ist allerdings ein Schritt, der keine eigenständige Phase einer Mikroschulung darstellt. Es sollte den zu schulenden Personen jederzeit möglich sein, Fragen zu stellen. Eine abschließende Aufforderung nach offenen Fragen durch die schulende Pflegefachperson sollte jedoch immer erfolgen.

Beispiel Teil 8

Zu Beginn des heutigen Termins fordert Frau Berger das Ehepaar Müller auf, den am Vortag geübten Transfer noch einmal durchzuführen. Dies fällt den beiden heute etwas schwerer, da Herr Müller etwas schwächer ist als am Vortag. Dennoch gibt es für Frau Berger kaum noch Verbesserungsvorschläge. Sie teilt dem Ehepaar mit, wie toll sie es findet, dass dies so gut klappt und Frau Müller auch noch so beweglich ist. Diese erklärt daraufhin, dass sie lange im Tanzverein aktiv war. Daher kann sie sich immer noch gut Bewegungsabläufe merken, und sie findet sich selbst auch noch recht beweglich. Am nächsten Tag soll Herr Müller nach Hause entlassen werden. Frau Berger fragt, ob sie vorher zum Üben noch einmal vorbeikommen solle. Frau Müller wird aber bei der Entlassung ihres Mannes nicht dabei sein; sie erwartet ihn zu Hause. Dorthin wird er von einem Fahrdienst gebracht. Daraufhin schlägt Frau Berger vor, einen Kollegen zu holen, der heute am Nachmittag anwesend ist. Als der Kollege da ist, wird er gebeten, im Laufe des Nachmittags noch ein- oder zweimal mit dem Ehepaar Müller zu üben. Dies wird so vereinbart.

Das Ehepaar hat zunächst keine Fragen mehr. Aber dann fragt sich Frau Müller, wen sie fragen kann, wenn zu Hause etwas an der Unterstützung geändert werden muss. Frau Berger empfiehlt diesbezüglich zunächst die Mitarbeitenden des Pflegedienstes, die zum Duschen zu Herrn Müller kommen. Sie berichtet aber auch darüber, dass es Kurse für pflegende Angehörige gibt, in denen spezielle Bewegungsunterstützungen geübt werden. Und dass solche Kurse auch zu Hause durchgeführt werden können.

4.9 Informationsmaterial anbieten

Den Schulungsteilnehmenden sollte Informationsmaterial angeboten werden. Dieses kann bereits im Verlauf der Schulung zur Unterstützung und Veranschaulichung eingesetzt werden. Es kann den Teilnehmenden auch im Nachgang der Schulung mitgegeben werden. Die geschulten Personen können wesentliche Informationen nachlesen und sich über weiterführende Aspekte informieren (**Kap. 3.4.2**).

Beispiel Teil 9

Frau Berger bietet an, Informationsmaterial zu den Kursen zu holen, z.B. eine Liste mit Kursangeboten und auch eine Broschüre einer Pflegekasse, in der sogenannte häusliche individuelle Schulungen beschrieben werden. Dieses Angebot wird von Ehepaar Müller freudig angenommen. Frau Berger holt die Materialien und bringt auch die Kontaktdaten einer Pflegeberaterin der Kranken- und Pflegekasse mit, bei der Herr Müller versichert ist. Das Ehepaar freut sich sehr über diese Informationen.

4.10 Wissen überprüfen

Zum Abschluss einer strukturierten Schulung gehört immer auch eine Wissensüberprüfung (**Kap. 13**). Finden im Rahmen einer Mikroschulung mehrere Schulungssequenzen statt, sollte jeweils zu Beginn einer Einheit das Erlernte aus der vorherigen Sitzung nachgefragt werden. Am Ende der letzten Schulungseinheit sollte dann das gesamte Erlernte nochmals betrachtet werden. Dazu gibt es unterschiedliche Möglichkeiten. In der Regel bietet es sich an, sich erlernte Fertigkeiten noch einmal zeigen zu lassen. Bei neuem Wissen kann mit den zu schulenden Personen ein Gespräch über das Thema geführt werden. Dies macht weniger den Eindruck des Abfragens, sollte aber schon auch Fragen zu wesentlichen Aspekten beinhalten. Diese sollten die Schulungsteilnehmenden mit eigenen Worten wiedergeben können. Auch hier sollte emphatisch vorgegangen werden.

Beispiel Teil 10
Frau Berger fragt Frau Müller, ob sie denn zu Hause festes Schuhwerk trägt. Frau Müller verneint dies. Sie erwähnt aber direkt, dass sie feste Schuhe für sich neben das Pflegebett stellen wird, damit diese immer vor Ort sind, wenn sie ihren Mann beim Transfer unterstützt. Dann bittet Frau Berger das Ehepaar Müller, ihr die Durchführung des Transfers noch einmal zu zeigen. Das Ehepaar tut dies und Frau Berger sieht, dass beide dabei immer sicherer werden.

4.11 Feedback geben

Zuletzt gehört das gegenseitige Feedback zu einer Mikroschulung. Zuerst werden die geschulten Personen gebeten zu berichten, wie sie die Schulungssituation erlebt haben. Dabei sollte konkret nach Anregungen und Verbesserungsmöglichkeiten gefragt werden. Anschließend sollte die schulende Pflegefachperson ebenfalls eine Rückmeldung an die geschulten Personen geben. Hier ist es sinnvoll, insbesondere die positiven Aspekte zu betonen und die Schulungsteilnehmenden zu ermutigen, sich auch später Unterstützung zu holen.

Beispiel Teil 11
Frau Berger bittet nun das Ehepaar Müller, ihr zu sagen, wie sie die Schulungssituationen empfanden. Sowohl Frau als auch Herr Müller äußern sich dazu. Frau Berger fragt auch noch explizit nach Anregungen und Verbesserungsvorschlägen. Dazu fällt den beiden aber spontan nichts ein. Dann schildert Frau Berger, wie sie den gemeinsamen Schulungsprozess empfunden hat und wünscht dem Ehepaar alles Gute. Dann bittet sie beide noch, einen Evaluationsbogen auszufüllen. Als Frau Müller sich die Fragen durchgelesen hat, fragt sie, ob sie und ihr Mann den Bogen auch in ein paar Tagen ausfüllen und Frau Berger zusenden können. Dem stimmt Frau Berger zu.

4.12 Dokumentation erstellen

Die Dokumentation der durchgeführten Mikroschulung ist aus Sicht der Qualitätssicherung von großer Bedeutung. Je nach Setting ist sie auch aus Abrechnungs- und Kostenübernahmegründen notwendig. Teilweise wird schon im Laufe der Schulung dokumentiert (z. B. schriftliche Planung der Schulung, Dokumentation einzelner Schulungseinheiten). Auch die Evaluation (**Kap. 3.7**) gehört letztlich mit zur Dokumentation. Ausgefüllte Evaluationsbögen können zur Auswertung gesammelt oder in Computerprogramme eingegeben werden.

Beispiel Teil 12
Nach der Verabschiedung von Ehepaar Müller nimmt Frau Berger die notwendigen restlichen Dokumentationen vor. Sie hatte bereits nach jedem Einzeltermin ein paar Notizen verfasst. Sie hofft zudem, dass das Ehepaar die Evaluationsbögen wirklich einsendet. Bis zu ihrem Urlaub hat sie noch zwei Wochen zu arbeiten. Bis dahin gehen die ausgefüllten Evaluationsbögen aber nicht ein. Als sie jedoch nach dem Urlaub wieder zur Arbeit kommt, findet sie in ihrem Postfach einen Brief von Frau Müller. Darin befinden sich zwei ausgefüllte Evaluationsbögen und eine schöne Grußkarte. Sie freut sich, dass die Müllers die Bögen geschickt haben, und überträgt die Angaben in das verwendete Computerprogramm. Dann bereitet sie sich auf die nächsten Mikroschulungsanfragen vor.

Variabilität und Flexibilität
Das hier dargestellte Beispiel zeigt eine eher ideale Situation. Es ist aber dennoch nicht weniger realistisch. Allerdings gibt es natürlich auch Schulungsprozesse, die aufgrund des Inhaltes oder auch des Zustandes der Teilnehmenden (z. B. Sehschwierigkeiten, eingeschränktes Sprachverständnis) in ihrer Planung

komplexer sind. Hier kann es sinnvoll sein, nach dem Orientierungsgespräch etwas mehr Zeit bis zum nächsten Schulungstermin einzuplanen. An diesen Punkten zeigt sich deutlich, dass der Schulungsablauf bei Mikroschulungen – trotz einer gewissen Standardisierung durch die vorgegebenen zwölf Schritte – immer eine gewisse Variabilität und Flexibilität aufseiten der Schulenden verlangt.

5 Einsatzfelder

Die Aufbereitung pflegerischer Interventionen im Sinne des Zwölf-Schritte-Konzepts bietet sich für viele Themen- bzw. Fachbereiche an (Zegelin & Schieron, 2023a). Solche Themen ergeben sich einerseits aus dem jeweiligen Krankheitsbild, das spezielle Interventionen erfordert (z. B. Verbandwechsel), oder dem medizinisch-pflegerischen Fachgebiet (Abt-Zegelin, 2006). Aber auch individuelle Bedarfe wie z. B. bei Harninkontinenz bei Pflegebedürftigkeit (Lörken, 2015) zeigen Themen für Mikroschulungskonzepte auf.

Grundsätzlich eignen sich kleinere und leicht abzugrenzende Pflegeinterventionen für die Umsetzung in Mikroschulungskonzepten (Brüchner et al., 2014). Faktisch sollte es dabei immer um einen Inhalt, das heißt, um eine Fertigkeit, um eine Wissensportion oder um eine Verhaltensweise gehen (Zegelin, 2012). Dabei kann ein Inhalt natürlich mehrere Einzelfertigkeiten beinhalten. So gehören beispielsweise zur Fertigkeit „Selbstständige Insulingabe mittels Insulin-Pen" ja auch vorbereitende und nachbereitende Einzelfertigkeiten wie z. B. das Einstellen der Insulindosis oder das Wechseln einer Insulinampulle.

5.1 Settings

Wichtig ist jedoch immer: Es geht nicht darum, vom Leben der zu schulenden Person isolierte Inhalte zu vermitteln. Mikroschulungen sollen Hilfestellungen für die Bewältigung von Lebenssituationen in den Mittelpunkt stellen (Abt-Zegelin, 2006). Wie die konkrete Ausrichtung der Schulungseinheiten gestaltet ist, hängt u. a. vom Setting ab, in dem geschult wird. Wird die Mikroschulung für die Umsetzung im Krankenhaus konzipiert, dient sie beispielsweise dazu, die häusliche Versorgung der zu schulenden Person (durch sich selbst oder durch Angehörige) vorzubereiten. Ob die Schulung dann im Rahmen der familialen Pflege (Schieron, 2021b) im Patientenzimmer oder in den Räumen eines Patienteninformationszentrums (Büker, 2021a) durchgeführt wird, kann unterschiedliche Herangehensweisen bei der Art und Weise der Durchführung bedingen. Mikroschulungen in der ambulanten Pflege – z. B. im Rahmen einer individuellen häuslichen Schulung (**Kap. 13.2**) – sollen vielleicht die bestehende Pflegesituation stabilisieren oder verbessern. In der stationären Langzeitpflege (z. B. Pflegeheim) liegt der Fokus der Mikroschulung vielleicht primär auf der Vermittlung von notwendigen Selbstpflegekompetenzen (Zegelin, 2012).

Die Erstellung von Mikroschulungskonzepten, aber auch ihr Einsatz ist nicht nur in den genannten „klassischen" pflegerischen Settings denkbar. Pflegefachpersonen sind heutzutage in unterschiedlichen Einrichtungen und Funktionen edukativ tätig (Schieron, 2021a). Beispielsweise übernehmen sie als Community Health Nurse in Gesundheitskiosken und Quartierbüros oder in ärztlichen Praxen Aufgaben in der wohnortnahen Versorgung der Bürger und Bürgerinnen (BMG, 2022; Budroni et al., 2020; Wild, 2020). In der Schulgesundheitspflege (Kocks, 2021; Spiewack & Weil, 2023) sind sie Ansprechpartnerinnen und Ansprechpartner für alle Fragen rund um die Gesundheit in Schulen.

Das Konzept pflegebezogener Mikroschulungen eignet sich zudem nicht nur für Pflegefachpersonen. Auch andere Gesundheitsberufe wie Hebammen (Berlepesch-Schreiner et al., 2012b) oder Ergotherapeuten/-therapeutinnen (Sokolowski, 2014) können das Konzept für eigene bzw. übergreifende Themen nutzen (Schieron & Segmüller, 2023).

5.2 Zielgruppen

Entsprechend können als Zielgruppen pflegebezogener Mikroschulungen neben Patientinnen und Patienten, Pflegebedürftigen und Angehörigen auch ganz allgemein Bürger und Bürgerinnen inklusive Schüler und Schülerinnen genannt werden. Dies hängt davon ab, für welches Setting Mikroschulungskonzepte geplant und umgesetzt werden.

5.3 Themen

Im Rahmen einer ersten Einschätzung wurde die Anzahl häufig vorkommender pflegerelevanter Themen, für die die Erstellung von Mikroschulungskonzepten sinnvoll sein könnte, auf etwa 30 geschätzt (Abt-Zegelin, 2003). Es wurde jedoch recht schnell deutlich, dass sich „Hunderte von Pflegethemen" (Zegelin, 2012, S. 56) im Rahmen von Mikroschulungen vermitteln lassen.

Je nach Setting können die Schulungen direkt in den Pflege- oder auch in einen Beratungsprozess integriert werden. Einen kleinen Ausschnitt möglicher Themen (alphabetisch sortiert) bietet die folgende Übersicht:

- An- und Ausziehen von Kompressionsstrümpfen (Tolsdorf, 2010a)
- Blutdruckmessung (Abt-Zegelin, 2006)
- Dekubitusprophylaxe bei Querschnittlähmung (Sokolowski, 2014)
- einfacher Verbandwechsel (Abt-Zegelin, 2006)
- Einnahme von Antibiotika (Tolsdorf, 2010a)
- endotracheales Absaugen (Riegraf, 2018)
- Ernährung bei Diabetes mellitus (Tolsdorf, 2010a)
- Gabe von Augentropfen (Abt-Zegelin, 2006)
- Inhalation (Zegelin & Schieron, 2023b)
- intermittierender Selbstkatheterismus (Lörcks, 2010)
- Mikrolagerung (Jurkowitsch, 2016)
- Mundpflege in der Palliativversorgung (Brüchner et al., 2014)
- Pneumonieprophylaxe (Jacobs, 2009)
- selbstständige Anpassung der Insulindosis (VÖD, 2023)
- Stillen lernen (Berlepesch-Schreiner et al., 2012b)
- Sturzprävention (Netzwerk Patienten- und Familienedukation in der Pflege, 2014)
- subkutane Injektion (Abt-Zegelin, 2003)
- Tracheostoma-Pflege (Buchna et al., 2014)
- Transfer vom Bett in den Rollstuhl (Brüchner et al., 2014)
- Umgang mit dem Insulin-Pen (Zegelin & Schieron, 2023a)
- Umgang mit einem Dosier-Aerosol (Abt-Zegelin, 2003)
- Umgang mit Fatigue bei Krebserkrankung (Tolsdorf, 2010a)
- Verabreichen von Sondenkost (Abt-Zegelin, 2006)
- wahrnehmungsorientierte Waschung (Tolsdorf, 2010b)
- Wundversorgung nach OP nach Kocher (Meier-Ernst et al., 2016).

Für einige dieser Themen liegen schon Mikroschulungskonzepte vor. Für andere Themen werden Mikroschulungen als geeignete Interventionen betrachtet. Dennoch zeigt die Übersicht nur einen sehr kleinen Ausschnitt aus der möglichen Themenbreite.

Deutlich wird aber auch, dass es sich um eher „kleine Themen" handelt. So kann es zu einer medizinischen Diagnose mehrere Themen für Mikroschulungen geben. Bei der Diagnose Diabetes mellitus sind dies beispielsweise Themen wie Ernährung (Tolsdorf, 2010a) oder bezüglich der Verabreichung von Insulin Einzelthemen wie die selbstständige Anpassung der Insulindosis (VÖD, 2023) und der Umgang mit dem Insulin-Pen (Zegelin & Schieron, 2023a). Darüber hinaus sind u. a. Themen wie Hautpflege oder Blutzuckermessung denkbar.

Auch der Umgang mit Medikamenten ist als Thema viel zu komplex. Insofern gibt es viele Unterthemen wie z. B. die Antibiotikaeinnahme (Tolsdorf, 2010a), die Gabe von Augentropfen (Abt-Zegelin, 2006) oder der Umgang mit dem Dosier-Aerosol (Abt-Zegelin, 2003). Für Mikroschulungen eignen sich konkrete und abgrenzbare Inhalte. Dabei werden Sachanalysen (**Kap. 3.3**) zu einer Diagnose vermutlich immer Informationen generieren, die für mehrere Mikroschulungskonzepte genutzt werden können.

6 Aktualisierung

Wenn Schulungsdokumente oder andere Bildungsunterlagen für die dauerhafte Nutzung entwickelt wurden, sollten sie im Hinblick auf ihre Aktualität regelmäßig überprüft werden. So werden Unterlagen, Informationen und Veröffentlichungen auf dem aktuellen Wissensstand gehalten.

Handelt es sich um Materialien, die Ansprüchen der Evidenz genügen müssen, sind regelhafte Überprüfungen üblicherweise Teil der Qualitätssicherung (Büscher & Blumenberg, 2018). Dabei können die Überprüfungsintervalle je nach Art der Unterlagen variieren. So überprüft beispielsweise das deutsche Bundesministerium für Gesundheit (BMG) evidenzbasierte Gesundheitsinformationen auf seinem Internetauftritt nach spätestens drei Jahren. So soll sichergestellt sein, dass diese immer den aktuellen Forschungsstand abbilden (BMG, o. J.).

Das Deutsche Netzwerk für Qualitätsentwicklung in der Pflege (DNQP) erachtet fortlaufende Überprüfungen für die Glaubwürdigkeit und Gültigkeit von Qualitätsinstrumenten als absolut notwendig. So erfolgt spätestens fünf Jahre nach der Erstveröffentlichung eines pflegerischen Expertenstandards dessen erste Aktualisierung. Für die Festlegung auf diesen Zeitraum bezieht sich das DNQP auf „Erkenntnisse internationaler Forschung zur Halbwertzeit von Leitlinien" (DNQP, 2019, S. 23). Nach der Veröffentlichung der ersten Aktualisierung wird der Überprüfungszeitraum auf sieben Jahre erweitert. Mit der Festlegung der Prüfintervalle folgt das DNQP der Forderung, dass Methodenpapiere beschreiben sollen, „wann und in welchen Fällen (z. B. neue aktuelle Datenlage) Aktualisierungen der Gesundheitsinformationen vorgesehen sind" (Deutsches Netzwerk Evidenzbasierte Medizin, 2016, S. 14).

Regelhafte Überprüfung von Mikroschulungskonzepten

In dem *Konzept zur Erstellung von „Mikroschulungen" am Beispiel der „Subkutanen Injektion"* werden für die Mikroschulungskonzepte Überprüfungstermine alle zwei Jahre empfohlen, damit „die Inhalte der Mikroschulungen dem aktuellen wissenschaftlichen Stand entsprechen" (Netzwerk Patienten- und Familienedukation in der Pflege, 2008a, S. 3). Die an der Entwicklung der ersten veröffentlichten Version des Konzepts (2005) beteiligten Personen gingen zum damaligen Zeitpunkt davon aus, dass sich pflegewissenschaftliche Forschung rasant weiterentwickeln und viele neue Erkenntnisse hervorbringen würde. Daher wurde das Zeitintervall von zwei Jahren vorgeschlagen. Dieser recht kurze Zeitraum erschien damals notwendig, um aktuelle wissenschaftliche Erkenntnisse in die erstellten Mikroschulungen einzupflegen. Dieser Anspruch erscheint aus heutiger Sicht zu idealistisch, um als regelhaft anzusetzender Zeitrahmen betrachtet zu werden. Analog zu den Expertenstandards des DNQP sollte für die erste Überprüfung und Aktualisierung eines neu erstellten Mikroschulungskonzeptes tatsächlich zunächst ein kürzerer Zeitraum gewählt werden. Sich anschließende Prüfintervalle können allerdings verlängert werden.

Das Zeitintervall für die erste regelhafte Überprüfung eines neuen Mikroschulungskonzepts kann in Abhängigkeit davon festgelegt werden, ob bereits im Rahmen der Implementierung (**Kap. 9**) des neuen Konzepts eine Pilotierungsphase vorgesehen ist, nach der das Konzept überprüft und aktualisiert wird. In einer solchen Phase können erste Rückmeldungen von Patientinnen und Patienten, Pflegedürftigen und Angehörigen zur Optimierung des Konzepts genutzt werden. So berichten beispielsweise Meier-Ernst et al. (2016) über Erfahrungen bei der Umsetzung einer Mikroschulung zur Wundbehandlung. Durch Rückmeldungen der geschulten Personen wurde deutlich, dass die Hygienestandards eines Krankenhauses nicht in vollem Maße auf die häusliche Umgebung übertragen werden können. Das entsprechende Mikroschulungskonzept wurde dahingehend überarbeitet, und einzelne Tätigkeiten beim Verbandswechsel wurden in veränderter Weise vermittelt. Auch die Anwenderinnen und Anwender eines Mikroschulungskonzepts – also die Pflegefachpersonen, die ein Mikroschulungskonzept umsetzen – können wertvolle Hinweise geben.

Wird die Implementierung eines neuen Mikroschulungskonzepts ohne eine explizit genannte Pilotierungsphase durchgeführt, empfiehlt sich die erste Überprüfung des Konzepts bereits nach einem Jahr der praktischen Anwendung. Faktisch kann dieses Jahr dann als Pilotierungszeitraum gewertet werden.

Gleichgültig, ob das Konzept nach einer offiziellen oder inoffiziellen Pilotierungsphase erstmals aktualisiert wurde, sollte die nächste reguläre Überprüfung nach zwei Jahren, entsprechend den ursprünglichen Empfehlungen (Netzwerk Patienten- und Familienedukation in der Pflege, 2008a), erfolgen. Danach kann das Prüfintervall entsprechend aktueller Erkenntnisse (DNQP, 2019) verlängert werden. Dies kann allerdings für verschiedene Themen auch unterschiedliche Überprüfungszeiträume bedeuten. Insofern wird hier keine übergreifende Empfehlung gegeben. Stattdessen sollte auf die fachliche Expertise der Autoren und Autorinnen der Mikroschulungskonzepte vertraut werden. Diese erstellen in der Regel solche Konzepte nur zu Themen, die für ihren Arbeitsalltag von Bedeutung sind und in denen sie sich gut auskennen (**Kap. 3**). Prüfintervalle von drei bis fünf Jahren sollten je nach Thema als realistisch betrachtet werden. Eine Orientierung an den Prüfintervallen für pflegerische Expertenstandards (sieben Jahre nach Erstaktualisierung) erscheint nicht sinnvoll. Die Expertenstandards weisen in der Regel ein höheres Abstraktionsniveau als Mikroschulungskonzepte auf, die insgesamt sehr praxisnah konzipiert sind und daher schnelleren Entwicklungsrhythmen unterliegen können.

Es können sich auch Aktualisierungsbedarfe über die regulär angedachten Prüfintervalle hinaus ergeben. Anlassbezogene Aktualisierungen von Mikroschulungskonzepten können sich insofern u. a. ergeben aus:

- Rückmeldungen von Teilnehmenden an den Schulungen
- Rückmeldungen der Anwendenden des Mikroschulungskonzepts
- neuen Erkenntnissen aus Pflege und Medizin
- neuen gesetzlichen Rahmenbedingungen und Vorschriften
- neuen Materialien und Hilfsmitteln.

Liegen solche Aspekte vor, sollte zunächst überprüft werden, ob eine Aktualisierung des Mikroschulungskonzepts notwendig ist. Dies muss nicht immer der Fall sein. Wird beispielsweise mit Listen für Hilfsmittel oder mit Materialkörben gearbeitet, müssen vielleicht nur diese aktualisiert werden. Sollte doch die Aktualisierung des Gesamtkonzepts notwendig sein, sollte eingeschätzt werden, ob dies akut erfolgen muss oder bis zum nächsten regulären Überprüfungstermin warten kann. Die Aktualisierung sollte dann entsprechend den Einschätzungsergebnissen erfolgen.

Empfehlung zur Aktualisierung von Mikroschulungskonzepten

Erste Überprüfung nach der Pilotierungsphase bzw. spätestens nach einem Jahr der Anwendung.

Zweite Überprüfung zwei Jahre später.

Weitere Überprüfungen, je nach Thema und Bedarf, alle drei bis fünf Jahre.

7 Anforderungen an Schulende

Vermutlich ist es kaum möglich, eine Person zu finden, die über alle Kompetenzen verfügt, die für die Durchführung von Mikroschulungen sinnvoll sind. Viele dieser Kompetenzen sind nicht an formale Qualifikationen gebunden. Dennoch ist es wichtig, sie alle als Ideal aufzuzeigen. Je nach Thema einer Mikroschulung können einzelne Kompetenzen besonders oder weniger wichtig sein. So ist die pflegefachliche Expertise beispielsweise für eine Mikroschulung mit dem Ziel der selbstständigen Übernahme der subkutanen Insulingabe durch die Ehefrau des Patienten sehr wichtig. Geht es in einer Mikroschulung jedoch darum, das Wissen der Lernenden über die Leistungen der Pflegeversicherung zu erweitern, sind Kenntnisse des Sozialrechts und der angepassten Vermittlung des Wissens an Lernende vorrangig bedeutsam. Daher sollte das für die jeweilige Mikroschulung notwendige Anforderungsprofil an Schulende möglichst genau beschrieben werden.

7.1 Herausforderungen

Pflegebezogene Mikroschulungen haben die Kompetenzerweiterung von Patientinnen und Patienten, Pflegebedürftigen und Angehörigen zum Ziel. Diese befinden sich jedoch zu dem Zeitpunkt, wenn Mikroschulungen nötig werden, häufig in einer Ausnahmesituation. Dies kann ein stationärer Aufenthalt in einem Krankenhaus sein, aber auch die Veränderung einer Pflegesituation im häuslichen Umfeld. Nicht selten befinden sich die Teilnehmenden an pflegebezogenen Mikroschulungen in einem fortgeschrittenen Lebensalter und haben vielleicht seit Jahr(zehnt)en nicht mehr gezielt gelernt. Sie hören und sehen zudem vielleicht nicht mehr so gut und sind manuell nicht mehr so geschickt wie jüngere Personen (Abt-Zegelin, 2006). Dies alles unterscheidet die Adressaten und Adressatinnen von Mikroschulungen beispielsweise von Schülern und Schülerinnen, Auszubildenden oder Studierenden, also Personen, die es aufgrund ihres aktuellen Lebensabschnittes gewohnt sind zu lernen.

Mikroschulungen verfolgen Ziele. Damit sie diesbezüglich wirksam werden können, müssen sie an der Lebenswirklichkeit und dem Alltag der zu schulenden Personen ausgerichtet sein. Individuelles Vorwissen und Annahmen über Erkrankungen und Pflegebedürftigkeit müssen berücksichtigt werden. Dies bedeutet, dass insbesondere zu vermittelnde Wissensinhalte in entsprechende Kontexte eingepasst werden sollten (Abt-Zegelin, 2006). Dazu müssen Lehrende einerseits die Perspektive der zu schulenden Personen einnehmen können. Sie müssen aber auch deren Lernvoraussetzungen und Lernprozesse bedenken (Schrader, 2019).

An diesen Aspekten wird bereits die Komplexität der Durchführung von Mikroschulungen deutlich. Hinzu kommen noch weitere Herausforderungen wie z. B. die Lernmotivation der Adressaten und Adressatinnen oder die Gestaltung einer adäquaten Lernumgebung. Dies alles muss von Schulenden in Mikroschulungen beachtet werden.

7.2 Kompetenzen

Das *Konzept zur Erstellung von „Mikroschulungen" am Beispiel der „Subkutanen Injektion"* benennt pflegefachliche, kommunikative sowie pädagogisch-didaktische Fähigkeiten als Voraussetzungen dafür, dass Pflegefachpersonen erfolgreich Mikroschulungen durchführen können. In verschiedenen Berichten über die Implementierung pflegebezogener Mikroschulungen wird ersichtlich, dass den dort formulierten Anforderungen gefolgt worden ist (Jurkowitsch, 2016; Meier-Ernst et al., 2016; Protz, 2022; Riegraf, 2018; Wiederhold & Tast, 2022). Die intensive Auseinandersetzung mit der jeweiligen Mikroschulung und dem dahinterstehenden edukativen Ansatz kann als weitere Grundvoraussetzung betrachtet werden. Wenn Pflegefachpersonen, die Mikroschulungen durchführen, ein möglichst ähnliches Qualifikationsprofil, orientiert an den genannten Voraussetzungen, aufweisen, kann dies zu einer hohen Übereinstimmung beim Vorgehen und einer guten Grundlage für die Evaluation von Mikroschulungen beitragen (Meier-Ernst et al., 2016).

Um Mikroschulungen erfolgreich und professionell durchführen zu können, bedarf es der bereits benannten sowie weiterer Fähigkeiten. Diese können zusammenfassend verschiedenen Kompetenzbereichen zugeordnet werden (Büker et al., 2022), auch wenn es dabei vereinzelt inhaltliche Überschneidungen gibt:

Fachkompetenz
Fachkompetenz meint hier einerseits das Vorhandensein und die Fähigkeit zur Anwendung von Professionswissen (Gold & Hasselhorn, 2022). Damit ist im engeren Sinne ganz konkretes, vertieftes fachspezifisches Wissen (Wiederhold & Tast, 2022) und Können zum Schulungsthema (z.B. endotracheales Absaugen) gemeint. Im weiteren Sinne gehört auch übergeordnetes Wissen zum Fachgebiet (z.B. Pflege von Menschen mit Tracheostoma) sowie zum jeweiligen Mikroschulungskonzept dazu.

Bezogen auf die Durchführung von Mikroschulungen sind aber auch „Basis- und Handlungswissen über Theorien, Konzepte und Instrumente in der Kommunikation, Schulung und Beratung" (Büker et al., 2022, S. 54) Bestandteil des Fachwissens.

Methodenkompetenz
Neben der sicheren Beherrschung fachspezifischer Tätigkeiten ist hier die Fähigkeit besonders bedeutsam, Schulungsprozesse planvoll und strukturiert zu gestalten und so bedarfsgerechte, individuelle Lernprozesse bei den zu schulenden Personen zu initiieren und zu begleiten (Gold & Hasselhorn, 2022). Innerhalb einer Mikroschulung kann das Vorgehen zwischen schulenden, beratenden und informierenden Anteilen fluktuieren. Dies ist durch die eher dialogische Situation einer Einzelschulung (**Kap. 13.2**) bedingt und erfordert von den Lehrenden die Fähigkeit zum professionellen Methodenwechsel (Abt-Zegelin, 2006).

Auch die Fähigkeiten, Informationsmaterialien verständlich aufzubereiten (Büker et al., 2022) oder Anschauungsmaterialien bedarfsgerecht zu verwenden oder adäquate Rahmenbedingungen für eine Mikroschulung zu schaffen (Protz, 2022), gehören zur Methodenkompetenz.

Sozialkompetenz
Menschen wertschätzend zu begegnen, ihre Bedarfe und Bedürfnisse empathisch wahrzunehmen (Wiederhold & Tast, 2022) und darauf professionell zu reagieren, gehört zur Sozialkompetenz. Dies beinhaltet beispielsweise, in der Schulung eine alltagsnahe Sprache zu verwenden (Riegraf, 2018) oder sich bei der Gestaltung der Lehr-Lern-Beziehung in Mikroschulungen an den Vorkenntnissen und dem individuellen Lerntempo der Lernenden auszurichten. Geduld für notwendige Wiederholungen und Pausen zu haben und Menschen ermutigen zu wollen und zu können (Abt-Zegelin, 2006), sind ebenfalls bedeutsame Aspekte.

Personale Kompetenz

Dieser Begriff beinhaltet verschiedene Aspekte wie „die Fähigkeit zur Wahrnehmung, Beobachtung und Selbstreflexion sowie das Erkennen eigener Grenzen“ (Büker et al., 2022, S. 54). Personale Kompetenz wird auch durch Lebens- und Berufserfahrungen entwickelt und geprägt. Insofern werden für die Durchführung von Mikroschulungen eher langjährig erfahrene Pflegefachpersonen als geeignet betrachtet (Wiederhold & Tast, 2022). Allerdings gilt dies auch nur, wenn diese in der Lage sind, ihre langjährige Berufserfahrung reflektiert zu betrachten (Schrader, 2019).

Sich überhaupt für die Vermittlung von Wissen und Fertigkeiten an Patientinnen und Patienten, Pflegebedürftige und Angehörige zu engagieren und sich diese Motivation zu erhalten, ist ein Aspekt, der ebenfalls wichtig erscheint, wenn es darum geht, andere Menschen zu schulen. Die meisten Menschen erinnern sich eher an engagierte Lehrer oder Lehrerinnen in ihrer Kindheit oder Jugend als an solche, die sie als nicht motiviert wahrnahmen.

Systemkompetenz

Systemkompetenz beschreibt ganz allgemein die Fähigkeit, sich in einem System zurechtzufinden. Bezogen auf die Anforderungen an Lehrende in Mikroschulungen kann dies beispielsweise bedeuten, dass schulende Pflegefachpersonen sich in dem eigenen Krankenhaus gut auskennen und wissen, wen sie in die Unterstützung für die Lernenden einbeziehen können. Es kann aber auch bedeuten, dass regionale Hilfsangebote außerhalb des Krankenhauses oder des eigenen ambulanten Pflegedienstes bekannt sind. Je nach Art und Thema der Schulung können damit auch Kenntnisse über das staatliche Gesundheitssystem, z. B. zum Sozialrecht (Büker et al., 2022), gemeint sein.

8 Evaluation

Patientinnen und Patienten, Pflegebedürftige und Angehörige, die an einer Mikroschulung teilgenommen haben, sollten im Nachgang zu ihren Erfahrungen mit der Schulung befragt werden. Dies dient insbesondere der Überprüfung der individuellen Wirksamkeit, aber auch der Optimierung des Mikroschulungskonzepts (**Kap. 3**).

8.1 Evaluation durch Anwendende

Mikroschulungskonzepte müssen jedoch nicht nur von den zu schulenden Personen akzeptiert werden. In der Regel werden die Konzepte von einzelnen oder wenigen Personen erstellt. Schulungseinheiten nach dem Konzept werden jedoch zumeist von mehreren Personen durchgeführt. Diese Personen können als Anwender und Anwenderinnen oder Nutzer und Nutzerinnen bezeichnet werden. Auch ihre Rückmeldungen sind für die Optimierung von Mikroschulungskonzepten sehr bedeutsam.

So entstand das *Konzept zur Erstellung von „Mikroschulungen" am Beispiel der „Subkutanen Injektion"* (Netzwerk Patienten- und Familienedukation in der Pflege, 2008a) bereits im Juli 2005 in einer ersten Version. Insgesamt 111 Personen aus fünf Ländern (Belgien, Deutschland, Italien, Österreich, Schweiz) forderten die Ursprungsversion des Konzeptes bei den Entwicklern und Entwicklerinnen an und bekamen es zugesendet. Diese Personen wurden anschließend um die Teilnahme an einer „Nutzerbefragung Mikroschulungskonzept" gebeten. Dank der Ergebnisse dieser Befragung (s. Anhang) konnte das Konzept optimiert und im Jahr 2008 in der aktuellen Version veröffentlicht werden.

Trotz der positiven Erfahrungen mit Rückmeldungen von Anwendern und Anwenderinnen zum ersten Mikroschulungskonzept wird nur in wenigen Veröffentlichungen über Anwenderbefragungen und den daraus abgeleiteten Konsequenzen berichtet (Berlepesch-Schreiner et al., 2012a; Meier-Ernst et al., 2016).

8.2 Studien zur Wirksamkeit von Mikroschulungen

Grundsätzlich sind Überprüfungen der Wirksamkeit von Mikroschulungen über längere Zeiträume wünschenswert. Dieser Wunsch schließt auch Veröffentlichungen der entsprechenden Ergebnisse ein. Ebenso sollte über Implementierungserfahrungen und Evaluationsverfahren berichtet werden, um die Implementierung weiterer Mikroschulungskonzepte zu unterstützen (Zegelin, 2012).

Es liegen zwar Berichte über entwickelte Mikroschulungen (**Kap. 5**) sowie zu Erfahrungen bei der Implementierung von Mikroschulungskonzepten – z.B. von Riegraf (2018), Meier-Ernst et al. (2016) oder Jurkowitsch (2016) – vor. Dies sind jedoch insgesamt recht wenige in Anbetracht der Vielfalt von Themen, für die Mikroschulungskonzepte entwickelt werden könnten. In Modulhandbüchern vieler Studiengänge werden Mikroschulungen als Lehrinhalt explizit erwähnt (**Tab. 8-1**). Diese breite Verankerung von Mikroschulungen als Thema an

Tabelle 8-1: Pflegestudiengänge u. Ä. mit Erwähnung von Mikroschulungen in Modulhandbüchern, Lehrplänen – Auswahl Stand 02.2024 (Quelle: Eigene Darstellung)

Hochschule	Studiengang	Erwähnung von „Mikroschulungen" im Modulhandbuch etc.
Duale Hochschule Baden-Württemberg	Angewandte Gesundheits- und Pflegewissenschaften	https://www.dhbw.de/fileadmin/user/public/SP/STG/Angewandte_Gesundheits-_und_Pflegewissenschaften/Angewandte_Gesundheits-_und_Pflegewissenschaften.pdf
Hochschule Ravensburg-Weingarten	Pflege (Bachelor)	https://www.rwu.de/sites/default/files/2021-07/Modulhandbuch%20Pflege%20B.A.%20WiSe2122.pdf
Katholische Hochschule Nordrhein-Westfalen	Bachelor-Studiengang Angewandte Pflegewissenschaft	https://katho-nrw.de/fileadmin/media/studium/studiengaenge/Angewandte_Pflegewissenschaft__B.Sc._/Modulhandbuch_APW_deutsch_ab_WiSe_2324_bis_2031_V2_Stand_18.12.23.pdf
Jade Hochschule Wilhelmshaven/Oldenburg/Elsfleth	Hebammenwissenschaft (B. Sc.)	https://jade-hs.de/fileadmin/gemeinsame_dokumente/flyer_studienfuehrer_modulhandbuecher/mh_b_Hebammenwissenschaft_ol.pdf
Hochschule Osnabrück	Pflege (dual) B. Sc.	https://www.hs-osnabrueck.de/fileadmin/Modulhandbuch/PFD/StO2017_Stand2016-09-08_BA_Pflege-dual.pdf
Technische Hochschule Deggendorf	Bachelor Pflege	https://www.th-deg.de/Studierende/Antraege-und-Organisatorisches/Modulhandbuecher/modulhandbuch_pflege_bachelor.pdf
Charité Universitätsmedizin Berlin	Bachelor Pflege	https://lernziele.charite.de/andere/modulhandbuecher/modulhandbuch14429.pdf
Fachhochschule Kiel	Pflege (B. Sc.)	https://www.fh-kiel.de/fileadmin/data/pflege/handbuch/handbuch_pflege_2023-06-11-092514.pdf
Züricher Hochschule für angewandte Wissenschaften	B. Sc. Pflege	https://eventoweb.zhaw.ch/Evt_Pages/Brn_ModulDetailAZ.aspx?node=2901247e-aa27-4f84-a5d6-d6b33b234dbd&IDAnlass=1603943
Mustercurriculum und Empfehlungen		
Universität Bremen, Institut für Public Health und Pflegeforschung IPP	Nationales Mustercurriculum Kommunikative Kompetenz in der Pflege (NaKomm)	http://nakomm.ipp.uni-bremen.de/le/machen-sie-das-mal-ich-kann-da-nicht-hingucken/
Bundesinstitut für Berufsbildung	Standardisierte Module zum Erwerb erweiterter Kompetenzen zur Ausübung heilkundlicher Aufgaben	https://www.bibb.de/dienst/publikationen/de/17717

Hochschulen lässt prinzipiell mehr Veröffentlichungen erwarten.

Ähnlich gering ist leider auch die Anzahl veröffentlichter Studien zur Wirksamkeit von Mikroschulungen. So liegen aus Österreich (VÖD, 2023) und der Schweiz (Berlepesch-Schreiner et al., 2012a) einzelne Studien über die Wirksamkeit von Mikroschulungen vor. Darüber hinaus wurden für den deutschen Sprachraum im Rahmen einer Literaturrecherche keine weiteren veröffentlichten Studienberichte gefunden. Dies wurde bereits vor Jahren festgestellt (Rathwallner, 2015; Riegraf, 2018) und hat sich seitdem leider kaum geändert.

Exkurs: Was ist mit der „Kitteltaschenschulung"?

Eine „Kitteltaschenschulung" ist streng genommen keine Schulung: Es handelt sich dabei vielmehr um ein eigenständiges didaktisches Konzept der Informationsvermittlung. Wie kam es dennoch dazu, dass die zweite Version des *Konzepts zur Erstellung von „Mikroschulungen" am Beispiel der „Subkutanen Injektion"* (Netzwerk Patienten- und Familienedukation in der Pflege, 2008a, S. 12) ein so betiteltes Kapitel enthält?

Die Entwicklerinnen und Entwickler des Konzepts veröffentlichten die erste Version im Jahr 2005. Diese Version wurde von mehr als hundert Nutzern und Nutzerinnen bestellt und an sie ausgeliefert. Diese wurden nach einiger Zeit zu ihren Erfahrungen mit dem Konzept befragt (Netzwerk Patienten- und Familienedukation in der Pflege, 2008b). Ein Ergebnis der Befragung war, dass die Nutzer und Nutzerinnen sich eine Anpassung des Mikroschulungskonzepts an die Anforderungen und Möglichkeiten der beruflichen Praxis wünschten. Der Arbeitsalltag ließe nicht ausreichend Ressourcen, um solch komplexe Konzepte zu entwickeln. Zudem fehle in vielen Einrichtungen die Zeit, „Mikroschulungen in dem beschriebenen Konzeptrahmen, mit Erstgespräch, Formulierung der Zielsetzung, Schulungseinheit, Wissenscheck, Feedback und Dokumentation durchzuführen" (Netzwerk Patienten- und Familienedukation in der Pflege, 2008b, S. 11). Daher wurde die Entwicklung einer Kurzform der Mikroschulung vorgeschlagen. Diese könne bei Personen angewendet werden, bei denen weder psychische noch physische Einschränkungen vorlägen.

Zu diesem Zeitpunkt wurden in der Pflegepraxis kaum gezielt edukative Tätigkeiten umgesetzt. In der Hoffnung, dies ändern zu können, erstellten die Entwicklerinnen und Entwickler für die Mikroschulung „Subkutane Injektion" ein Grobgerüst für eine verkürzte Interventionsform. Diese wurde in Anlehnung an die Wissensvermittlung mit Pocketcards „Kitteltaschenschulung" genannt. Sie wurde neben weiteren Anregungen in das aktualisierte Konzept aufgenommen und im Jahr 2008 veröffentlicht (Netzwerk Patienten- und Familienedukation in der Pflege, 2008a).

„Pocketcards" oder auch „Taschenkarten" sind kompakte Karten mit wesentlichen Informationen oder Regeln zu einem bestimmten Thema. Im Rettungsdienst, bei der Feuerwehr, aber auch beim Militär kommen solche Karten schon seit Langem zum Einsatz. Dort dienen sie insbesondere zur Darstellung von Handlungsabläufen und wichtigen Informationen. Solche Karten passen in die Kittel- oder Kasacktasche einer Pflegefachperson. Sie können so während einer Schicht immer griffbereit mitgeführt werden. Es gibt inzwischen viele Pocketcards, die für die Pflege nutzbar sind – allerdings eher zu medizinischen Themen. Insofern kann es sinnvoll sein, Pocketcards auch selbst zu erstellen. So können Pocketcards auch als thematischer Gesprächsleitfaden dienen (Zegelin, 2022).

Die beschriebene „Kitteltaschenschulung" ist insofern eher als edukative Intervention der Informationsvermittlung mit eigener Zielsetzung und Berechtigung anzusehen. Sie weist nur in Ansätzen wesentliche Merkmale einer Mikroschulung auf (z.B. strukturiertes, pädagogisch basiertes Konzept, Individualisierung). Daher kann heutzutage nicht mehr empfohlen werden, sie als Standardelement in Mikroschulungskonzepte aufzunehmen.

9 Implementierung

Die Implementierung von Maßnahmen oder Konzepten kann als systematischer und aktiver Prozess beschrieben werden, bei dem Neuerungen in ein vorhandenes Setting integriert werden. Dazu gehört es, hinderliche und fördernde Faktoren zu identifizieren und Strategien zur Überwindung von Barrieren auszuwählen und anzuwenden. In der Pflege werden die meisten Neuerungen vermutlich in Praxisprojekten ohne wissenschaftliche Beteiligung eingeführt. Dies bedingt leider oft, dass weder die Ergebnisse der Projekte noch die gemachten Implementierungserfahrungen veröffentlicht werden (Hoben et al., 2016).

Dies gilt auch für Berichte zur Implementierung von Mikroschulungskonzepten. In einzelnen Artikeln sind implizite Hinweise zum Vorgehen bei der Implementierung enthalten (Jurkowitsch, 2016; Meier-Ernst et al., 2016). Ausführlicher berichtet Gudrun Adler (2009) über die Implementierung der Mikroschulung „Subkutane Injektion" im Krankenhaus der Barmherzigen Brüder in Trier. Sie beschreibt die Bildung einer Projektgruppe mit Beteiligung der Pflegedirektion und die Vereinbarung eines klaren Auftrags zur Umsetzung und Implementierung der Mikroschulung. In der Projektgruppe wurden sechs Schritte zur Erreichung des Projektziels beschlossen und umgesetzt.

Projektschritte

zur Implementierung der Mikroschulung „Subkutane Injektion":

- „Auswahl von Pilotstationen
- Qualifizierung der Pflegefachkräfte in Bezug auf die Mikroschulung
- Erstellen von Informations- und Schulungsmaterial
- Dokumentation
- Evaluation der Pilotphase
- Implementierung auf allen Allgemeinpflegestationen" (Adler, 2009, S. 40).

9.1 Wesentliche Aspekte

In dem Bericht von Adler wird deutlich, dass die Einbindung der Führungsebene sowie fachübergreifende Absprachen und Informationsvermittlung wesentlich sind für die erfolgreiche Implementierung von Mikroschulungen. Gleiches gilt auch, wenn es in einem Schritt zuvor um die Erstellung neuer Mikroschulungskonzepte geht.

Der Einsatz von Mikroschulungen ist an verschiedenen Orten und Settings denkbar (**Kap. 5**). Allerdings müssen die unterschiedlichen Rahmenbedingungen beachtet werden. So müssen für die Implementierung im Krankenhaus beispielsweise andere Partner und Partnerinnen gewonnen und einbezogen werden als in der ambulanten Pflege. Es sollte allerdings in allen Settings darauf geachtet werden, dass eine Mikroschulung *immer in den Pflegeprozess eingebunden* implementiert wird und nicht als isoliertes Angebot (Abt-Zegelin, 2006). Verfügt ein Krankenhaus beispielsweise über ein Patienteninformationszentrum (PIZ), kann dies sehr hilfreich sein. Dort könnten Mikroschulungskonzepte entwickelt und evaluiert werden. Ebenso könnten die Mitarbeitenden des PIZ koordinierende Rollen bei Implementierungsprojekten übernehmen.

Wenn die formulierten Anforderungen an die schulenden Personen dies vorsehen, sollten die Schulungen selbst jedoch schwerpunktmäßig auf den Pflegestationen unter Einbindung der dortigen Pflegefachpersonen erfolgen. So können Mikroschulungen bei akutem Bedarf durchgeführt werden (Zegelin, 2012) und nicht nur dann, wenn Mitarbeitende des PIZ verfügbar sind. Dies kann die Qualifizierung der vor Ort tätigen Pflegefachpersonen notwendig machen (Adler, 2009). Auch sollten den Schulenden vor Ort praktikable Schulungsunterlagen zur Verfügung gestellt werden (**Abb. 9-1**). Bedeutsam ist zudem, dass auch den Pflegefachpersonen, die keine Schulungen durchführen, die Schulungsinhalte bekannt sind. So kann von pflegerischer Seite eine inhaltlich abgestimmte Zusammenarbeit mit Patientinnen und Patienten und Angehörigen erfolgen (Netzwerk Patienten- und Familienedukation in der Pflege, 2008a). In anderen Settings (z. B. ambulante Pflege) müsste dies angepasst an die dortigen Rahmenbedingungen und kooperierende Personen und Institutionen (z. B. Pflegekassen) geschehen.

9.2 Anknüpfungspunkte

Für die regelhafte Implementierung von Mikroschulungskonzepten ist es außerdem sinnvoll, nach möglichen Anknüpfungspunkten im jeweiligen Setting zu suchen. So könnte in der ambu-

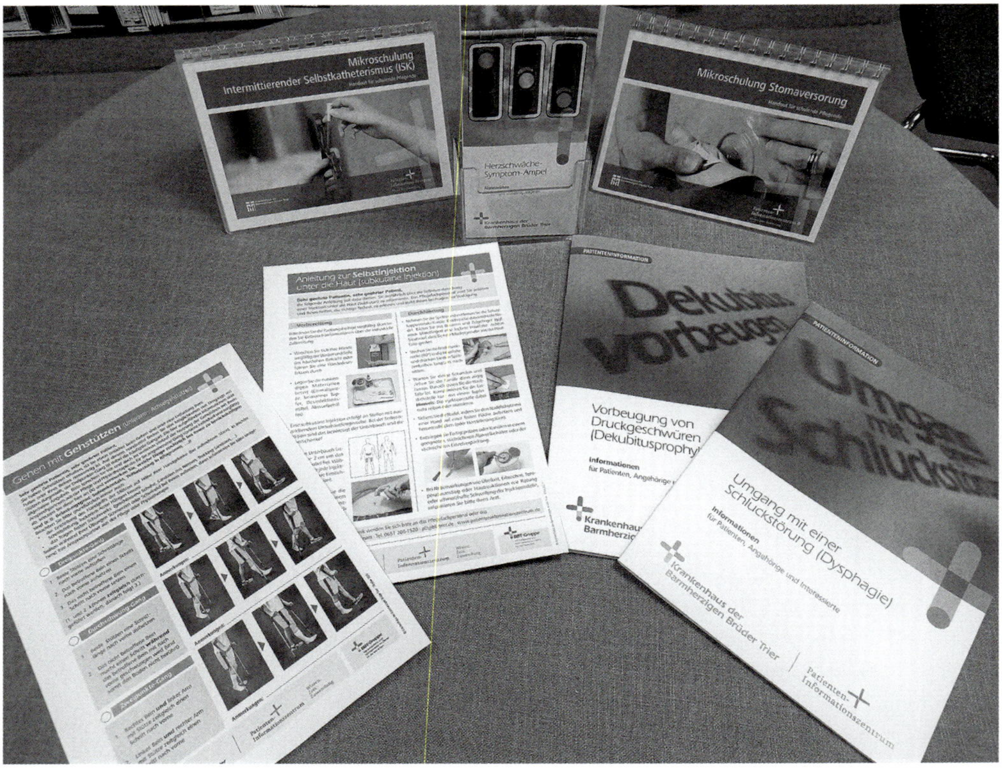

Abbildung 9-1: Schulungsmaterial und Materialien für Patientinnen und Patienten (Quelle: Patienten-Informationszentrum am Krankenhaus der Barmherzigen Brüder Trier – mit freundlicher Genehmigung des Rechteinhabers)

lanten Pflege an Konzepte zur Durchführung häuslicher individueller Schulungen (**Kap. 13.2**) angeknüpft werden. In Gesundheitskiosken und Quartierbüros könnten in Zusammenarbeit mit Krankenkassen beispielsweise Mikroschulungsangebote zur Gesundheitsförderung initiiert werden. Im Krankenhaus erscheint die Anbindung an das pflegerische Entlassungsmanagement vielversprechend. Es handelt sich dabei um ein Unterstützungsangebot für Patientinnen und Patienten und Angehörige beim Übergang vom Krankenhaus in eine Versorgungsform. Dazu gehören edukative Tätigkeiten wie Informationsvermittlung, Beratung und auch Schulungen. Bei den Schulungen geht es einerseits um die Vermittlung von Fertigkeiten und Handlungskompetenzen zur selbstständigen Durchführung von Selbstpflegemaßnahmen. Aber auch Themen wie der Umgang mit Verhaltensauffälligkeiten bei kognitiv veränderten Personen gehören dazu (Wingenfeld, 2020). Ist das Angebot familialer Pflege (Schieron, 2021b) vorhanden, ist dies oft mit dem pflegerischen Entlassungsmanagement verbunden. So kann auch sichergestellt werden, dass pflegerisches Entlassungsmanagement nicht an der Krankenhaustür endet, sondern in den Pflegealltag außerhalb des Krankenhauses hineinreicht (Langer & Ewers, 2013).

Grundsätzlich hat sich das Konzept der Mikroschulungen in der Pflege – insbesondere in der Schweiz – gut verbreitet (Segmüller, 2015). Wünschenswert ist es, dass weitere Mikroschulungskonzepte, aber auch Berichte über erfolgreiche Implementierungen veröffentlicht werden.

Literaturverzeichnis Teil I

Abt-Zegelin, A. (2003). Patienten- und Familienedukation in der Pflege. In Deutscher Verein für Pflegewissenschaft (Hrsg.), *Das Originäre der Pflege entdecken* (S. 103–115). Mabuse.

Abt-Zegelin, A. (2006). *Mikroschulungen: Pflegewissen für Patienten und Angehörige, 1. Teil. Die Schwester Der Pfleger, 1*(6), 62–65.

Adler, G. (2009). Mikroschulung: „Subcutane Injektion" – Implementierung auf der Station. In J. Gossens (Hrsg.), *Wie Pflegekräfte Patienten und ihre Familien unterstützen können: Praxisbeispiele aus der Patienten- und Familienedukation* (S. 39–43). Schlütersche.

Allen, D.W. & Ryan, K.A. (1974). *Microteaching* (2. Aufl.). Beltz.

Berlepesch-Schreiner, H., Jeitziner, M.-M., Jähnke, A. & Bischofberger, I. (2012a). Mikroschulungsprogramm für stillende Wöchnerinnen: Pilotstudie zur Auswirkung der Schulungen auf schmerzende und wunde Mamillen. *Pflege, 25*(5), 343–351. https://doi.org/10.1024/1012-5302/a000230

Berlepesch-Schreiner, H., Jeitziner, M.-M., Jähnke, A., Bischofberger, I. & Staudacher, D. (2012b). Stillen – die natürlichste Sache der Welt? *Krankenpflege/Soins Infirmiers, 12*, 21–23.

BMG (Bundesministerium für Gesundheit). (2022). *Gesundheitskiosk*. Verfügbar unter https://www.bundesgesundheitsministerium.de/service/begriffe-von-a-z/g/gesundheitskiosk.html

BMG (Bundesministerium für Gesundheit). (o.J.). *So sichern wir die inhaltliche Qualität*. Verfügbar unter https://gesund.bund.de/ueber-uns/qualitaetssicherung#inhaltliche-qualitaetssicherung

Brüchner, J., Ludwig, N. & Büker, C. (2014). „Das Gefühl, noch etwas tun zu können": Angehörigenedukation in der Palliativversorgung Mikroschulung Mundpflege. *PADUA, 9*(3), 175–179. https://doi.org/10.1024/1861-6186/a000187

Buchna, M., Gossens, J., Holtz, G. & Marschner, P. (2014). *Anleitung zur Tracheostomapflege*. Andreas Fahl Medizintechnik-Vertrieb GmbH, Eigenverlag.

Budroni, H., Daugardt, K. & Ohms, R. (2020). Community Health Nursing – Pflege in der Primärversorgung. *Gesundheits- und Sozialpolitik, 74*(3), 27–32. https://doi.org/10.5771/1611-5821-2020-3-27

Büker, C. (2021a). Grundlagen der Informationsvermittlung. In M. Schieron, C. Büker & A. Zegelin (Hrsg.), *Patientenedukation und Familienedukation in der Pflege* (S. 79–126). Hogrefe.

Büker, C. (2021b). Grundlagen zu Schulungen. In M. Schieron, C. Büker & A. Zegelin (Hrsg.), *Patientenedukation und Familienedukation in der Pflege* (S. 127–166). Hogrefe.

Büker, C., Streicher, B. & Scheerbaum, L. (2022). Gesundheit pflegender Mütter: Edukative Unterstützung durch die professionelle Pflege. *PADUA, 17*(1), 53–57. https://doi.org/10.1024/1861-6186/a000662

Büscher, A. & Blumenberg, P. (2018). Nationale Expertenstandards in der Pflege: Standortbestimmung und künftige Herausforderungen. In P. Hensen & M. Stamer (Hrsg.), *Professionsbezogene Qualitätsentwicklung im interdisziplinären Gesundheitswesen* (S. 93–117). Springer Fachmedien. https://doi.org/10.1007/978-3-658-17853-6_3

Deutsches Netzwerk Evidenzbasierte Medizin. (2016). *Gute Praxis Gesundheitsinformation*. Verfügbar unter https://www.ebm-netzwerk.de/de/medien/pdf/gpgi_2_20160721.pdf

DNQP (Deutsches Netzwerk für Qualitätsentwicklung in der Pflege). (2019). *Methodisches Vorgehen zur Entwicklung, Einführung und Aktualisierung von Expertenstandards in der Pflege und zur Entwicklung von Indikatoren zur Pflegequalität auf Basis von Expertenstandards*. Verfügbar unter https://www.dnqp.de/fileadmin/HSOS/Homepages/DNQP/Dateien/Weitere/DNQP-Methodenpapier2019.pdf

Dorrmann, W. (2011). *Microteaching als Lehr- und Lernmethode in der Psychotherapieausbildung*. Dgvt-Verlag.

Fachhochschule Münster. (2022). *Modulhandbuch Bachelor-Studiengang Berufspädagogik im Gesundheitswesen*. Verfügbar unter https://www.fh-muenster.de/uploads/studium_uploads/dnl_4_28.pdf

Gillespie, D. & Campbell, F. (2011). Effect of stroke on family carers and family relationships. *Nursing Standard, 26*(2), 39–46. https://doi.org/10.7748/ns2011.09.26.2.39.c8707

Gold, A. & Hasselhorn, M. (2022). *Pädagogische Psychologie* (5. Aufl.). Kohlhammer.

Hoben, M., Bär, M. & Wahl, H.-W. (2016). *Implementierungswissenschaft für Pflege und Gerontologie*. Kohlhammer.

Jacobs, B. (2009). *Mikroschulung Pneumonieprophylaxe*. Verfügbar unter https://patientenedukation.de/sites/default/files/downloads/mikroschulung/Mikroschulungskonzept_Pneumonieprophylaxe_Luebeck.pdf

Jurkowitsch, R. E. (2016). Mikroschulung Mikrolagerung. *PADUA, 11*(5), 339–343. https://doi.org/10.1024/1861-6186/a000342

Jurkowitsch, R. E. (2017). Mikroschulung „Mikrolagerung". *JuKiP, 3*, 101–104. https://doi.org/10.1055/s-0043-105408

Jurkowitsch, R. E. & Schwaighofer, K. (2018). Mikroschulung „Mikrolagerung". *ProCare, 10*, 20–21. https://doi.org/10.1007/s00735-018-0998-y

Kalra, L., Evans, A., Perez, I., Melbourn, A., Patel, A., Knapp, M. & Donaldson, N. (2004). *Training carers of stroke patients: Randomised controlled trial*. Available from https://www.bmj.com/content/bmj/328/7448/1099.full.pdf https://doi.org/10.1136/bmj.328.7448.1099

Kocks, A. (2021). Schulgesundheitspflege. In M. Schieron, C. Büker & A. Zegelin (Hrsg.), *Patientenedukation und Familienedukation in der Pflege* (S. 256–260). Hogrefe.

Kolbe, N. & Abt-Zegelin, A. (2011). Passende Lernangebote finden. *Die Schwester Der Pfleger, 3*(11), Praxis 001–004.

Langer, J. & Ewers, M. (2013). „Es ist nicht mehr das alte Leben, das wir führen ..." – Beratung von Angehörigen im pflegerischen Entlassungsmanagement. *Pflege, 26*(5), 311–320. https://doi.org/10.1024/1012-5302/a000315

Lauterbach, A. (2021). *Literaturrecherche im Gesundheitswesen*. Verfügbar unter https://markusgolla.at//wp-content/uploads/2024/02/ausgabe-pp24.pdf

Lörcks, A. (2010). *Mikroschulung Intermittierender Selbstkatheterismus (ISK)*. Verfügbar unter https://patientenedukation.de/sites/default/files/downloads/mikroschulung/Mikroschulungskonzept_Selbstkatheterismus.pdf

Lörken, J. (2015). Edukation von Bewohnern und Bewohnerinnen der stationären Altenpflege am Beispiel der Versorgung mit Harninkontinenzmitteln. *PADUA, 10*(2), 109–114. https://doi.org/10.1024/1861-6186/a000242

Meier-Ernst, C., Tschanz, K. & Frei, I. A. (2016). Selbstmanagement der Patienten durch Mikroschulung unterstützen. *Wundmanagement, 10*(3), 61–64.

Netzwerk Patienten- und Familienedukation in der Pflege (Hrsg.). (2008a). *Konzept zur Erstellung von „Mikroschulungen" am Beispiel der „Subkutanen Injektion"*. Verfügbar unter https://patientenedukation.de/sites/default/files/downloads/Mikroschulung_allgemein_scInjektion_%202008.pdf

Netzwerk Patienten- und Familienedukation in der Pflege. (Hrsg.). (2008b). *Nutzerevaluation des „Konzepts zur Erstellung von ‚Mikroschulungen' am Beispiel der ‚Subkutanen Injektion'" des Netzwerks Patienten- und Familienedukation in Kooperation mit der Universität Witten/Herdecke* (Unveröffentlichtes Manuskript). Universität Witten/Herdecke.

Netzwerk Patienten- und Familienedukation in der Pflege. (Hrsg.). (2014). *Mikroschulung Sturzvorbeugung*. Verfügbar unter https://patientenedukation.de/sites/default/files/downloads/2015/mikroschulung_sturzaktualisierung2014.pdf

Nydahl, P., Miethbauer, K., Baillie, H., Bergmann, T., Miethbauer, T., Ochs, S., Pschonder, S. I., Wenzel, R., Schreiber, S. & von Gahlen-Hoops, W. (2023). Atmungstherapie an einem Universitätsklinikum: Eine Evaluation des Tätigkeitsprofils. *Medizinische Klinik – Intensivmedizin und Notfallmedizin, 118*, 341–350. https://doi.org/10.1007/s00063-022-00963-z

Protz, K. (2022). *Möglichkeiten der Patientenedukation beim Verbandwechsel*. Verfügbar unter https://www.molnlycke.de/unsere-expertise/expertenwissen-moderne-wundversorgung/moglichkeiten-der-patientenedukation-beim-verbandwechsel/

Rathwallner, B. (2015). Mikroschulung – Transfer von Kompetenzen. *ProCare, 10*, 46–49. https://doi.org/10.1007/s00735-015-0586-3

Riegraf, K. (2018). „Endotracheales Absaugen". Mikroschulung für pflegende Angehörige von tracheotomierten Menschen. *Gepflegt Durchatmen, 42*, 20–25.

Schieron, M. (2021a). Handlungsfelder pflegebezogener Edukation. In M. Schieron, C. Büker & A. Zegelin (Hrsg.), *Patientenedukation und Familienedukation in der Pflege* (S. 215–269). Hogrefe. https://doi.org/10.1024/86041-000

Schieron, M. (2021b). Modellprogramm Familiale Pflege. In M. Schieron, C. Büker & A. Zegelin (Hrsg.), *Patientenedukation und Familienedukation in der Pflege* (S. 238–241). Hogrefe. https://doi.org/10.1024/86041-000

Schieron, M. & Segmüller, T. (2023). Patientenedukation als Aufgabe der Gesundheitsfachberufe. In I. Darmann-Finck & K. H. Sahmel (Hrsg.), *Pädagogik im Gesundheitswesen* (S. 587–604). Springer. https://doi.org/10.1007/978-3-662-66832-0_41

Schlote, A. (2006). *Angehörige von Schlaganfallpatienten: Lebensqualität und Gesundheitszustand* (Dissertation). Otto-von-Guericke-Universität, Magdeburg.

Schrader, J. (2019). *Lehren und Lernen in der Erwachsenen- und Weiterbildung* (2. Aufl.). wbv publikation. https://doi.org/10.36198/9783838552835

Segmüller, T. (2015). Formate der Patienten- und Familienedukation. In T. Segmüller (Hrsg.), *Beraten, Informieren, Schulen in der Pflege* (S. 49–84). Mabuse.

Sokolowski, L. (2014). *Mikroschulung: Dekubitusprophylaxe für Menschen mit Querschnittlähmung*. Verfügbar unter https://patientenedukation.de/sites/default/files/mikroschulung_dekubitusprophylaxe.pdf

Spiewack, M. & Weil, A. (2023, 29. Juni). Die Schule braucht sie. *Die Zeit*, S. 34.

Statistisches Bundesamt. (2022). *Pflegestatistik 2021*. Verfügbar unter https://www.destatis.de/DE/Themen/Gesellschaft-Umwelt/Gesundheit/Pflege/_inhalt.html

Tolsdorf, M. (2009). Mikroschulung „Sturzvorbeugung". In J. Gossens (Hrsg.), *Wie Pflegekräfte Patienten und ihre Familien unterstützen können* (S. 69–109). Schlütersche.

Tolsdorf, M. (2010a). Mikroschulungen – Patientenwissen „to go". *CNE.fortbildung, 2*, 10–12. https://doi.org/10.1055/s-0033-1349390

Tolsdorf, M. (2010b). Patientenedukationsprogramme zur sensorischen Förderung. *NOVAcura, 5*(10), 28–29.

VÖD (Verband Österreichischer DiabetesberaterInnen). (2023). Geführte Selbsttitration bei Diabetes mellitus Typ 2. *ProCare, 4*, 18–20. https://doi.org/10.1007/s00735-023-1689-8

Wiederhold, D. & Tast, C. (2022). Freiheit und Selbstständigkeit trotz Nierenersatztherapie. *PADUA, 17*(3), 175–181. https://doi.org/10.1024/1861-6186/a000684

Wild, M. (2020). *Die Community Nurse als Teil der Versorgungslandschaft*. Verfügbar unter https://markusgolla.at//wp-content/uploads/2024/02/ausgabe-pp18.pdf

Wingenfeld, K. (2020). *Pflegerisches Entlassungsmanagement im Krankenhaus* (2. Aufl.). Kohlhammer. https://doi.org/10.17433/978-3-17-036245-1

Zegelin, A. (2012). Mikroschulungen – ein pflegegeeignetes, praxisnahes Format. *PADUA, 7*(2), 56–59. https://doi.org/10.1024/1861-6186/a000043

Zegelin, A. (2013). Bitte lesen. *JuKiP, 1*, 21–24.

Zegelin, A. (2021). Nursing is Teaching – Grundlagen und Entwicklungen. In M. Schieron, C. Büker & A. Zegelin (Hrsg.), *Patientenedukation und Familienedukation in der Pflege* (S. 15–60). Hogrefe.

Zegelin, A. (2022). Pocketcards für die Kitteltasche der Profis. *PADUA, 17*(2), 105. https://doi.org/10.1024/1861-6186/a000671

Zegelin, A. & Schieron, M. (2023a). Schulung. In N. Menche, C. Keller & B. Teigeler (Hrsg.), *Pflege heute* (8. Aufl., S. 1226–1228). Elsevier.

Zegelin, A. & Schieron, M. (2023b). Informieren, Beraten und Schulen als Pflegeaufgabe. In M. Poser & M. Fecke (Hrsg.), *Lehrbuch Stationsleitung* (2. Aufl., S. 79–106). Hogrefe.

Teil 2: Grundlagen

10 Einleitung

Die Patienten- und Familienedukation zeichnet sich als pflegebezogenes Handlungsfeld durch eine Vielfalt möglicher Themen, Einsatzbereiche und Interventionen aus (Schieron et al., 2021). Ihre Hauptstrategien sind derzeit: Informationsvermittlung, Schulung, Beratung und Moderation. Die am häufigsten durchgeführte Intervention ist die *Informationsvermittlung*. Darunter sind insbesondere Wissensvermittlung, Wissensergänzung und Wissenskorrektur zu verstehen. *Beratung* meint primär einen ergebnisoffenen Dialog. Dabei stellt die beratende Person in erster Linie ihr Fach- und Methodenwissen zur Verfügung. So kann eine ratsuchende Person z.B. in einem selbstbestimmten Entscheidungsprozess unterstützt werden. *Moderation* ist die jüngste Intervention der Patienten- und Familienedukation. Eine Person stellt sich im Rahmen eines Gruppengesprächs als methodische Leitung zur Verfügung, bleibt aber inhaltlich neutral. So kann die Gruppe einen gemeinsamen Prozess durchlaufen und beispielsweise Meinungsverschiedenheiten bearbeiten. Bei einer *Schulung* handelt es sich um einen zielorientierten, didaktisch aufbereiteten Prozess mit inhaltlicher Bündelung und Ergebnissicherung (**Kap. 13**).

Für eine solche Interventionsvielfalt muss auf verschiedene theoretische Grundlagen zurückgegriffen werden. Die theoretischen Bezugspunkte der Patienten- und Familienedukation werden im Folgenden vorgestellt (**Kap. 11**). Auch für die Durchführung von Schulungen gibt es interessantes Hintergrundwissen. So werden theoretische Aspekte zum Lernen (**Kap. 12**) sowie zu pflegebezogenen Schulungen im Allgemeinen (**Kap. 13**) aufgeführt. Den Abschluss dieses Buchteils bildet ein Überblick über den Einsatz von Informationsmaterialien (**Kap. 14**). Damit sind auch die Bewertung und die Erstellung solcher Materialien gemeint. Dafür stehen Instrumente zur Verfügung, die vorgestellt werden.

Dieser Teil des Buches ist insbesondere für Personen gedacht, die sich etwas tiefer mit den theoretischen Hintergründen von Mikroschulungen befassen möchten. Das Abschlusskapitel bietet darüber hinaus viele hilfreiche Informationen auch für die mehr an der Praxis interessierten Leserinnen und Leser.

11 Theoretische Grundlagen

Hinweis

Bei diesem Abschnitt handelt es sich um eine aktualisierte und erweiterte Fassung von Schieron, M. (2021a). Theoretische Ansätze. In M. Schieron, C. Büker & A. Zegelin (Hrsg.), *Patientenedukation und Familienedukation in der Pflege* (S. 61–78). Hogrefe.

Pflegebezogene Edukation orientiert sich immer an den Lebenswelten der Menschen. Diese sind vielschichtig und variabel. Daher nimmt die Patienten- und Familienedukation auch Bezug auf verschiedene theoretische Modelle und Ansätze aus unterschiedlichen Disziplinen (z.B. Psychologie, Gesundheitswissenschaft, Pädagogik, Pflegetheorie). Alle bieten wertvolle Impulse. Dabei schließen diese Positionen einander in der Regel nicht aus, sondern ergänzen sich vielerorts. Das theoretische Fundament pflegebezogener Edukation basiert somit auf einem Theorien-Pluralismus (Zegelin et al., 2018).

Die folgende Darstellung der wichtigsten theoretischen Bezugspunkte erfolgt jeweils in kurzen Schlaglichtern und in alphabetischer Reihenfolge. Die Reihenfolge der Darstellung beachtet auch nicht, ob es sich jeweils um konzeptuelle Modelle, Theorien oder Handlungskonzepte mit unterschiedlichen Reichweiten handelt. So kann die Darstellung leicht übersichtlich gehalten werden. Dies ignoriert aber keineswegs, dass einzelne Ansätze wie die Salutogenese von grundsätzlicher Bedeutung für die pflegebezogene Edukation sind, während beispielsweise das Trajekt-Modell seine größte Relevanz für pflegebezogene Interventionen bei chronisch erkrankten Menschen hat. Für Schulungen als edukative Intervention und somit auch für Mikroschulungen sind beispielsweise didaktische und lernpsychologische Ansätze und Modelle, aber auch die themenzentrierte Interaktion nach Ruth Cohn sowie subjektive Theorien von Gesundheit und Krankheit von besonderer Bedeutung (Abt-Zegelin, 2006).

11.1 Beratungskonzepte

In der Patienten- und Familienedukation wird Beratung als ein professionelles, kommunikatives Angebot betrachtet, dass sich an mindestens zwei Personen richtet (Schieron & Segmüller, 2023). Dabei bedient sich die professionelle Beratung bestimmter Haltungen und Methoden (Falk, 2016). Es gibt eine Vielzahl von Beratungsansätzen, die mit Erkenntnissen unterschiedlicher Wissenschaftsdisziplinen entwickelt wurden. Die meisten dieser Ansätze waren allerdings ursprünglich für therapeutische oder andere psychologische Interventionen gedacht. Inzwischen existieren jedoch Konzepte, die für nicht-therapeutische Beratungen genutzt werden können. Dazu zählen auch verschiedene Kommunikationsmodelle und Verstehensansätze. Dies sind z.B. humanistisch orientierte Konzepte wie die klientenzentrierte Gesprächsführung nach Carl R. Rogers oder auch die themenzentrierte Interaktion nach Ruth C. Cohn (**Kap. 11.13**). Aber auch verhaltensorientierte Ansätze wie das Lernen am Modell nach Albert Bandura, systemische Konzepte wie das Modell zur menschlichen Kommunikation von Paul Watzlawik et al. oder integrative Ansätze wie die Gestaltberatung nach Fritz Perls können hier genannt werden.

Selbstverständlich sind auch bereits vorliegende pflegespezifische Beratungskonzepte wie das Konzept der leiborientierten Beratung nach Ursula Koch-Straube, die professionelle Gesundheitsberatung und Gesundheitsförderung für chronisch Kranke von Barbara Hellige und Christa Hüper sowie die Wittener Werkzeuge (**Abb. 11-1**) zu nennen, deren Entwicklung eng mit Angelika Zegelin verbunden ist.

Alle Ansätze, so unterschiedlich sie auch sind, betonen die Bedeutung der Beziehung zwischen ratsuchender und beratender Person und die Prozesshaftigkeit des Beratungsgeschehens. Die Grundhaltung der beratenden Person ist geprägt von Empathie, Akzeptanz und Kongruenz. Diese wurden in ihrer Ausprägung und Bedeutung von Rogers beschrieben und sind inzwischen in nahezu jedem Beratungsansatz zu finden.

Die Besonderheit der pflegerischen Beratung liegt darin, dass sie zumeist handlungsbegleitend und in Form von Ad-hoc-Gesprächen erfolgt. Darüber hinaus handelt es sich meist um Kurzberatungen, die unter ungünstigen Rahmenbedingungen stattfinden und eine Vielzahl von Themen streifen können (Schieron et al., 2020). Dies gilt in erster Linie für die Beratung durch Pflegende, die im Rahmen ihrer täglichen Pflegearbeit auf Stationen in Krankenhäusern, in Wohnbereichen von Pflegeheimen oder auch in der häuslichen Pflege um Beratung angefragt werden. Beraterinnen und Berater, die in einem Pflegestützpunkt oder Patienteninformationszentrum tätig sind, können Beratungen häufig besser planen (Schieron, 2021b).

11.2 Cognitive Apprenticeship

Orientiert an traditionellen handwerklichen Ausbildungen nutzt Cognitive Apprenticeship als Lehr-Lern-Methode die Grundsätze praktischen Lernens und erweitert sie auf den Erwerb

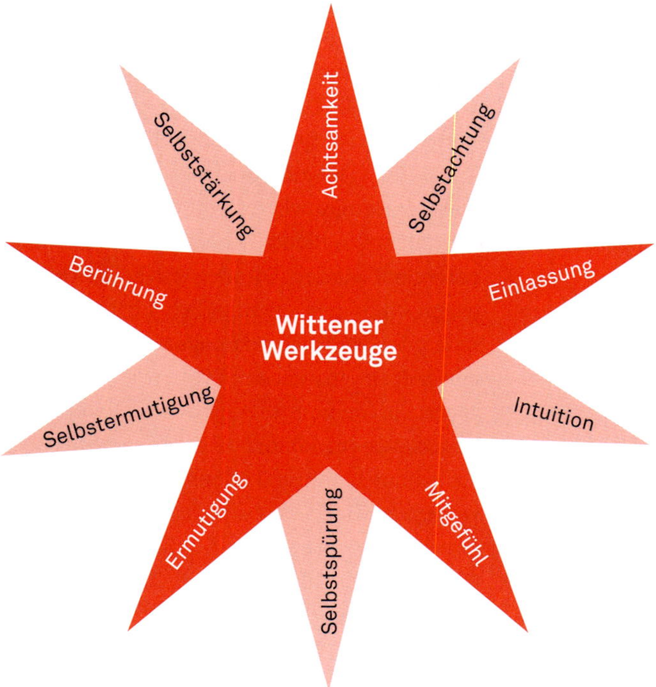

Abbildung 11-1: Beratungsstern (Quelle: http://www.wittener-werkzeuge.de/wittener-werkzeuge/ – mit freundlicher Genehmigung des Rechteinhabers)

kognitiver Kompetenzen. Eine Person, die etwas Neues erlernen will oder muss, wird in diesem Prozess von einer anderen Person mit Expertenwissen angeleitet und unterstützt, um selbst expertenähnliches Wissen aufzubauen (Sonntag & Stegmaier, 2007).

Dabei ist Cognitive Apprenticeship ein Ansatz mit einem konstruktivistischen Bildungsverständnis (**Kap. 12**). Lernen wird als ein individueller Vorgang betrachtet, der sowohl stark vom Vorwissen der lernenden Person abhängt als auch von der Situation, in der Lernen stattfindet. Dabei wird Wissen nicht als etwas gesehen, was durch andere Personen vermittelt werden kann: *Man kann einen Menschen nichts lehren, man kann ihm nur helfen, es in sich selbst zu entdecken.* Dieser Satz, der Galileo Galilei zugeschrieben wird, beschreibt die konstruktivistische Überzeugung, dass Wissen individuell von jeder Person selbst entwickelt – konstruiert – werden muss. Allerdings ist es sehr wohl möglich, Personen bei diesem Prozess zu unterstützen. Lernen wird insofern als ein aktiver Prozess betrachtet, bei dem neues Wissen nur auf bereits vorhandenem Vorwissen aufgebaut werden kann. Neues Wissen muss auf Basis des Vorwissens als *stimmig* empfunden werden, um es in das eigene Leben zu integrieren. Was nicht als *stimmig* empfunden wird, wird nicht verwertet (Thissen, 1997).

Cognitive Apprenticeship steht zudem in enger Verbindung zum situierten Lernen. Das meint, dass der Lernprozess einen starken Bezug zur aktuellen Lebenswelt der lernenden Person nimmt. Orientiert an der eigenen Lebenssituation ist es der lernenden Person möglich, sich neues Wissen oder neue Kompetenzen anzueignen. Trotz der starken Fokussierung auf die aktuelle Situation ist die Ausrichtung des Lernens dabei sehr zukunftsbezogen. Ziel ist es, die lernende Person in die Lage zu versetzen, Relevanz und Bedeutung des Erlernten für die Zukunft zu erkennen und erworbenes Wissen und erworbene Kompetenzen auch zukünftig anwenden zu können (Mikula, 2008).

Praxisorientierte Problemsituationen bilden in der Regel den Ansatzpunkt für das didaktische Modell der Cognitive Apprenticeship. Um diese Situationen bewältigen zu können, benötigt die lernende Person anfänglich starke Unterstützung; sie soll jedoch im Verlauf des Lernprozesses zunehmend Selbstständigkeit erlangen. Der Lehr-Lern-Prozess ist durch vier Phasen gekennzeichnet (Reich, 2008):

1. **Modeling (Vorführen)**
   In dieser Phase führt die lehrende Person die einzelnen Arbeitsschritte vor, z. B. einen Verbandwechsel.
2. **Scaffolding (Unterstützte Eigentätigkeit)**
   Hier werden die einzelnen Arbeitsschritte bereits von der lernenden Person mit weitreichender Hilfestellung durch die lehrende Person durchgeführt.
3. **Fading (Nachlassende Unterstützung)**
   Mit zunehmendem Kompetenzgewinn der lernenden Person reduziert die lehrende Person ihre Unterstützung immer mehr.
4. **Coaching (Betreuendes Beobachten)**
   In dieser Phase ist die lehrende Person fast nur noch beobachtend tätig und bietet ihr Feedback an.

In den einzelnen Phasen können unterschiedliche Lehrmethoden eingesetzt werden. Dazu zählen z. B. die an die lernende Person angepasste Informationsvermittlung oder die gemeinsame Reflexion des Erlernten oder des Lernprozesses.

Auch wenn Cognitive Apprenticeship als Lehr-Lern-Ansatz im handwerklichen Lernen verwurzelt ist, so kann es doch auf unterschiedliche Lernfelder angewendet werden. Hierzu zählt fachspezifisches Wissen (z. B.: Warum ist es wichtig, bestimmte Wunden steril zu verbinden?) genauso wie heuristische Strategien. Damit sind grundsätzliche Vorgehensweisen dafür gemeint, wie in einer Problemsituation agiert werden kann, wenn das Problem in den Grundzügen verstanden worden ist (z. B.: Was muss ich tun, wenn ich im Internet seriöse Informationen zu meinen Fragen finden will?).

11.3 Didaktik der Erwachsenenbildung

Die Didaktik bildet als Wissenschaft des Lehrens und Lernens eine zentrale Säule der Pädagogik. An dieser Stelle wird der Fokus auf die Erwachsenenpädagogik gelegt. Lehren und Lernen wird als ein Prozess verstanden, der aktiv gestaltet werden muss. Dabei können folgende Prinzipien als zentrale und erwachsenengerechte Grundsätze der Erwachsenenbildung erachtet werden (Brückner et al., 2017):

- **Teilnehmendenorientierung**: Dies meint insbesondere, Erklärungsmuster der Lernenden in das Lernen einzubeziehen, aber auch neue Perspektiven zu ermöglichen.
- **Erfahrungsorientierung**: Erwachsene verfügen in der Regel über eine Vielzahl an Erfahrungen, an denen Lernen anknüpfen sollte. Dies wird auch als Anschlusslernen bezeichnet.
- **Lebensweltorientierung**: Dies meint insbesondere, sich an der Lebenswelt und den dort konkret benötigten Bedarfen der Lernenden zu orientieren.
- **Verwendungsorientierung**: Hierbei geht es in erster Linie darum, dass Gelerntes sowohl für aktuelle als auch zukünftige Situationen praktikabel sein soll – und zwar im Sinne wiederverwertbarer Handlungsstrategien.
- **Kompetenzorientierung:** Lernen zielt weniger auf den Erwerb einzelner Aspekte (z.B. Wissen), sondern auf den Erwerb von Kompetenzen, um z.B. zukünftig Wege zu notwendigem Wissen selbst gehen zu können.

Neben diesen eng miteinander verwobenen Prinzipien sind Selbststeuerung und Eigenverantwortung weitere wesentliche Aspekte der Erwachsenenbildung. Erwachsene sollen sich selbst für ihren Lernprozess verantwortlich fühlen und diesen aktiv (mit-)gestalten (Widmann, 2013).

Das didaktische Dreieck (**Abb. 11-2**) zeigt das Verhältnis von lernender Person, lehrender Person und dem Lernthema. Sie stehen sich in einem Feld gegenüber, das gefüllt werden muss und von Rahmenbedingungen umgeben ist (Hippel et al., 2019).

Ganz praktisch geht die Didaktik davon aus, dass Lernen und Lernprozesse gestaltet werden müssen. Einfach nur Fachwissen zur Verfügung zu stellen und die Lernenden damit sich selbst zu überlassen, wird als nicht ausreichend erachtet. Praktische Schritte eines solchen Prozesses sind Planung, Durchführung, Evaluation und Reflexion (Gundermann, 2019). Um diese Schritte umzusetzen, können folgende Leitfragen hilfreich sein:

- Für welche Situation muss geplant werden?
  Soll die Schulung im Krankenhaus zur Vorbereitung der Entlassung durchgeführt werden? Handelt es sich um eine umgebungsangepasste Schulung in der Häuslichkeit der beteiligten Personen? ...
- Wer soll an der Schulung teilnehmen?
  Sollen ausschließlich Patientinnen und Patienten geschult werden? Oder auch deren Bezugspersonen, z.B. Angehörige? ...
- Warum findet die Schulung statt?
  Welche Lernziele sollen erreicht werden? Geht es z.B. darum, dass Patientinnen und Patienten oder Angehörige Pflegehandlungen durchführen können? ...
- Was soll vermittelt werden?

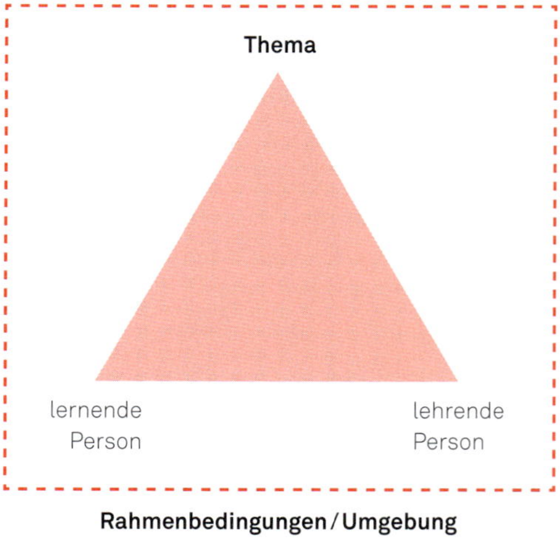

Abbildung 11-2: Das didaktische Dreieck (Quelle: Eigene Darstellung nach Hippel et al., 2019, S. 21)

Dies hängt eng mit den Lernzielen sowie den Vorerfahrungen der zu schulenden Personen zusammen. Geht es um Fertigkeiten, Wissen, Lösungsstrategien, ...?
- Wie soll die Schulung durchgeführt werden? Welche Methoden erscheinen sinnvoll? In welcher Reihenfolge? Wie kann der Lernerfolg gesichert werden? ...
- Welche Medien sollen verwendet werden? Sind Broschüren und Informationsflyer verfügbar? Müssen Materialien selbst erstellt werden? ...

11.4 Empowerment

Der Begriff Empowerment (Selbstermächtigung, Selbstbemächtigung) steht dafür, Menschen zu ermutigen,
- ihre eigenen Stärken zu entdecken,
- selbstbestimmt benachteiligende Lebensumstände wie Armut, Arbeitslosigkeit oder Behinderung zu überwinden,
- die eigenen Interessen selbstverantwortlich zu vertreten.

Im deutschsprachigen Raum wird hierfür oft auch der Begriff Selbstbefähigung verwendet.

Die Wurzeln des Empowerments als Handlungskonzept in der sozialen Arbeit sind insbesondere in der Bürgerrechts- und Independent-Living-Bewegung sowie in der gemeindenahen Sozialarbeit in den USA zu sehen (Rappaport, 1985). Aber auch die kritische Sozialarbeit Südamerikas wird als eine Quelle des modernen Empowerments betrachtet. Hier wird dieser Begriff insbesondere der „Pädagogik der Unterdrückten" von Paulo Freire zugeschrieben (Gossens, 2016).

Empowerment bezeichnet einerseits Strategien und Maßnahmen, die Menschen oder Gemeinschaften (mehr) Autonomie, Selbstbestimmung oder politische Teilhabe ermöglichen sollen (Schieron & Segmüller, 2022). Gleichzeitig meint der Begriff jedoch auch den gesamten Prozess der Selbstbemächtigung einschließlich der professionellen Unterstützung von Menschen im Rahmen dieses Prozesses. Der Empowermentprozess dient dazu, eigene Gestaltungsräume und Ressourcen zu entdecken und zu nutzen, um (gefühlte) Macht- und Einflusslosigkeit zu überwinden. Und auch ein erreichter Zustand der Selbstverantwortung und Selbstbestimmung wird als Empowerment bezeichnet (Gesundheit Berlin-Brandenburg, 2014; Nationales Zentrum Frühe Hilfen, 2016).

Empowerment ist somit ein ressourcenorientiertes Konzept, das die Stärkung vorhandener Möglichkeiten und ihren Ausbau in den Mittelpunkt stellt. Auf diese Art und Weise sollen Menschen befähigt werden, ihr Leben und ihre Lebensumstände mithilfe eigener Ressourcen und Potenziale selbstbestimmt zu gestalten. Hierbei kann es u.a. darum gehen,
- sich belastenden Lebenssituationen aktiv zu stellen,
- sich für eigene Bedürfnisse und Interessen aktiv einzusetzen,
- sich aktiv Zugang zu Informationen oder Unterstützungsmöglichkeiten zu verschaffen,
- das Recht auf Teilhabe und Mitwirkung einzufordern.

Erfahrungen von Selbstwirksamkeit und somit auch von Selbstwert machen es möglich, dass Menschen sich ihrer Umwelt nicht wehrlos ausgesetzt fühlen und in die Lage versetzt werden, selbstbemächtigt aktiv für sich einzustehen (Herriger, 2014).

Im deutschsprachigen Raum wurde das Empowermentkonzept anfangs insbesondere in die Sozialpädagogik/Sozialarbeit, in die Arbeit mit Menschen mit Behinderung und in die psychotherapeutische Arbeit übernommen; auch in die Gesundheitsförderung hat es Einzug gehalten. In der gegenwärtigen Zeit steht Empowerment für nahezu alle Handlungsansätze, die Menschen zur Entdeckung und Stärkung ihrer eigenen Fähigkeiten ermutigen und Hilfestellung bei der Erlangung von Autonomie und Selbstbestimmung vermitteln wollen.

Im Bereich der Gesundheitsversorgung spielt die Forderung nach der Befähigung der Nutzer und Nutzerinnen eine wichtige Rolle. In letzter Konsequenz gedacht geht es darum, diese Personen von den professionell Tätigen unabhängig zu machen. Daraus erwächst u.a. die Zielvorstellung von „mündigen" Patientinnen und Patienten. Für den Großteil der Patientinnen und Patienten ist dies wichtig und möglich – aber leider nicht für alle in gleichem Maße (z.B. Personen mit kognitiven Einschränkungen). Persönlicher Leidensdruck oder Abhängigkeit aufgrund akuter Erkrankungen oder Pflegebedürftigkeit können sich hierbei als Hemmnisse erweisen. Dies gilt ebenso für einen Erwartungsanspruch auf Hilfe durch die Beschäftigten des Gesundheitswesens und die Tatsache, dass Selbstbefähigungsprozesse eine gewisse Zeit benötigen.

Gerade Pflegende können jedoch in ihren alltäglichen Handlungen großen Einfluss auf die Selbstbefähigung der von ihnen zu versorgenden Menschen nehmen. Die aktivierende Pflege als pflegerische Grundhaltung beinhaltet die Kerngedanken des Empowerments. Patientinnen und Patienten für die eigenen Ressourcen und Potenziale zu sensibilisieren, damit sie diese nutzen, um autark handlungsfähig zu werden und zu bleiben, ist hierbei zentraler Punkt pflegerischer Tätigkeit. Dies muss von den Pflegenden verstanden und umgesetzt werden. Deutliche Übertragungen des Empowermentkonzepts für die Pflegearbeit sind hierbei hilfreich und erforderlich (Indefrey & Hasseler, 2010; Nau, 2005; Reichardt & Gastmeier, 2013).

11.5 Familienorientierung

Auch wenn verkürzt oft von Patientenedukation oder pflegebezogener Edukation gesprochen wird, ist damit immer Patienten- und Familienedukation gemeint. Dies bedeutet, dass sowohl erkrankte, pflegebedürftige oder anderweitig hilfebedürftige Personen als auch ihre Familien als Zielgruppen pflegebezogener Edukation betrachtet werden (Abt-Zegelin, 2003). In der Pflege ist es zudem eigentlich schon immer üblich, die Familie von Patientinnen und Patienten in die Fürsorge um die erkrankte oder pflegebedürftige Person einzubeziehen, auch wenn das lange nicht explizit thematisiert wurde (Wright et al., 2021).

Insofern sind familienorientierte Ansätze für die pflegebezogene Edukation von großer Bedeutung. Eine solche Betonung findet sich beispielsweise in der Familiengesundheitspflege (Family Health Nursing). Es handelt sich hierbei um einen Ansatz, der von der Weltgesundheitsorganisation (WHO) zur Stärkung der Gesundheit der Bevölkerung entwickelt wurde (WHO, 1998). Das soll u.a. durch die Qualifikation von Pflegefachpersonen und Hebammen für gemeindenahe familien- und gesundheitsorientierte Dienste erreicht werden. Familiengesundheitspflegende und -hebammen sind primär in der Häuslichkeit tätig und nehmen die gesamte Familie in den Blick. Das entsprechende Curriculum der WHO (2000) sieht die wissenschaftliche Fundierung der Familiengesundheitspflege vor, bevorzugt hierbei jedoch keinen spezifischen Theorieansatz.

Familien sind Gruppen und entsprechend finden dort Gruppenprozesse statt (Gröning, 2016). Das konzeptuelle Modell der familien- und umweltorientierten Pflege, das von der schweizerischen Pflegewissenschaftlerin Marie-Luise Friedmann entwickelt wurde und sich auf die Theorie des systemischen Gleichgewichts stützt, nimmt solche Prozesse in den Blick. Pflegewissenschaft, Familien- und Systemtheorie werden in diesem Modell zusammengeführt.

In der familien- und umweltbezogenen Pflege steht die erkrankte oder pflegebedürftige Person mit ihrer Familie im Zentrum der Pflege und Betreuung. Nicht die Erkrankung oder die Behinderung des Familienmitglieds bilden den Ausgangspunkt für pflegerische Interventionen, sondern die von der Einschränkung betroffene Person in ihren familiären Beziehungen. Die Familie, die auch weit über verwandtschaftliche

Beziehungen hinaus definiert sein kann, wird als primärer Bezugspunkt für die Menschen und somit als sehr einflussreicher Umweltfaktor betrachtet. Ebenso wird davon ausgegangen, dass z. B. nicht nur die erkrankte Person von ihrer Krankheit betroffen ist, sondern auch alle mit dem erkrankten Menschen in enger Beziehung stehenden Personen. Friedmann beschreibt familienorientierte Pflege als gesundheitsorientiert, holistisch, interaktionsbetont sowie die Familien stärkend und fördernd. Die vorhandenen und potenziellen Fähigkeiten und Ressourcen der Familie insgesamt, aber auch ihrer einzelnen Mitglieder sollen Ansatzpunkte für pflegerisches Handeln sein und nicht vorhandene Defizite (Friedmann & Köhlen, 2018).

Hierbei darf sich die handelnde Pflegefachperson nicht von ihren eigenen Idealvorstellungen über Familie und den dort stattfindenden Prozessen leiten lassen. Die Unterstützung der Familie muss unabhängig von den eigenen Wertvorstellungen der Pflegefachperson betrachtet und evaluiert werden. Eine Familie wird als „gesund" betrachtet, „wenn sie die systemischen Ziele (Stabilität, Wachstum, Regulation/Kontrolle, Spiritualität) zu ihrer eigenen Zufriedenheit erreicht" (Köhlen & Friedmann, 2016, S. 92). Dabei ist es egal, ob die Pflegefachperson mit den Zielen und der Zufriedenheit der Familie übereinstimmt.

Die der pflegebezogenen Edukation inhärente Lebensweltorientierung spiegelt sich entsprechend auch im Modell der familien- und umweltorientierten Pflege. Die dort beschriebene Haltung der Pflegefachpersonen unterstützt den Ansatz, edukative Tätigkeiten wie Information, Schulung, Beratung und Moderation an der Lebenswirklichkeit der Familien zu orientieren und somit auch z. B. kultursensibel zu agieren.

11.6 Gesundheitskompetenz

Der Kerngedanke der Gesundheitskompetenz (Health Literacy) ist, dass jede Person die notwendige Kompetenz hat, ihre eigene Gesundheit zu steuern. Es handelt sich hierbei um ein aus dem angloamerikanischen Raum stammendes Konzept, das ursprünglich die Literalität (die Fähigkeit zu Lesen und zu Schreiben sowie Gelesenes zu verstehen) mit der Fähigkeit, sich um die eigene Gesundheit kümmern zu können, in Verbindung brachte.

Von diesem sehr konkreten, aber auch begrenzten Zusammenhang hat sich das Konzept der Gesundheitskompetenz zu einem weitergefassten Ansatz weiterentwickelt. „Gesundheitsförderung zielt auf einen Prozess, allen Menschen ein höheres Maß an Selbstbestimmung über ihre Gesundheit zu ermöglichen und sie damit zur Stärkung ihrer Gesundheit zu befähigen" (WHO, 1986, S. 1). So beginnt die Ottawa-Charta zur Gesundheitsförderung der WHO und beschreibt damit einen umfassenden Anspruch an die Gesundheitskompetenz, bei dem Menschen in der Lage sein sollen, sich auf dem Gebiet der Gesundheit zu orientieren und zu kritischen und wohlüberlegten Entscheidungen fähig zu sein.

Um diesen Anspruch zu erfüllen, gibt es in den verschiedenen Regionen der Welt unterschiedliche Schwerpunkte bei der Umsetzung der Charta. Sie werden beispielsweise erheblich durch die Unterschiede zwischen reichen und ärmeren Staaten bestimmt. So gibt es noch viele Länder, die sich auf die Umsetzung von Grundlagen wie den Aufbau einer Gesundheitsinfrastruktur und auf die Förderung von Lesefähigkeit und Hygienewissen konzentrieren müssen. Hierbei werden die Konzepte der Gesundheitskompetenz, der Erwachsenenbildung (**Kap. 11.3**) und des Empowerments (**Kap 11.4**) oft gemeinsam für Entwicklungsmaßnahmen gedacht (Naidoo & Wills, 2019).

Auf medizinische Versorgungssysteme bezogen, handelt es sich bei der Gesundheitskompetenz eher um einen personen- bzw. individuenbezogenen Ansatz. Viele Studien zeigen, dass beispielsweise auch in westeuropäischen Industrienationen mit guter Gesundheitsinfrastruktur nicht alle Menschen über ausreichend Gesundheitskompetenz verfügen (Kickbusch et al., 2016; Schaeffer et al., 2017; Sørensen et al., 2015). Hier steht dann die Entwicklung individueller Kompetenzen wie alltagspraktisches Wissen im Umgang mit Gesundheit und Krankheit, die Orientierung im Gesundheits- und Pflegemarkt, die Bewertung von Anbietenden, Angeboten sowie Preisen von Gesundheitsleistungen, aber auch das Wissen über Maßnahmen zur Verbesserung gesundheitsrelevanter Lebensbedingungen im Zentrum der Maßnahmen.

Übergreifend gilt für alle Maßnahmen zur Förderung der Gesundheitskompetenz: Sie müssen in den Lebenskontext sowie zum kulturellen und sozialen Eingebundensein der Menschen passen. Das bedeutet, dass die Maßnahmen an den jeweiligen Bedürfnissen, Lebensweisen, aber auch Vorstellungen der Menschen ansetzen müssen. Bezüglich ihrer Wirkweise werden drei Formen oder Tiefen von Gesundheitskompetenz unterschieden:

1. **Funktionale Gesundheitskompetenz**: Hier geht es um grundlegende Kompetenzen wie Grundfertigkeiten im Lesen und Schreiben, die es Menschen z. B. überhaupt erst ermöglichen, relevante Informationen zur Gesundheit zu verstehen.
2. **Interaktive Gesundheitskompetenz**: Sie bezieht sich auf kognitive und soziale Fertigkeiten, die es ermöglichen, dass Menschen sich z.B. Informationen beschaffen, sich austauschen können und die erhaltenen Informationen in ihr alltägliches Leben integrieren können.
3. **Kritische Gesundheitskompetenz**: Sie fokussiert auf die Möglichkeit, optional zu handeln. Das bedeutet, Menschen sollen in die Lage versetzt werden, Informationen und Angebote kritisch zu analysieren und aus verschiedenen Möglichkeiten zu wählen, um ihre eigene Gesundheitssituation zu verbessern (Zegelin, 2015).

In der pflegebezogenen Edukation werden ebenfalls verschiedene „Tiefen“ betrachtet und aufgegriffen (**Kap. 4.4**). Einige Menschen benötigen reines Fachwissen, um eigenständig Entscheidungen treffen zu können. Andere benötigen weitergehende Hinweise, Hintergrundinformationen oder Einblicke in verschiedene Prinzipien, um autark handeln zu können. Wieder andere benötigen Unterstützung bei der Gestaltung ihres Tagesablaufs oder beim Erlernen manueller Fertigkeiten, um vom Wissen zum eigenständigen Handeln zu gelangen. Pflegebezogene Edukation trifft auf diese unterschiedlichen Bedarfe und bietet die Chance, sie bearbeiten zu können.

Im Reigen der Gesundheitsprofessionen wird der Pflege eine besondere Bedeutung bezüglich der Förderung von Gesundheitskompetenz zugesprochen, weil sie „eine wichtige Kommunikations- und Informationsvermittlungsinstanz für alle Patientinnen/Patienten und Angehörigen ist. [...] Oft ist sie zudem in Versorgungssituationen präsent, in denen der Bedarf an kommunikativer und edukativer Unterstützung und auch an Stärkung der Gesundheitskompetenz direkt zutage tritt“ (Kolpatzik et al., 2018, S. 86).

11.7 Pflegetheorien

Selbstverständlich bezieht sich die pflegebezogene Edukation auch auf pflegetheoretische Ansätze. Auch wenn insbesondere die ersten theoretischen Ansätze, die ab den 1950er Jahren in den USA entwickelt wurden, inzwischen oft als zu praxisfern betrachtet werden (Stemmer, 2003), erfüllten sie dennoch eine wichtige Funktion: Sie klärten zentrale Annahmen und schafften so die Grundlagen, Pflege als eigenständige Disziplin von Nachbardisziplinen abzugrenzen.

Beispielhaft werden an dieser Stelle einige für die pflegebezogene Edukation bedeutsame Pflegetheorien aufgeführt. Dabei finden sich ältere und neuere Ansätze genauso wie Ansätze aus dem angloamerikanischen und dem deutschsprachigen Raum.

11.7.1 Henderson – Modell der Grundbedürfnisse

Virginia Henderson betrachtet den Menschen als Individuum mit untrennbarem Geist und Körper. Daher kann nicht selektiv eine Krankheit, eine Behinderung oder ein Gebrechen in den Blick genommen werden, sondern immer nur die gesamte Person. Bei dieser Betrachtungsweise sind auch die Familie und Freunde der Person, ihr soziales Umfeld und selbstverständlich ihre Bedürfnisse immer einzubeziehen.

Henderson schreibt jedem Menschen Grundbedürfnisse zu, nach deren Erfüllung gestrebt wird. Den Schwerpunkt der Bedürfnisse legt jede einzelne Person in Abhängigkeit von ihrem soziokulturellen Hintergrund, ihren physischen und psychischen Ressourcen, ihrer Motivation und ihrem Alter fest. Pflege hat daher im Bedarfsfall zunächst die Aufgabe, herauszufinden, welche Bedürfnisse die Patientinnen und Patienten nicht mehr selbstständig erfüllen können. Anschließend soll sie – je nach vorliegender Situation – diese Bedürfnisse erfüllen, bei der Erfüllung helfen oder unterstützend zur Seite stehen. Hierbei handelt Pflege so, wie die Person es selbst tun würde. Grundlage bildet dabei ein gemeinsam erstellter Pflegeplan. Ziel der Pflege ist es, dass Patientinnen und Patienten so schnell wie möglich wieder selbstständig für die Erfüllung ihrer Bedürfnisse sorgen können und von der Pflege unabhängig sind (Roth-Langhorst, 1996).

11.7.2 Orem – Theorie des Selbstpflegedefizits

Dorothea Orem betrachtet den Menschen als bewusst und zielgerichtet handelndes Subjekt, das aus freiem Willen Entscheidungen trifft. Dabei betrachtet jede einzelne Person nicht nur sich selbst, sondern auch das Wohlergehen einzelner Personen oder Gruppen, da sie weiß, dass sie auf Hilfe und Zuwendung angewiesen ist. Gesunde Personen pflegen sich in der Regel selbst und wissen, wann und in welcher Form sie Hilfe benötigen. Sie bemühen sich um Informationen und deren Verständnis und können dann autark handeln. Dies bezeichnet Orem als Selbstpflegekompetenz.

Ist eine Person verletzt, erkrankt oder behindert, kann es zu einem Selbstpflegedefizit kommen. Die Aufgabe der Pflege ist es dann, diesen Personen zu helfen, ihren Selbsthilfebedarf sowie den Pflegebedarf der von ihnen abhängigen Personen zu erfüllen. Hierbei kann es notwendig sein, dass Pflege Handlungen für die Person übernimmt. Im Vordergrund steht jedoch die Unterstützung der Person bei der (Weiter-)Entwicklung von Handlungskompetenzen, um wieder unabhängig und autark zu werden. Angehörige oder andere Bezugspersonen der zu unterstützenden Person werden dabei einbezogen. Hier liegt der Fokus der Pflege darauf, sie bei der Entwicklung von Kompetenzen zur Betreuung der zu versorgenden Person zu unterstützen (Taylor & Renpenning, 2013).

11.7.3 Roper, Logan und Tierney – Lebensaktivitäten

In dem Modell der Lebensaktivitäten von Nancy Roper, Winifred Logan und Alison Tierney wird der Mensch als ein selbstständiges und aktives Individuum betrachtet, das in einem Kontinuum zwischen den Polen „Abhängigkeit“ und „Unabhängigkeit“ steht. Dies wird auf die sogenannten Aktivitäten des Lebens bezogen, die u.a. dazu dienen, der Person Wohlbefinden zu verschaffen und Schaden jeglicher Art zu verhüten. Dazu vollzieht jede Person tagtäglich und zeitlebens Handlungen, die auf einen Zustand maximaler Unabhängigkeit zielen. Diese Handlungen werden zwölf Aktivitätsbereichen zugeordnet – den Lebensaktivitäten.

Aufgabe der Pflege ist es, durch Unfall oder Krankheit beeinträchtigte Menschen bei der Anpassung an die neue Situation oder der Überwindung dieses Zustandes zu unterstützen. Dabei kann sich Pflege trotz ihrer individuellen Ausrichtung an den zwölf Aktivitäten orientieren. Dies ist notwendig, damit Pflege etwas über Verhaltensmuster, Gewohnheiten, das Zurechtfinden im Alltag der zu unterstützenden Person erfahren kann. Nur so lässt sich individuelle Pflege gestalten. Das Pflegeziel ist, den Menschen beim Erwerb weitmöglichster Unabhängigkeit individuell zu unterstützen. Diese Unterstützung ist dabei immer gekennzeichnet durch die Würde der beeinträchtigten Person und das Prinzip der Hilfe zur Selbsthilfe (Roper et al., 2023).

11.7.4 Peplau – Theorie der interpersonalen Beziehung

In der Theorie von Hildegard Peplau stehen Interaktions- und Beziehungsaspekte im Vordergrund. Nach Peplau spiegeln sich in der Pflegesituation, in der Beziehung zwischen einer beruflich pflegenden Person und der gepflegten Person, die alltäglichen Schwierigkeiten des Lebens wider. In den verschiedenen Phasen der Pflege nimmt die professionell pflegende Person unterschiedliche Rollen gegenüber der gepflegten Person ein. Sie wird beispielsweise von der fremden zur unterstützenden, lehrenden oder beratenden Person (Brandenburg & Dorschner, 2021).

Für die Pflegenden ist es bereits in der Ausbildung bedeutsam zu lernen, die Interaktion mit hilfebedürftigen Personen und ihren Angehörigen als Lernerfahrung zu gestalten. Denn nach Peplau ist Pflege insbesondere dann hilfreich, wenn es ihr gelingt, die Weiterentwicklung der in der Pflegesituation beteiligten Interaktionspartner und -partnerinnen zu fördern (Steppe, 1990).

11.7.5 Benner – Stufenmodell zur Pflegekompetenz

Patricia Benner geht davon aus, dass Erkrankungen Menschen in ihrer körperlichen und seelischen Integrität bedrohen oder verändern. Daher sind Autonomie oder Unabhängigkeit keine Zustände, die erkrankte Menschen als Lebenswirklichkeit erleben. Dies führt zu einer veränderten Identität und einem andersartigen Selbstempfinden der erkrankten Person. Menschen sind in verschiedenen Phasen ihres Lebens – z. B. während einer Erkrankung – auf die Hilfe und Unterstützung anderer angewiesen (Benner, 2012).

Professionelle Pflege trifft somit auf Menschen in Phasen höchster Verletzlichkeit und muss daher schützend und ethisch handeln. Dabei muss sich Pflege immer fragen, was sie für den einzelnen und individuell zu betrachtenden Menschen wertvoll macht. Um dies leisten zu können, setzt sich professionelle Pflege mit dem Erleben der Menschen auseinander. Ziel der Pflege muss es dann sein, für erkrankte Menschen ein Mindestmaß an Selbstintegrität und Selbstkohärenz sicherzustellen und bei der Wiederherstellung der körperlichen und seelischen Integrität zu helfen. Für Benner ist wichtig, was Pflegende tatsächlich tun und nicht, wofür Pflegende theoretisch die Kompetenz hätten (Staudacher, 2012).

11.7.6 Juchli – Aktivitäten des täglichen Lebens (ATL)

Für Schwester Liliane Juchli bilden Körper, Geist und Seele eine Einheit, sie müssen deshalb immer gemeinsam betrachtet werden. Menschen sind darüber hinaus durch kulturelle, gesellschaftliche und individuelle Faktoren geprägt. Sie streben immer danach, sich als „ganz" zu erleben, Körper, Geist und Seele in Einklang zu bringen. Dies bezeichnet Juchli als ein Streben nach gesunder Lebensführung.

Juchli leitet daraus zwölf Aktivitäten des täglichen Lebens (ATLs) ab, die die körperliche, persönlich-soziale und geistige Ebene abbilden. Pflege hat nicht nur die Aufgabe der Unterstützung bei der Krankheitsbewältigung. Vielmehr soll sie Menschen individuell darin unterstützen, „Gesundes" zu erhalten, zu fördern und Krankheiten vorzubeugen. Dies tut sie, indem sie zur Selbsthilfe anleitet, zur Gesundheitsbildung berät, in Krisensituationen begleitet und bei Bedarf bei den ATLs bis hin zur vollständigen Übernahme unterstützt. Dies alles findet ressourcenorientiert und mit unbedingter Wahrung der menschlichen Würde statt (Juchli, 1997).

11.7.7 Krohwinkel – Fördernde Prozesspflege und ABEDLs

Menschen sind mehr als die Summe ihrer Teile und verfügen sowohl über die Möglichkeiten als auch die Fähigkeiten zu Entwicklung, Wachstum und Selbstverwirklichung. Monika Krohwinkel entwickelte das Modell der Aktivitäten des täglichen Lebens von Liliane Juchli weiter zum Modell der fördernden Prozesspflege. Dabei orientierte sie sich auch an den Konzepten von Orem, Roper et al. und Martha Rogers (Pflegeergebnismodell).

Aufgabe der Pflege ist der Erhalt der Fähigkeiten der unterstützungsbedürftigen Person und ihrer Angehörigen oder die Förderung der Wiedererlangung dieser Fähigkeiten. Ziel ist dabei die Unabhängigkeit und das Wohlbefinden der zu unterstützenden Menschen. Dies ist nur auf Basis einer systematischen Erfassung der Fähigkeiten der zu unterstützenden Person und ihrer Bezugspersonen möglich. Dabei kann sich Pflege an den zwölf Aktivitäten, Beziehungen und existenziellen Erfahrungen des Lebens (ABEDL) orientieren (Roth-Langhorst, 2000).

11.7.8 Friedemann – Theorie des systemischen Gleichgewichts

Menschen sind nach Auffassung von Marie-Luise Friedemann bestrebt, ein angstfreies und sinnerfülltes Leben zu führen. Dabei definieren sie ihre eigene Identität, aber auch ihre Umwelt aufgrund von Beziehungen, die sie mit Mitmenschen und ihrer Umwelt haben. Dabei sind sie jedoch z. B. durch ihre Körperlichkeit abhängig und beschränkt, erkennen dies jedoch und sind daher bemüht, sich über Anpassung abzusichern und Kongruenz zwischen sich und der Umwelt zu erzeugen.

Pflege betrachtet die systemische Einheit von Mensch, Familie und Umwelt. Dabei versteht sie sich als Dienstleistung für alle diese Ebenen. Ziel ist es, das individuelle Streben nach Kongruenz ressourcenorientiert zu unterstützen. Hierbei wird die Familie als wichtigstes Bezugssystem der einzelnen Person betrachtet. Daher geht es immer auch um die Förderung, das Beibehalten und die Wiederherstellung der Gesundheit der Familien, nicht nur der einzelnen Person. Hier wird Pflege jedoch nicht vonseiten der professionell Pflegenden durchgeführt, sondern in ihren konkreten Interventionen mit den zu unterstützenden Personen und ihren Familien besprochen und ausgehandelt (Friedemann & Köhlen, 2018).

11.8 Ressourcenorientierung

Der Begriff Ressource wird in verschiedenen Disziplinen verwendet und ist daher unterschiedlich belegt. So versteht beispielsweise die Betriebswirtschaftslehre darunter primär materielle, aber auch immaterielle benötigte Werte und Güter, um Unternehmen oder Arbeitsgruppen handlungsfähig zu machen. Im Bereich sozialer, pädagogischer oder auch pflegerischer Arbeit werden darunter materielle oder immaterielle Werte und Güter von Personen oder Familien und zwischenmenschliche Beziehungen verstanden, die einer Person als Stärken oder

Kraftquellen zur Verfügung stehen. Ressourcen bilden die Grundlage der Handlungsfähigkeit jedes Menschen. Entsprechend beschreibt die Ressourcenorientierung, bezogen auf das jeweilige Setting, Vorgehensweisen, Methoden und Haltungen.

So stellt ressourcenorientierte Beratung die Unterstützung zum Ausgleich fehlender oder die Verbesserung vorhandener Ressourcen in den Mittelpunkt. Dabei versteht sie alle Aspekte, die zu einer eigenständigen Lebensgestaltung und -bewältigung beitragen, als Ressourcen (Zentrum für Qualität in der Pflege, 2016). Dies können externe Ressourcen (alle natürlichen, sozialen, technischen Hilfsmittel oder Umweltaspekte wie Einkommen, Netzwerke, Wohnraum), interpersonelle Ressourcen (z. B. Formen sozialer Bindungen, Beziehungsmuster und -merkmale) oder intrapersonelle Ressourcen (Persönlichkeitseigenschaften, Selbstwertgefühl, Fähigkeiten und Fertigkeiten) sein (Wilz et al., 2017).

Entsprechend der vielfältigen Verwendung des Ressourcenbegriffs in verschiedenen Disziplinen gibt es unterschiedliche theoretische Ansätze der Ressourcenorientierung. Beispielhaft wird an dieser Stelle der Ansatz in der Sozialarbeit betrachtet. Die Sozialarbeit sieht die Ressourcenorientierung als ein pragmatisches Konzept, das Mitte der 1970er Jahre aus dem amerikanischen Raum nach Europa gelangte. Hier steht es der analytisch-defizitorientierten Tradition insoweit entgegen, als es auch alternative Betrachtungsweisen zulässt. Als Konzept beschreibt es eine methodisch strukturierte Vorgehensweise vor dem Hintergrund einer professionellen Perspektiveinnahme (in Richtung auf die Ressourcen der Hilfe suchenden Menschen) und somit auch einen beruflichen Wertestandard. Die Orientierung an den Ressourcen der einzelnen Person wird als Wirkfaktor für das Gelingen von Hilfen betrachtet (Dettmann, 2016). Das Züricher Ressourcen-Modell (ZMR) von Storch und Krause (2017) zur Entwicklung von Handlungskompetenzen beschreibt, dass deren Entdeckung dann als angenehm empfunden wird, wenn sie sich konsequent an den persönlichen Ressourcen der Menschen orientieren.

Auch viele Pflegetheoretikerinnen wie Henderson, Orem, Krohwinkel, Friedemann oder Juchli betonen die ressourcenorientierte Herangehensweise pflegerischer Interventionen. Insofern ist dieser Ansatz von großer Bedeutung für die pflegebezogene Edukation, da er die zu unterstützende Person und ihre Fähigkeiten, Fertigkeiten, Netzwerke etc. – kurz: ihre Ressourcen – ins Zentrum stellt.

Eine oft noch nicht wertgeschätzte Ressource ist die Hoffnung. Auf Schicksalsschläge reagieren hoffende Menschen häufig ohne eine lähmende Verzweiflung. Sie richten ihre Hoffnung auf einen für sich selbst zu erreichenden Zustand und arbeiten aktiv daran, diesen zu erreichen (Zegelin, 2015).

11.9 Salutogenese

Das Konzept der Salutogenese kann – obwohl es nicht der Pflegewissenschaft entstammt – als eine der tragenden Säulen jeglicher professionellen Pflege und somit auch der pflegebezogenen Edukation betrachtet werden.

Es geht zurück auf den amerikanisch-israelischen Stressforscher und Medizinsoziologen Aaron Antonovsky. Er beschäftigte sich in den 1960er und 1970er Jahren wissenschaftlich mit der Suche nach möglicherweise krankmachenden psychosozialen Stressoren. Dabei wurde deutlich, dass diese im Leben allgegenwärtig sind. Darüber hinaus spielt die subjektive Bewertung einzelner Ereignisse in der Belastungsforschung eine bedeutsame Rolle. Eine bestimmte Situation kann eine Person schwer belasten, während eine andere Person diese Situation als positiv bewertete Herausforderung erlebt. Antonovsky folgerte daraus, dass Stressoren wie Probleme oder Risiken nicht potenziell krankmachende Ausnahmen darstellen. Von Bedeutung sind vielmehr die alltägliche Beschäftigung und Auseinanderset-

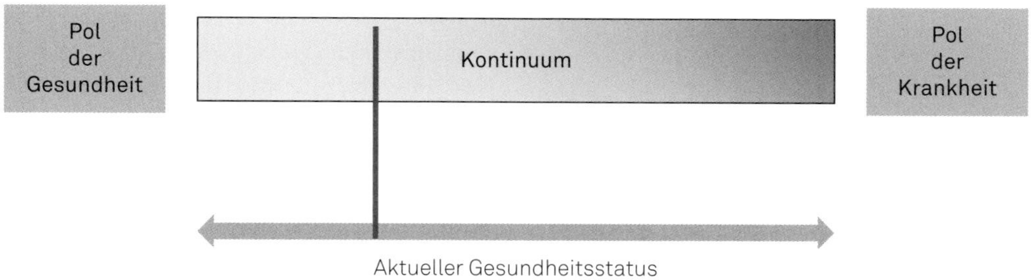

Abbildung 11-3: Kontinuum von Gesundheit und Krankheit (Quelle: Eigene Darstellung)

zung der Menschen mit ihrer Umwelt. Diese wird individuell unterschiedlich bewältigt (Antonovsky, 1997).

Mit der Forschung zu chronischen Anspannungszuständen, die durch schwer belastende Ereignisse wie Armut oder Heimatverlust ausgelöst wurden, beschäftigte sich Antonovsky ebenfalls. Dazu untersuchte er auch Personen, die als junge Menschen in Konzentrationslagern inhaftiert waren. Dabei konnte er einerseits Zusammenhänge zwischen chronischen Belastungen und bestimmten Erkrankungen feststellen. Andererseits traf er auch auf Personen, die trotz dieser Vergangenheit ein ausgeglichenes und gesundes Leben führten. Antonovskys Forschungsinteresse fokussierte sich daraufhin auf die Frage, wie es einigen Menschen gelingt, mit belastenden Ereignissen so umzugehen, dass sie gesund bleiben (Reinshagen, 2008).

Pathogenetische Ansätze, denen Antonovsky selbst zunächst folgte, beschäftigen sich primär mit der Entstehung von Erkrankungen und dem Verständnis krankmachender Prozesse. Das Konzept der Salutogenese konzentriert sich auf die Erforschung der Prozesse und Umstände, die Menschen gesund erhalten. Dabei gehen beide Ansätze von unterschiedlichen Annahmen über das Verhältnis von Gesundheit und Krankheit zueinander aus. Pathogenetisch betrachtet stellt Gesundheit den Normalzustand, Krankheit die Abweichung davon dar. Ein Mensch ist demnach entweder gesund oder krank. Aus salutogenetischer Sicht bilden Gesundheit und Krankheit jedoch zwei Pole eines Kontinuums (**Abb. 11-3**), sodass Menschen als „eher gesund“ oder „eher krank“ betrachtet werden müssen. Wo sich eine Person gerade zwischen den Polen befindet, wird von vielen Faktoren beeinflusst. Das Zusammentreffen gleicher Faktoren bei zwei Personen (z.B. gleiches Alter, gleiches Geschlecht, gleiche Erkrankung) bedeutet in der Regel nicht, dass sich beide an der gleichen Stelle des Kontinuums befinden müssen, da noch viele weitere Faktoren hier Einfluss nehmen können (Faltermaier, 2023).

Als zentrale Faktoren dafür, ob ein Mensch sich eher zum gesunden Pol hinbewegen kann, nennt Antonovsky individuelle Widerstandsressourcen, z.B. eine gute körperliche Konstitution, kognitive Fähigkeiten, Optimismus, Gesundheitskompetenz und materielle Ressourcen. Als gesellschaftliche Widerstandsressourcen bezeichnet er u.a. Frieden, sichere Sozialsysteme und soziale Einbindung.

Antonovsky geht davon aus, dass sich, je mehr solcher Ressourcen bei einer Person vorhanden sind, desto stärker eine stabile Grundüberzeugung bei dieser Person entwickeln kann, dass das Leben schön und trotz mancher Schwierigkeiten gut zu meistern ist. Diese Grundüberzeugung wird von Antonovsky als Kohärenzgefühl (sense of coherence) bezeichnet. Es besteht aus drei Komponenten (**Abb. 11-4**):

- Handhabbarkeit (manageability)
- Sinnhaftigkeit (meaningfulness)
- Verstehbarkeit (comprehensibility).

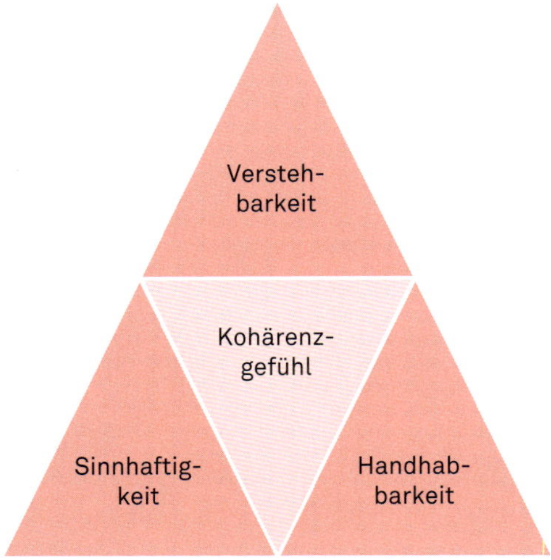

Abbildung 11-4: Kohärenzgefühl (Eigene Darstellung, angelehnt an Antonovsky, 1997)

Aktivierende Pflege dient dazu, Patientinnen und Patienten und Angehörige darin zu unterstützen, ihren Alltag bewältigen zu können. Für die Pflegenden bietet sich über das Gesundheits-Krankheits-Kontinuum ein Orientierungsrahmen, innerhalb dessen die vielschichtige Realität der zu unterstützenden Menschen betrachtet werden kann (Brieskorn-Zinke, 2010). Es muss kein absolutes Gesundsein geben, um sich sicher und wohl zu fühlen. Und es braucht auch kein absolutes Kranksein, um sich unsicher und nicht handlungsfähig zu fühlen.

In der Pflege und insbesondere in der pflegebezogenen Edukation steht die Stärkung des Kohärenzgefühls an erster Stelle. Dabei geht es oftmals nicht nur darum, akute Pflegesituationen zu bewältigen, sondern auch das Leben nach dem stationären Aufenthalt. Sowohl die Handhabbarkeit z. B. bezüglich bestimmter körperlicher Einschränkungen, die Verstehbarkeit z. B. bestimmter therapiebedingter Notwendigkeiten wie auch die Motivation, z. B. einen Zeitraum mit Einschränkungen bewältigen zu wollen (Sinnhaftigkeit), kann hier Thema sein (Zegelin et al., 2018).

Pflege und pflegebezogene Edukation mit einer salutogenetischen Perspektive zu gestalten, bedeutet, individuell und lebensweltorientiert zu pflegen und dabei die *Person* in den Mittelpunkt des pflegerischen Handelns zu stellen und nicht die Erkrankung oder Einschränkung.

11.10 Selbstmanagement/ Selbstwirksamkeit

Der Selbstmanagementansatz zielt im Bereich des Gesundheitswesens auf die Stärkung der Autonomie der Patientinnen und Patienten ab. Durch Kompetenz- und Wissensvermittlung sollen diese zu einem bewussten Umgang mit ihrer Erkrankung bzw. deren individuellen Folgen befähigt werden. So soll die Abhängigkeit der Patientinnen und Patienten von medizinischen Versorgungssystemen verringert werden. Insofern finden sich Parallelen zu Ansätzen wie dem „Shared Decision Making", bei dem es durch die – von den behandelnden Ärzten und Ärztinnen geförderte – Partizipation der Patientinnen und Patienten um deren aktive Beteiligung am medizinischen Entscheidungsprozess geht (Loh et al., 2007).

Der Begriff Selbstmanagement entstammt primär medizinischen und psychologischen Forschungen aus dem angloamerikanischen Raum und wird dort schon einige Jahrzehnte in Zusammenhang mit chronischer Erkrankung und Krankheitsselbstmanagement diskutiert. Allerdings zeigen sich gerade im Gesundheitswesen viele unterschiedliche Auffassungen und Auslegungen zu diesem Ansatz (Haslbeck & Schaeffer, 2007). Oftmals stehen dabei insbesondere Schulungen im Rahmen diagnoseorientierter Kurzprogramme – vielfach mit verhaltensorientierter Ausrichtung – im Zentrum der Maßnahmen zur Erreichung von Selbstmanagementkompetenzen (Zegelin, 2015).

Als theoretische Grundlage des Selbstmanagementansatzes ist das Konzept der Selbstwirksamkeit (self-efficacy oder self-efficacy beliefs) des kanadischen Psychologen Albert Bandura zu betrachten. Bandura entwickelte dieses Konzept im Rahmen seiner sozial-kognitiven Lerntheorie. Dort beschreibt er, dass die Motivation einer Person, zu handeln, in hohem Maße von der Selbstwirksamkeitserwartung abhängt. Als weitere Einflussfaktoren werden gesetzte Ziele, Ergebniserwartung sowie unterstützende oder behindernde Umweltfaktoren aufgeführt (Dlugosch & Dahl, 2012). Die im Laufe des Lebens erlernte und veränderbare Überzeugung, erfolgreich handeln zu können, bezeichnet Bandura als Selbstwirksamkeitsüberzeugung. Es kommt hierbei prinzipiell nicht darauf an, ob die Person tatsächlich in der Lage ist, die Handlung auszuführen oder nicht. Er betont vielmehr, dass Menschen ohne das Vorhandensein der Selbstwirksamkeitsüberzeugung in der Regel gar nicht erst versuchen, Probleme oder Herausforderungen anzugehen.

Bandura beschreibt vier Einflussfaktoren, die zur Entwicklung, aber auch zur Reduzierung von Selbstwirksamkeitsüberzeugungen beitragen (Bandura, 1997):

1. **Erfolgserlebnisse**: Sie stärken die Selbstwirksamkeitsüberzeugung; wiederholte Misserfolge schwächen sie eher.
2. **Erfolgreiche Modellpersonen**: Der Erfolg von Personen, die einem wichtig oder ähnlich sind, stärkt die Selbstwirksamkeit.
3. **Einfluss sozialer Gruppen**: Sie können Menschen bestärken oder schwächen. Wenn jemand z. B. immer wieder von anderen hört, dass er versagt hat, wird dies seine Selbstwirksamkeitsüberzeugung schwächen.
4. **Interpretation von Emotionen und Empfindungen**: Das eigene Erleben, z. B. zitternde Hände in Stresssituationen, kann als Zeichen für ein mögliches Scheitern betrachtet werden und so die Selbstwirksamkeitsüberzeugung schwächen.

Für die pflegebezogene Edukation ist der Selbstmanagementansatz grundsätzlich wichtig. Aufgrund seiner Krankheitszentrierung und trotz seiner inhaltlichen Überschneidungen z. B. mit dem Empowermentansatz (**Kap. 11.4**) ist er jedoch nur begrenzt nutzbar. Kompetenzgewinn oder -erweiterung ist zentraler Ansatzpunkt pflegebezogener Edukation. Dies jedoch nur auf den Bereich des „Krankheitsselbstmanagements" zu beziehen, würde die lebensweltliche Ausrichtung der Edukation negieren. Für den beschriebenen, klar benannten Ausschnitt ist er jedoch nutzbar, wie z. B. das Selbstmanagementmodell der australischen Flinders-Universität zeigt (Battersby, 2007). Das Konzept der Selbstwirksamkeitsüberzeugung mit seiner inhaltlichen Nähe zum Kohärenzgefühl nach Antonovsky beschreibt wichtige psychologische Grundlagen, die in der pflegebezogenen Edukation von großer Bedeutung sind. Es weist zudem große Überschneidungen mit dem gesundheitspsychologischen Health-Belief-Modell (Modell der Gesundheitsüberzeugungen) auf (Naidoo & Wills, 2019).

11.11 Soziale Unterstützung

Soziale Unterstützung (Social Support) als Verstehens- und Handlungskonzept wurde im Zuge zahlreicher empirischer Studien verschiedener Fachrichtungen (insbesondere Psychologie und Soziologie) entwickelt. Grob zusammengefasst kommen alle Studien zu der Erkenntnis, dass gelungene soziale Unterstützung gesundheitsförderlich, fehlende soziale Unterstützung krankheitsförderlich wirkt (Borgmann et al., 2017).

Menschen sind soziale Wesen. Bereits als steinzeitlich Jagende und Sammelnde lebten sie in Gruppen, um sich gemeinsam vor Gefahren zu schützen, im Alltag zu unterstützen und emotional eingebunden zu sein. Soziale Unterstützung wird heute als Ressource betrachtet, mit der Bedürfnisse u. a. nach Zuneigung, Anerkennung, Zugehörigkeit, Sicherheit, Informationen oder materieller Unterstützung befriedigt werden können (Brieskorn-Zinke, 2006).

Gesundheits-, klinische und Sozialpsychologie widmeten sich in den 1980er und 1990er Jahren verstärkt der Unterstützungsforschung. Dies wird in Zusammenhang mit der Erosion sozialstaatlicher Programme, den Grenzen der Finanzierung staatlicher Unterstützungsleistungen und der daran anschließenden Aktivierung des bürgerschaftlichen Engagements gesehen (Wilz, 2017).

Die Unterstützungsforschung unterscheidet zwischen sozialer Integration und sozialer Unterstützung:

- Soziale Integration meint die Einbettung in soziale Netze und betrachtet z. B. die Größe, Erreichbarkeit oder die Zusammensetzung von Netzwerken und somit einen quantitativ-strukturellen Aspekt.
- Soziale Unterstützung beinhaltet dagegen Aspekte der praktischen Unterstützung, betrachtet aber auch die Art und Weise der Unterstützung (z. B. emotional oder finanziell) und somit eher qualitativ-funktionale Aspekte.

Soziale Unterstützung wird außerdem weiter ausdifferenziert in

- wahrgenommene (erwartete) Unterstützung, d. h. die prospektive Erwartung von Unterstützung („Meine Kinder werden sich schon kümmern."), und
- erhaltene Unterstützung, womit die retrospektive Bewertung bereits stattgefundener Unterstützung gemeint ist.

Ein gesteigertes Wohlbefinden sowie eine bessere körperliche und seelische Gesundheit werden von Menschen beschrieben, die für sich selbst eine hohe soziale Unterstützung wahrnehmen und/oder erhalten. Menschen mit weniger wahrgenommener oder erhaltener Unterstützung berichten dies nicht. Es konnte zudem nachgewiesen werden, dass insbesondere die wahrgenommene soziale Unterstützung Einfluss auf die Gesundheit haben kann und somit eine bedeutende psychosoziale Ressource darstellt. Im Gegensatz dazu leiden Menschen, die sich nicht ausreichend sozial unterstützt fühlen, häufiger unter körperlichen Beschwerden und Krankheiten und fühlen sich chronisch gestresst (Badura, 1981).

Die Bedeutung des Konzepts der Sozialen Unterstützung für die Pflege generell und die Pflegeedukation im Besonderen zeigt sich u. a. an der Erkenntnis, dass Menschen sich gerade in Krisensituationen gegenseitig unterstützen oder dies zumindest oftmals gegenseitig von sich erwarten. Das Wissen um diese Zusammenhänge erleichtert so z. B. auch das Verständnis dafür, dass

- in einigen Kulturen in Krisensituationen die gesamte Familie zusammenkommt,
- nicht erfüllte Erwartungen Krisen in sozialen Konstellationen auslösen können,
- manche Menschen durch an sie gerichtete Erwartungen sehr belastet sein können,
- Angehörige sowie Freunde und Freundinnen als Mithelfende „genutzt" werden können.

Daher ist nicht nur die erkrankte oder zu pflegende Person vonseiten der Pflegenden in den Blick zu nehmen. Das Konzept begründet vielmehr die Familienorientierung und die Angehörigenarbeit in der Pflege. Es stützt zudem die Bedeutung der Selbsthilfe (Zegelin, 2015).

11.12 Subjektive Gesundheits- und Krankheitstheorien

Menschen haben eigene Ideen und Vorstellungen darüber, warum sie gesund oder krank sind. Subjektive Erklärungsversuche sind zumeist das Resultat individueller Lebenserfahrungen, sozialer und gesellschaftlicher Wertvorstellungen und Rahmenbedingungen sowie der Einordnung der eigenen Gesundheit und Krankheit in diese Zusammenhänge (Faltermaier, 2020; Faßl, 2017).

Subjektive Gesundheits- und Krankheitstheorien sind in das Konzept der subjektiven Theorien einzuordnen. Objektive bzw. wissenschaftliche Theorien entstehen in der Regel durch systematische Forschung sowie standardisierte und professionelle Überprüfungen. Dagegen basieren subjektive Theorien (auch Laienkonzepte genannt) auf individuellen Erfahrungen und bleiben dem Individuum verhaftet. Sie sind daher auch immer veränderbar – u. a. durch neue Erfahrungen und neues Wissen. Disziplinen wie Soziologie, Psychologie, Gesundheitswissenschaft und Medizin wenden sich diesen Theorien mit alltags- und subjektorientierten Fragestellungen seit den 1970er Jahren verstärkt zu, um individuelle Sichtweisen und Erklärungsmodelle einzelner Menschen oder Gruppen zu erforschen (Birkner, 2006; Faller, 1990). Dies liegt insbesondere an der Erkenntnis, dass Gesundheit und Krankheit nicht nur von Fachleuten definiert und bearbeitet werden, sondern auch durch das Alltagserleben jedes Menschen. Auch die Definition von Gesundheit als „Zustand des völligen körperlichen, geistigen und sozialen Wohlbefindens und nicht nur als die Abwesenheit von Krankheit" (Franzkowiak & Hurrelmann, 2022, o. S.) der Weltgesundheitsorganisation (WHO) beinhaltet bereits diese Subjektivität.

Bezogen auf Gesundheit und Krankheit kann davon ausgegangen werden, dass subjektive Gesundheits- und Krankheitstheorien das individuelle Wissen einer Person über Gesundheit und Krankheit zusammenfassen. Sie entstehen durch das Erleben von Gesundheit und Krankheit und ermöglichen dem Individuum, insbesondere Krankheit in das eigene Leben zu integrieren und als Teil des Lebens zu akzeptieren. Somit dienen solche Konzepte oftmals der Sinnfindung für das eigene Leben.

Ein individuelles Konzept von Gesundheit und Krankheit ist jedoch nicht ohne den Einbezug sozialer, gesellschaftlicher und kultureller Komponenten denkbar. Normen, Werte und Traditionen der Gesellschaft, in welcher Menschen leben, haben großen Einfluss auf das individuelle Erleben und Denken (Faltermaier, 2020). Zugleich unterliegen sie auch einem Wandel, der sich jedoch eher langsam vollzieht. All dies beeinflusst selbstverständlich auch die Hilfeleistungen z. B. der Pflegenden.

Pflegebezogene Edukation kann ohne Beachtung solch subjektiver Theorien kaum wirksam werden. Die Vorstellungen und Erklärungsmuster von Menschen über ihre Erkrankung, Behandlung oder Pflegebedürftigkeit müssen in edukative Maßnahmen integriert werden, da diese sonst an den Menschen vorbeigehen. Pflegende müssen die unterstützungssuchenden Menschen dort abholen, wo sie stehen. Dies bedeutet auch, dass sie sich mit deren individuellen Deutungsmustern auseinandersetzen müssen, um sinnvolle Interventionen anbieten zu können (Zegelin, 2005).

11.13 Themenzentrierte Interaktion

Die Psychotherapeutin Ruth Cohn entwickelte die Themenzentrierte Interaktion (TZI) als gruppentherapeutisches Angebot. Cohn war zunächst selbst in einem klassischen therapeutischen Zweier-Setting (sie selbst und eine Klientin oder ein Klient) tätig. Sie gelangte jedoch zunehmend zu der Überzeugung, dass gruppentherapeutische Angebote zur Wiederherstellung psychischer Gesundheit hilfreicher sein können. Zudem richtete sie ihr Augenmerk verstärkt darauf, Menschen grundsätzlich dabei zu unterstützen, möglichst ohne Einschränkungen leben zu können und so gar nicht mehr auf therapeutische Angebote angewiesen zu sein.

Themenzentrierte Interaktion bedeutet, dass Personen in Gruppen in kommunikativem

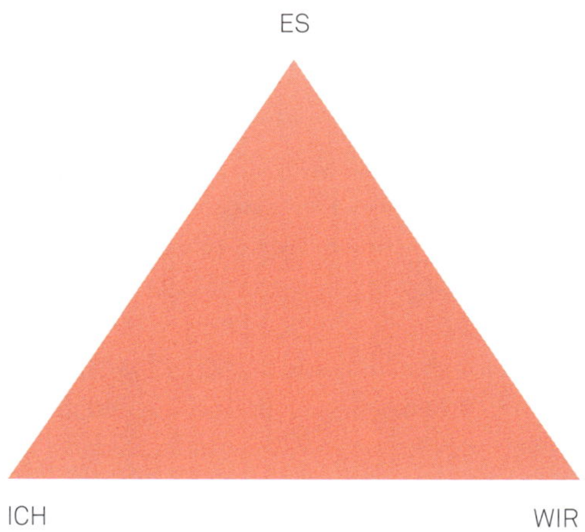

Abbildung 11-5: TZI-Dreieck nach Cohn (Quelle: Eigene Darstellung)

Austausch an bestimmten Themen arbeiten. Dabei geht es darum, objektive und subjektive Sichtweisen zusammenzuführen. Cohn beschreibt dies als Dreieck mit den Eckpunkten ICH, WIR und ES (**Abb. 11-5**). Daran wird deutlich, warum die TZI für Mikroschulungen besonders dann bedeutsam ist, wenn Paare, Familien oder Personen in familienähnlichen Konstellationen geschult werden.

Dabei bezeichnet das ICH die eigene Person, das WIR steht für die Interaktionen der Personen in der Gruppe untereinander. Das ES beschreibt die Aufgabe, das Thema, mit dem sich die Gruppe auseinandersetzt.

Cohn (2009) formulierte die Grund- und Wertehaltung der TZI in drei Axiomen (Grundsätzen):

1. Im existenziell-anthropologischen Axiom wird der Mensch als psychobiologische Einheit beschrieben, die gleichzeitig unabhängig, aber auch mit ihrer Umwelt in gegenseitiger Abhängigkeit lebt.
2. Das ethisch-soziale Axiom formuliert Ehrfurcht vor allem Lebendigen und dessen Wachstum.
3. Das pragmatisch-politische Axiom betont, dass freie Entscheidungen innerhalb äußerer und innerer Grenzen möglich sind und die vorhandenen Grenzen immer erweitert werden können.

Die hier beschriebenen Wertvorstellungen werden auch in den Empfehlungen, die Cohn für die gemeinsame Arbeit in Gruppen formuliert hat, deutlich. Zentral ist dabei folgende Empfehlung: „Du bist der einzige Mensch in der Welt, der deine innere Welt erfühlen und erdenken kann. Darum erwarte nicht, dass ein anderer dich errät, ohne genaue Aussagen; denn er kann das nicht, und du leidest überflüssigerweise. Mache klare Aussagen. Beachte den anderen, ob er dich versteht. Wenn nicht, versuch' es anders" (Cohn, 1975, zit. nach Falk, 2016, S. 23).

Cohn unterscheidet zwischen totem und lebendigem Lernen. Als Ersteres bezeichnet sie eine Art des Lernens, die von den Lernenden als „trocken und nicht bereichernd" (Cohn, 2009, S. 111) empfunden wird. Lebendig sei Lernen hingegen, wenn es als nutzbringend und anregend empfunden wird. Sie beschreibt verschiedene Elemente, die genau dazu beitragen. So betrachtet sie die respektvolle Wahrnehmung der Gefühlswelt der Lernenden als wesentlich für deren persönliche Beteiligung am Lernprozess. Ein weiteres bedeutendes Element stellt für Cohn das Lernthema dar. Es muss den Interessen oder Bedarfen der Lernenden entsprechen, um als bedeutsam für das eigene Leben erfahren zu werden. Cohn empfiehlt zudem bei Bezeichnungen von Lerneinheiten darauf zu achten, keine Formulierung zu wählen, die negative Assoziationen hervorruft. Sie betont auch, dass die Rahmenbedingungen des Lernens ebenfalls eine wichtige Rolle spielen, z. B.: Wer zahlt? Wo wird gelernt? (Cohn, 2009).

11.14 Trajekt-Modell

Der Verlauf von chronischen Krankheiten ist nicht vorhersehbar. Zu viele Faktoren wirken auf die erkrankte Person ein. Dennoch lassen sich verschiedene Phasen des Verlaufs beschreiben.

Bereits in den 1960er Jahren beschrieben die Soziologen Barney Glaser und Anselm Strauss in einer Arbeit über den Sterbeprozess das Konzept der sogenannten „Sterbebahn" (dying trajectory). Der zeitliche Verlauf sowie die Geschwindigkeit des Sterbeprozesses, aber auch die daraus resultierenden Auswirkungen auf professionelles (z. B. ärztliches) und nichtprofessionelles (z. B. familiäres) Handeln der sterbenden Person gegenüber wurden dabei transparent gemacht. Jahre später spezifizierte Strauss gemeinsam mit der Pflegewissenschaftlerin Juliet Corbin diesen Ansatz für den Verlauf chronischer Krankheiten. Das Modell eignet sich jedoch ebenso, um z. B. die vielfältigen Aufgaben und Bewältigungsphasen bei Pflegebedürftigkeit zu beschreiben (Unfallkasse NRW, 2014).

Das Trajekt-Modell beschreibt Phasen bei der Bewältigung chronischer Erkrankungen. Akute, stabile und instabile Phasen, Höhen, Tiefen, Unsicherheit und Remissionen wechseln sich hierbei ab. Dabei zählen jedoch nicht nur die Stadien eines objektiv beschreibbaren Krankheitsverlaufs. Bedeutsam ist auch das subjektive Krankheitsempfinden und -erleben der betroffenen Person (Zegelin, 2013). „Der Begriff Verlaufskurve (Trajectory) verweist auf die aktive Rolle, die Menschen bei der Gestaltung des Verlaufs einer Krankheit spielen" (Corbin & Strauss, 2004, S. 50).

Diese Sichtweise macht deutlich, dass Krankheit nicht mehr als rein medizinische Erscheinung betrachtet wird, sondern auch auf Auswirkungen auf das soziale (Er-)Leben der erkrankten Person und ihres sozialen Umfelds hin. In der Regel wollen chronisch erkrankte Personen ganz normal am Leben teilnehmen und auch entsprechend als Mensch und nicht nur als erkrankte Person wahrgenommen werden. Dies gilt auch für akute und instabile Phasen der Erkrankung (Kohröde-Warnken, 2018). Für die professionell mit der Gesundheit von Menschen befassten Berufsgruppen bedeutet das ein notwendiges Umdenken. Die Orientierung an der Krankheit muss einer Orientierung am Kranksein der betroffenen Person, ihrem Erleben und an ihren Erfahrungen weichen.

Dies bedeutet jedoch auch, dass alle Beteiligten (erkrankte Person, Angehörige, professionell im Gesundheitswesen arbeitende Menschen) gleichbedeutend wichtig sind, dass es keine Vorherrschaft und somit Entscheidungsmacht der Professionellen gibt. Das negiert jedoch nicht, dass es im Krankheitserleben dennoch Phasen gibt, in denen die erkrankte Person verstärkt auf die Unterstützung professionell Helfender angewiesen ist. Die vielfältigen im Krankheitsverlauf zu erledigenden Aufgaben (Sicherung der Berufstätigkeit, des Haushalts, des Familienlebens, Anpassung an Einschränkungen, Erhaltung eines medizinisch bestmöglichen Zustandes etc.) erfordern an unterschiedlicher Stelle unterschiedliche lebensnahe Unterstützungsangebote.

Hier zeigt sich, warum dieser Ansatz für die pflegebezogene Edukation so bedeutsam ist. Es handelt sich um einen Ansatz mit selbstbestimmtem Menschenbild und Lebensweltorientierung, der das Erleben der betroffenen Menschen in den Mittelpunkt rückt. In bestimmten Phasen ihres Lebens benötigen sie Unterstützung, um handlungsfähig zu bleiben. Die Kenntnis des Verlaufskurvenmodells und seiner Phasen ermöglicht es, phasenangepasste edukative Angebote machen zu können.

Höhmann (2003) schlug vor, das Trajekt-Modell als gemeinsamen Handlungsrahmen für alle Gesundheitsberufe zu nutzen. Eine ihrer Untersuchungen offenbarte damals viele Lücken und Versorgungsbrüche im Ablauf einer Patientenkarriere. Die Ausbildungen, Zielsetzungen oder die Sprache verschiedener Berufsgruppen sind unterschiedlich. Aufgrund der unterschiedlichen Zielsetzungen unterscheidet sich das Vorgehen verschiedener Berufsgruppen (z.B. Physiotherapie und Pflege) und es gibt nur wenig konkrete Zusammenarbeit.

11.15 Transtheoretisches Modell

Menschen ändern ihr Verhalten in der Regel nicht von heute auf morgen. Vielmehr laufen Veränderungsprozesse in Stufen oder Phasen ab. Dies ist eine zentrale Annahme des Transtheoretischen Modells (TTM).

Das TTM wurde von den Psychologen James O. Prochaska und Carlo DiClemente entwickelt. Es handelt sich um einen Ansatz zur Beschreibung und Erklärung, zur Vorhersage und Beeinflussung von Verhaltensänderungen. Hierbei bezogen Prochaska und DiClemente Aspekte verschiedener psychotherapeutischer Ansätze ein (z.B. Psychoanalyse nach Freud, operante Konditionierung nach Skinner, klientenzentrierte Psychotherapie nach Rogers). Auf diese Verknüpfung von Aspekten der Tiefenpsychologie, des Behaviorismus und der hu-

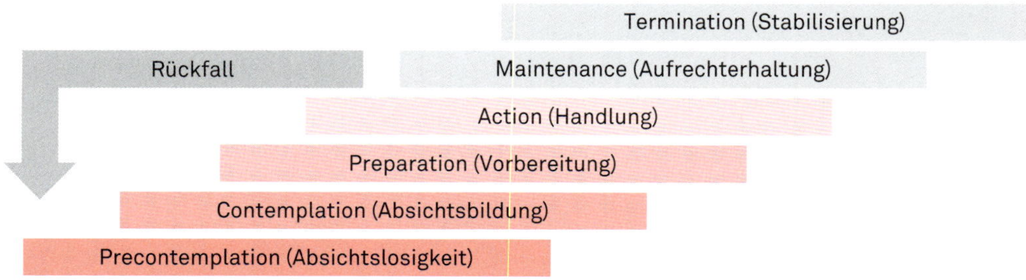

Abbildung 11-6: Transtheoretisches Modell als Stufenmodell (Quelle: Eigene Darstellung)

manistischen Psychologie (und noch anderer Ansätze) geht auch der Name des Modells zurück. Später wurden weitere Konzepte in das TTM eingegliedert, z.B. Banduras Konzept der Selbstwirksamkeit (Maurischat, 2001).

Das TTM wird auch als Stufenmodell der Verhaltensänderung („stages of change") bezeichnet, da die dort dargestellten Stadien den Kern des TTM bilden (**Abb. 11-6**):

1. **Precontemplation**: Stadium der Sorglosigkeit oder Absichtslosigkeit; Personen haben keine Absicht, ein als problematisch empfundenes Verhalten, z.B. Rauchen, zu ändern.
2. **Contemplation**: Stadium der Bewusstwerdung oder Absichtsbildung; Personen entwickeln ein Problembewusstsein und erwägen eine Verhaltensänderung.
3. **Preparation:** Stadium der Vorbereitung; Personen planen konkret, ihr Verhalten zu ändern, und unternehmen erste vorbereitende Schritte dahingehend.
4. **Action**: Stadium der Handlung; Personen verändern ihr Verhalten.
5. **Maintenance**: Stadium der Aufrechterhaltung; Personen erhalten die Verhaltensänderung aufrecht und stabilisieren sie.
6. **Termination**: Stadium des Abschlusses oder der dauernden Aufrechterhaltung; Personen haben das ursprüngliche Verhalten dauerhaft abgelegt.

Das sechste Stadium wurde ursprünglich nicht von Prochaska und DiClemente beschrieben; es wurde dem Konzept in weiteren Ausarbeitungen hinzugefügt (Maurischat, 2001).

Es handelt sich trotz der Bezeichnung Stufenmodell um ein Spiralmodell. Die Stadien werden zwar aufeinander aufbauend durchlaufen, dennoch sind jederzeit Regressionen in vorhergehende Stadien möglich, sodass spiralförmige Verläufe die Regel sind. Das TTM beinhaltet des Weiteren noch Beschreibungen von Veränderungsprozessen („processes of change"), die entweder als auf das Erleben bezogene oder als verhaltensorientierte Prozesse beschrieben werden, sowie andere Aspekte wie die bereits erwähnte Selbstwirksamkeitserwartung (Keller, 1999).

Die Bedeutung des TTM für die Patientenedukation liegt primär in dessen Sichtbarmachung der Phasen der Veränderung. Einerseits ist die reine Kenntnis solcher Phasen für die in der Patientenedukation Beschäftigten hilfreich, um Reaktionen der zu unterstützenden Personen einordnen zu können. Andererseits können Interventionen auch nur dann wirksam werden, wenn sie auf die gerade von der zu unterstützenden Person erlebte Phase abgestimmt sind.

11.16 Es gibt noch mehr ...

Es gibt noch weitere Konzepte und Modelle, welche die pflegebezogene Edukation für sich nutzen kann. Da es zwischen einigen Modellen Überschneidungen mit bereits genannten Modellen gibt, werden z.B. das Precede/Proceed-Modell (PPM) oder das transaktionale Stressmodell nach Lazarus an dieser Stelle nur erwähnt, aber nicht weiter erläutert.

12 Einige Gedanken zum Lernen

Lernen ist ein wesentlicher Bestandteil pflegebezogener Edukation, und bezüglich des Lernens von Erwachsenen ist der Konstruktivismus die vorherrschende Erkenntnistheorie (Zegelin, 2021). Entsprechend wurzelt dort auch das pädagogische Grundverständnis der Intervention Mikroschulung (Berlepesch-Schreiner et al., 2012). Im konstruktivistischen Sinne wird davon ausgegangen, dass lernende Menschen zielgerichtet handeln. Sie suchen aktiv nach neuen Informationen. Diese werden dann mit dem Hintergrund des jeweiligen Vorwissens betrachtet. Wird das Neue als hilfreich bewertet, können daraus neue Konzepte und Auffassungen über die Wirklichkeit abgeleitet werden. Um als hilfreich bewertet zu werden, muss sich das neue Wissen jedoch in die eigene Lebenssituation einpassen, in eigene Denkzusammenhänge einbauen lassen. Insofern spielt bei einer konstruktivistischen Betrachtung des Lernens die Eigenverantwortung der Lernenden für den Lernprozess eine bedeutende Rolle. Der Fokus liegt zudem mehr auf dem Verstehen als auf dem Behalten neuer Information (Hasselhorn & Gold, 2022). Daher orientiert sich die Intervention Mikroschulung insbesondere an der Didaktik der Erwachsenenbildung (**Kap. 11.3**) sowie an Cognitive Apprenticeship als Lehr-Lern-Methode (**Kap. 11.2**).

12.1 Lernen als Interaktion

Lernen ist ein Prozess, in dem eine Person mit ihrer Umgebung interagiert. Dabei kann Lernen gezielt (z. B. in Schule, Ausbildung, Studium) stattfinden und führt dann zu explizitem Wissen. Darunter wird insbesondere sogenanntes dokumentiertes Wissen verstanden. Dieses ist auch für andere sichtbar, z. B. in Form von Regeln, Fakten oder Anweisungen. Es gibt aber auch das Alltagslernen. Dabei wird durch (Alltags-)Erfahrungen oft implizites oder auch stilles Wissen erworben. Damit ist personengebundenes Wissen gemeint; es existiert im Kopf einer Person und ist oft auch situationsgebunden. In der Regel kann solches Wissen nicht erklärt werden: „Ich kann das Gleichgewicht beim Fahrradfahren halten, kann aber nicht erklären, wie ich das tue. Ich kann es einfach."

Das Lernen selbst kann allerdings nicht beobachtet werden. Ob ein Lernprozess erfolgreich war, wird zumeist durch ein verändertes Handeln der lernenden Person deutlich. Die Veränderung muss jedoch in Bezug zu unterschiedlichen Zeitpunkten (z. B. vor einer Schulung und nach einer Schulung) gesetzt werden. Um den Prozess des Lernens besser zu verstehen, sind Ergebnisse aus der Kognitions- und Lernpsychologie zum menschlichen Gedächtnis hilfreich. Bereits 1968 wurde von den Psychologen Atkinson und Shiffrin das Drei-Speicher-Modell zur Struktur des Gedächtnisses vorgeschlagen (Stern, 2020):

1. Danach nimmt das *Ultrakurzzeitgedächtnis* zunächst alle eingehenden Reize auf. Allerdings wird nur ein Bruchteil der Reize weiterverarbeitet. Wenn beispielsweise eine Person an einer belebten Straße steht, wirken Geräusche, Licht, Gerüche usw. auf sie ein. Sie wird jedoch nur auf einzelne dieser Reize reagieren.

2. Darüber, welche aufgenommenen Sinnesreize verarbeitet werden, entscheidet das *Kurzzeit- bzw. Arbeitsgedächtnis*. Dessen Aufgabe ist es, eingehende Informationen in das vorhandene Wissen einzubauen. So wird zielgerichtetes Handeln ermöglicht. Die Person an der Straße tritt vielleicht einen Schritt von der Bordsteinkante zurück, weil sie eine Pfütze auf der Straße wahrgenommen hat. Bliebe sie an ihrer Position stehen und ein Auto führe durch die Pfütze, würde sie vermutlich nassgespritzt werden.
3. Das *Langzeitgedächtnis* speichert Erfahrungen und macht sie so nachhaltig verfügbar. Die Person an der Straße hat bestimmt schon erlebt, dass durch Pfützen fahrende Autos Menschen nassmachen können. Insofern wusste sie, was zu tun ist, als sie die Pfütze auf der Straße wahrnahm.

Damit eine Person handlungsfähig bleibt, muss ihr Arbeitsgedächtnis allerdings eine Auswahl bezüglich der Reize treffen, auf die reagiert wird. Dies ist für das Lernen von Bedeutung. Werden Reize unbeabsichtigt bzw. zufällig vom Ultrakurzzeitgedächtnis ins Arbeitsgedächtnis weitergeleitet, nennt man dies inzidentell. Geschieht dies jedoch gezielt, liegt ein intentionaler Prozess vor. Bei solchen Prozessen verfolgt die Person ein Ziel (z. B. nicht nass zu werden) und wählt daher primär Informationen aus, die zum Erreichen dieses Zieles sinnvoll sind. Die Möglichkeit, sich zu konzentrieren, wird insofern durch die intentional gesteuerte Begrenzung des Arbeitsgedächtnisses ermöglicht (Stern, 2020).

12.2 Lernziele

Lernen spielt eine wichtige Rolle bei der Bewältigung neuer oder veränderter Lebenssituationen. Durch den Lernprozess kann es aufgrund von Erfahrungen zu dauerhaften Änderungen der eigenen Verhaltensmöglichkeiten kommen (Hasselhorn & Gold, 2022). Nach einem erfolgreichen Lernprozess hat die lernende Person andere oder auch mehr Möglichkeiten, sich zu verhalten. Dies ist im Falle von akuten oder chronischen Erkrankungen und Behinderungen von großer Bedeutung. Zu Beginn einer Erkrankung ist eine Person oft abhängig von anderen Menschen. Lernen kann helfen, diese Abhängigkeit zu verringern oder aufzulösen und Handlungsautonomie zurückzuerlangen (Büker, 2021c). Beim Lernen zur Bewältigung von Krankheiten und Behinderungen können Lernziele auf drei Ebenen beschriebenen werden:

1. **Wissen:** Damit ist die kognitive Ebene gemeint. Es geht insbesondere um das Verstehen einer Situation, aber auch um den Erwerb und das Verstehen notwendigen, neuen Wissens.
2. **Können:** Auf der motorischen Ebene steht das Erlernen von Techniken und Fertigkeiten im Mittelpunkt. Es geht darum, etwas tun zu können, z. B. (sich selbst) eine Insulininjektion zu verabreichen.
3. **Wollen**: Die neue Situation zu erkennen und damit zusammenhängende Veränderungen bewusst angehen zu wollen, steht auf der affektiven Ebene im Zentrum.

Auch wenn die Ziele der affektiven Ebene am schwierigsten zu erreichen sind, sind sie jedoch die wichtigsten (Klug Redman, 1996). In der Regel lassen sich Menschen motivieren, wenn ihnen Autonomie, soziale Einbindung und Kompetenzerleben ermöglicht werden (Stern, 2020). Ohne den Willen, eine neue Situation zu bewältigen, werden Lernende die Herausforderungen des Wissens und Könnens nur sehr schwer bewältigen können. In der Regel gelingen nachhaltige Veränderungen dabei auch nicht von einem Tag zum nächsten. Es lässt sich zumeist ein Prozess beschreiben, der aus mehreren Phasen besteht und je nach Phase unterschiedliche Lernstrategien beinhaltet (Büker, 2010). Sind die meisten Personen z. B. am Beginn einer Erkrankung noch darauf angewiesen, Informationen und Verhaltensanweisungen durch professionelle Akteure und Akteurinnen zu erhalten, wird vielen Betroffenen schnell klar, dass Autonomie nur durch den Erwerb neuer Kompetenzen möglich ist. Ein zunächst passives Lernverhalten wird durch ein zunehmend aktiveres und selbstgesteuertes Lernen abgelöst. Verfügbare Medien wie Internet oder Fachliteratur werden zur eigenständigen Recherche genutzt. Fragen an Experten und Expertinnen werden immer differenzierter. Die Nutzung von Selbsthilfestrukturen ermöglicht häufig den Erwerb handlungspraktischen Alltagswissens. So werden beispielsweise chronisch erkrankte Personen und ihre Bezugspersonen häufig selbst zu Experten und Expertinnen: Sie verfügen im Gegensatz zu vielen professionellen Akteuren und Akteurinnen zudem meistens auch noch über direkte, selbst erlebte Erfahrungen zum Umgang mit ihrer Erkrankung (Büker, 2021c).

Grundsätzliches Ziel der Patienten- und Familienedukation ist es nicht nur, Patientinnen und Patienten, Pflegebedürftigen und ihren Angehörigen Hilfestellungen für die akute Situation zu vermitteln. Auch wenn dies ein hohes Ziel ist, steht die Fähigkeit zum Lerntransfer im Zentrum edukativer Bemühungen. Damit ist gemeint, dass Personen früher Erlerntes auf neue Situationen übertragen können. Dafür müssen sie sich allgemeine Denkweisen, Fertigkeiten und Informationen zum Umgang mit neuen Situationen zu eigen machen. Sie müssen auch erkennen können, dass eine neue Situation bereits erlebten Situationen ähnlich ist. Dann kann die Erinnerung an erlernte Denk- und Handlungsweisen reaktiviert werden (Klug Redman, 2009). Insofern sind edukative Interventionen und auch die Mikroschulung als Hilfe zur Selbsthilfe zu konzipieren.

Lernziele können in Haupt- oder Richtziele (**Kap. 4.2**) sowie in Feinziele (**Kap. 4.3**) unterteilt werden. Individuelle Lernziele sollten in Lernverträgen (**Tab. 12-1**) dokumentiert werden. So kann für Schulende wie auch für Lernende sichtbar gemacht werden, was z. B. in einer Mikroschulung vermittelt und erlernt werden soll. Die gemeinsame Auseinandersetzung schärft das gegenseitige Verständnis und kann Enttäuschungen oder Ärger aufgrund nicht erfüllter Erwartungen oder anderer Unklarheiten verhindern. In einem Lernvertrag sollte kurz die aktuelle Sachlage festgehalten werden. Danach werden die einzelnen Elemente des Vertrags thematisiert. Anpassungen sind im Schulungsverlauf immer möglich.

12.3 Lernklima

Bei der Konzeption von Lerneinheiten spielt die Gestaltung des Lernklimas eine entscheidende Rolle. Folgende aufgeführte Merkmale sind für ein lernfreundliches Klima bedeutend (Büker, 2021c):

- **Struktur**: Die schulende Person sollte Lerneinheiten methodisch und didaktisch abwechselnd gestalten. So wird insbesondere Langeweile und Desinteresse, aber auch Ermüdung vorgebeugt. Die verschiedenen Lernkanäle sollten berücksichtigt werden.
- **Motivation:** Durch respektvolle Anerkennung und Lob kann die schulende Person im Sinne eines Feedbacks die Lernmotivation der Lernenden fördern. Daher sollten Lernziele realistisch und erreichbar sein.
- **Individualität**: Die Lerneinheit sollte die individuelle Situation der Lernenden berücksichtigen.
- **Anwendungsbezug**: Eine individuelle Ausrichtung der Lerneinheit führt dazu, dass die Lerninhalte zur Lebenssituation der Lernenden passen. Dabei sollten gemeinsam Lösungsmöglichkeiten für Alltagsprobleme erarbeitet werden (z. B.: „Wie kann ich einen Urinbeutel geschickt unter der Alltagskleidung tragen?“).
- **Verknüpfung**: Die Lerninhalte sollten mit der Lebenserfahrung und dem vorhandenen Wissen der Lernenden verknüpft werden (z. B.: „Wie haben Sie Ihre Mutter bisher beim Aufstehen aus dem Bett unterstützt?“). So können gemeinsam Handlungsoptionen erarbeitet werden.

Tabelle 12-1: Beispiel für einen Lernvertrag (Quelle: Eigene Darstellung)

Lernvertrag/Vereinbarung		**Datum:** 05.12.2023
zwischen Frau und Herrn Köster Frau/Herr/Familie	und	M. Schieron Pflegefachperson
Aktuelle Situation/Sachverhalt Frau Köster (Ehefrau) wird kommende Woche aus dem Krankenhaus entlassen. Sie benötigt nach ihrer OP voraussichtlich noch für eine längere Zeit Hilfe beim Aufstehen (aus dem Bett, vom Stuhl etc.). Herr Köster fühlt sich diesbezüglich unsicher.		
Lernziel(e) (Was möchte ich erreichen? Was soll erreicht werden?) Herr Köster beherrscht verschiedene Möglichkeiten, Frau Köster beim Aufstehen (aus dem Bett, vom Stuhl, vom Sofa/Sessel, von der Toilette) zu unterstützen. Frau Köster empfindet die Unterstützung als hilfreich.		
Handlungsschritte (Wie kann das Ziel mithilfe der Pflegefachperson erreicht werden?) 1. Gemeinsame Besprechung des Vorgehens mit allen Beteiligten (Ehepaar Köster + M. Schieron) 2. Vereinbarung von insgesamt 5 Terminen zur Mikroschulung 3. Bei den Terminen gemeinsames Entwickeln praktikabler Unterstützungs-möglichkeiten zum Ziel		
Indikator(en) für die Zielerreichung (Woran ist erkennbar, dass das Ziel erreicht wurde?) Herr Köster fühlt sich sicher bei der Unterstützung seiner Ehefrau, Frau Köster kommt mit der Unterstützung zurecht und fühlt sich sicher dabei.		
Terminierung (Bis wann soll dieses Ziel erreicht werden? Wie oft und wann sollen Treffen stattfinden?) Termine im Patientenzimmer am: 06.12. um 14:00 Uhr 07.12. um 13:30 Uhr 08.12. um 10:00 Uhr + 15:00 Uhr letzter Termin am: 09.12. um 11:00 Uhr		
Vertragsaktualisierung (Wann und warum?) Überprüfung des Schulungsbedarfs nach jedem Termin. Falls Ziel vorzeitig erreicht wird, können einzelne Termine entfallen. Falls weitere Termine notwendig sein sollten, am 09.12. Vereinbarung weiterer Schulungstermine.		

- **Selbstbestimmung:** Da jeder Mensch anders lernt, sollte so weit wie möglich mit den Lernenden vereinbart werden, was, wie, wie viel und in welcher Zeit sie lernen wollen.
- **Aktivierung**: Lernende sollten aktiv in das Lernen einbezogen werden. Es geht um die interaktive Vermittlung der Lerninhalte. Dazu zählen auch Diskussionen, praktische Übungen oder die eigenständige Erarbeitung eines Themas.

Mit der Berücksichtigung dieser Merkmale besteht eine gute Chance, Menschen bei dem Erwerb von mehr Gesundheitskompetenz erfolgreich zu unterstützen. „Gesundheitskompetenz“ meint hier insbesondere, sich optional verhalten zu können, Alternativen zu haben und in unterschiedlichen Situationen handlungsfähig zu bleiben (Kolbe & Abt-Zegelin, 2011).

12.4 Lernstile und Lerntypen

Bei diesen beiden Begriffen handelt es sich um typologische Beschreibungen. Der Begriff Lernstil beschreibt, „welche kognitiven, gefühlsbedingten, körperlichen und lernumgebungsfördernden Aspekte die Informationsverarbeitung der Lernenden fördern können“ (Wiederhold & Tast, 2022, S. 178). Je nach bevorzugtem Lernstil einer Person können entsprechende Schulungsstrategien, z.B. nach dem VARK-Schema (Figueiredo et al., 2016), gewählt werden:

- **Visueller Lernstil**: Einsatz von Diagrammen, Bildern, Grafiken, aber auch unterschiedlicher Schrifttypen oder einer gestenreichen Sprache.
- **Akustischer Lernstil**: Einsatz von Gesprächen und Diskussionen, Podcasts oder anderen Sprachaufnahmen, lautem Vorlesen und dem Umformulieren wichtiger Inhalte.
- **Lesender/Schreibender Lernstil**: Einsatz von Broschüren und Flyern, Gebrauchsanleitungen und schriftlichen Handouts, Aufforderungen zur Verschriftlichung von Inhalten mit eigenen Worten.
- **Kinästhetisch/motorischer Lernstil**: Einsatz von Videos und Bildern mit realistischen Motiven, praktischen Übungen und Demonstrationsmaterial.

VARK steht hier für die englischen Begriffe visual, aural, read/write sowie kinesthetic (Wiederhold & Tast, 2022).

Die Typologie Lerntyp entstand in der pädagogischen Psychologie und orientiert sich am bevorzugten Sinneskanal für die Informationsaufnahme einer Person (Zegelin, 2021). Danach können ebenfalls für die unterschiedlichen Sinneskanäle – Sehen, Hören, Sprechen, Tun – passende Schulungsmethoden gewählt werden. Auch wenn der Begriff weiterhin sehr populär ist, wird er wissenschaftlich inzwischen konträr diskutiert. So wird er bezüglich der individuellen Interaktion im Lernprozess als wenig hilfreich erachtet. Um personenunabhängig Lernpräferenzen in Phasen von Lernprozessen zu beschreiben, sei der Begriff dennoch sinnvoll (Schäfer, 2017).

Wenn Lernmethoden an Lernstil oder Lerntyp orientiert ausgesucht werden sollen, müssen die Lernenden vor der Schulung einem Assessment zur Einstufung unterworfen werden. Dies ist bei pflegebezogenen Schulungen oftmals jedoch nur eingeschränkt möglich. Hilfreich kann

Mögliche Lernbarrieren

- verminderte motorische Fähigkeiten/Geschicklichkeit
- vermindertes Hörvermögen
- verminderte Sehkraft (Brille/Blindheit)
- geringe Lesekompetenz
- geringe Recherchekompetenz
- Sprachbarrieren
- Angst
- Depression
- Fatigue

(Quelle: Wiederhold & Tast, 2022, S. 178)

es dann jedoch sein, die Lernenden vor der Intervention zu fragen, wie sie sich selbst einschätzen. Da jedoch davon ausgegangen werden kann, dass die meisten Menschen Informationen über mehrere Stile oder Sinneskanäle aufnehmen können, ist eine abwechslungsreiche Gestaltung von Lerneinheiten immer zu empfehlen. Wichtiger zu sein scheint zu beachten, ob potenzielle Lernbarrieren vorliegen.

12.5 Erwachsene und Kinder

Kinder und Erwachsene lernen unterschiedlich. So hängt die Lernfähigkeit bei Kindern zu einem bedeutenden Teil von ihrem Reifegrad ab. Dies muss bei der Konzeption von Lerneinheiten beachtet werden (Klug Redman, 2009). So erwarten Kinder bis zu einem gewissen Alter, dass Erwachsene ihnen mitteilen, was sie lernen sollen. Auch können sie noch nicht so gut einschätzen, welche Informationen aus welchen Gründen für sie wichtig sind oder sein werden (London, 2010).

Erwachsene verfügen in der Regel über einen großen Fundus an Lebenserfahrung. Daher können sie ihr Leben selbstständig führen. Lernen hat für sie in erster Linie Bedeutung, wenn neue Informationen, Kompetenzen, Handlungsoptionen für sie einen zusätzlichen Vorteil bieten. Dazu muss sich das Neue entweder in ihr aktuelles Leben einpassen lassen oder alte Muster, die von ihnen selbst als hinderlich betrachtet werden, ersetzen können. Insofern entscheiden Erwachsene selbstständig, ob und wie und was sie lernen möchten. Das bedeutet auch, dass die Verantwortung für das Gelingen eines Lernprozesses nicht ausschließlich bei der schulenden Person liegt, sondern auch bei den Lernenden selbst (London, 2010).

Hinweise dazu, wie Erwachsene lernen, wurden von Fran London (2010) übersichtlich zusammengefasst. Auch wenn heutzutage nicht mehr alle verwendeten Hinweise und Formulierungen genauso aufgeführt würden, ist die Übersicht doch sehr hilfreich (**Tab. 12-2**).

Tabelle 12-2: Wie Erwachsene lernen (Quelle: London, 2010, Innenseite Front- und Rückcover)

Wie Erwachsene lernen

Erwachsene lernen anders als Kinder, da sie:

- bereits genug Informationen haben, um zurechtzukommen;
- schon eigene Erfahrungen gesammelt haben, die sich in Annahmen, Vorurteilen und Gewohnheiten äußern;
- Lernen, um Probleme zu lösen.

1. Erwachsene lernen freiwillig.

Das bedeutet grundsätzlich:

- Erwachsene können lernen und tun es auch.
- Erwachsene wollen selbst entscheiden, was und wie viel sie wann, wie und mit welcher Geschwindigkeit lernen.
- Umstände wie Krankheiten oder Verluste können als Lernauslöser wirken, aber letztlich entscheidet der Betreffende selbst, ob er lernt oder nicht.
- Erwachsene lernen am besten, wenn sie aktiv am Lernprozess beteiligt sind.
- Erwachsene entziehen sich dem Lernprozess, wenn sie den Eindruck haben, er orientiere sich nicht an ihren Bedürfnissen oder mache keinen Sinn.
- Erwachsene, die mit anderen Sorgen beschäftigt sind, entziehen sich dem Lernprozess wahrscheinlich.
- Erwachsene bevorzugen die effektivste, leichteste und kostengünstigste Lernmethode.
- Erwachsene besitzen zusätzliche Kraftreserven, mit deren Hilfe sie über das bisher Erreichte hinauswachsen können.
- Der Unterweisende kann dem Klienten beim Lernen helfen, ihn jedoch nicht dazu zwingen.

Das bedeutet für uns:

- Erwachsene stellen gewisse Erwartungen an die Lernsituation. Stellen Sie fest, worum es sich dabei handelt und tragen Sie dem Rechnung.
- Erwachsene besitzen Erfahrungen und Vorkenntnisse. Akzeptieren und nutzen Sie dieses Potenzial, um ihnen das Lernen zu erleichtern.
- Informieren Sie den Klienten darüber, welche edukativen Ziele das Team verfolgt. Setzen Sie gemeinsam mit ihm die Lernziele fest, und tun sie das auch bezüglich Inhalt, Form und Informationsniveau der Beratung.
- Beziehen Sie den Klienten aktiv in sämtliche Schritte der Beratung ein; arbeiten Sie mit Gesprächen, Interaktionseinheiten und Aktivitäten.
- Manchmal weigert sich ein Klient zu lernen oder hat kein Interesse daran. Wenn Sie versuchen, ihn zum Lernen zu überreden oder zu zwingen, verschwenden Sie nur Ihre und seine Zeit. Finden Sie stattdessen heraus, was der Klient wissen will, und stimmen Sie Ihr Vorgehen darauf ab.
- Stellen Sie dem Klienten Quellen zur Verfügung, mit deren Hilfe er selbstständig lernen kann.
- Bringen Sie dem Klienten bei, wie er Ressourcen ausfindig machen und nutzen kann.

2. Erwachsene lernen am besten, wenn sie respektiert werden.

Das bedeutet grundsätzlich:

- Erwachsene lernen durch Interaktionen, bei denen sie sich sicher fühlen.
- Erwachsene wollen ihr Leben selber kontrollieren. Behandeln Sie sie dementsprechend.
- Erwachsene lassen sich nicht gerne vorschreiben, was sie tun sollen.
- Erwachsene entziehen sich dem Lernprozess, wenn sie das Gefühl haben, erniedrigt oder beleidigt zu werden.
- Jeder Erwachsene hat seine eigene Geschichte. Behandeln Sie ihn als Individuum.
- Jeder Erwachsene lernt anders. Die wichtigsten Variablen sind Lernfähigkeit, Lernerfahrungen, Lernstil, Lernsituation und Lerninhalte.
- Erwachsene wollen Feedback zu ihren Leistungen. Erfolg motiviert sie zum Lernen und bekräftigt Verhaltensänderungen.
- Erwachsene neigen dazu, Fehler als persönliches Versagen zu sehen.
- Erwachsene bevorzugen ein physisch und psychisch angenehmes Lernumfeld.

Das bedeutet für uns:

- Regen Sie den Klienten zum Lernen an.
- Legen Sie Ziele, Inhalte, Methoden und Evaluationsformen der Beratung gemeinsam mit dem Klienten fest.
- Hören Sie dem Klienten zu.
- Finden Sie heraus, was der Klient bereits weiß.
- Akzeptieren Sie den Klienten als Menschen. Respektieren Sie seine Gefühle und Gedanken.
- Verknüpfen Sie neue Informationen mit dem, was der Klient bereits weiß, und vermeiden Sie formalen Unterricht. Erinnerungen an die Schule und ablehnende Gefühle gegenüber Autoritäten können sich als Lernhemmung erweisen.
- Erwachsene lernen am besten durch Diskussion und Problemlösung.
- Schaffen Sie eine Atmosphäre der Geborgenheit, in der Sie konträre Meinungen diskutieren können, ohne den Klienten zu verletzen. Hinterfragen Sie Annahmen, Überzeugungen und Ansichten.
- Manche Erwachsene lernen lieber in der Gruppe, andere alleine.
- Stellen Sie fest, welche Annahmen, Voreingenommenheiten und Gewohnheiten des Klienten mit den neuen Informationen kollidieren könnten. Stimmen Sie die Edukation auf seine Fähigkeiten, seine bisherigen Erfahrungen, seine Vorlieben und auf die aktuelle Situation ab.
- Geben Sie unmittelbares, konstruktives und explizites Feedback. Bekräftigen Sie Erfolge.
- Gibt der Klient eine falsche Antwort, stellen Sie ihm Fragen, die ihn auf die richtige Antwort bringen.
- Machen Sie sich nicht mit Worten oder Taten über den Klienten lustig. Setzen Sie ihn nicht herab, beleidigen Sie ihn nicht und versuchen Sie nicht, ihn zu kontrollieren.
- Machen Sie es für den Klienten zur Herausforderung, sich an neuen Wegen des Denkens, Handelns, Arbeitens und Lebens zu versuchen.
- Aktivieren Sie die Extra-Kraftreserven des Klienten.
- Helfen Sie dem Klienten, sein privates und soziales Umfeld wann immer möglich selbst zu kontrollieren und sich als initiative, aktive Person zu sehen, die Entscheidungen trifft.
- Schaffen Sie ein Umfeld, in dem der Klient sich sicher und wohlfühlt.

3. Erwachsene wollen lernen, um Probleme lösen zu können.

Das bedeutet grundsätzlich:

- Erwachsene lernen, wenn Sie dazu bereit sind. Das ist dann der Fall, wenn Sie glauben, neue Informationen könnten ihnen dabei helfen, ein Problem zu lösen oder eine Aufgabe zu bewältigen.
- Erwachsene tendieren zu Lösungsansätzen, mit denen sie in der Vergangenheit Erfolg hatten.
- Erwachsene wollen wissen, warum sie lernen müssen. Sie wollen wissen, welche negativen Folgen es hat, wenn sie nicht lernen.
- Erwachsene bevorzugen konkrete Informationen, die sie direkt umsetzen können.
- Erwachsene müssen erkennen können, wie neue Informationen zu dem passen, was sie schon wissen.
- Erwachsene, die daran glauben, neue Kenntnisse oder Fähigkeiten erfolgreich anwenden zu können, werden diese eher lernen. Diese Überzeugung nennt man Selbstwirksamkeit. Sie ist nicht global, sondern aufgabenspezifisch ausgebildet. (Ein Klient kann von seinem praktischen Geschick überzeugt sein, ohne sich gleichzeitig für einen guten Rechner zu halten.)
- Ein positives Selbstkonzept und ein gesundes Selbstbewusstsein fördern die Selbstwirksamkeitsüberzeugung.
- Erwachsene wollen neu erworbene Kenntnisse sofort anwenden. Dies bezeichnet man als handlungsbezogenes beziehungsweise leistungsorientiertes Lernen.
- Erwachsene lernen langsamer, wenn die neuen Informationen keinen Bezug zu ihren bisherigen Kenntnissen haben.
- Der Lernprozess verzögert sich, wenn die neuen Informationen im Widerspruch zu den bereits bekannten stehen und den Klienten deshalb zwingen, alte Überzeugungen und Meinungen zu überdenken.
- Erwachsene wollen ihr Leben selbst bestimmen, obwohl auch sie in manchen Situationen abhängig sind.
- Erwachsene streben danach, ein Gefühl der Identität zu bewahren.

Das bedeutet für uns:

- Zeigen Sie dem Klienten auf, was die neuen Informationen mit seinem Leben zu tun haben.
- Vermitteln Sie Kenntnisse über Prozeduren und Ressourcen, nicht über Fakten und Zahlen.
- Konzentrieren Sie sich auf die Lösung spezifischer Probleme.
- Passen Sie die Art, in der Sie neue Informationen präsentieren, an den Kenntnisstand des Klienten, seine Erfahrungen, seinen Lernstil und seine Bedürfnisse an.
- Zeigen Sie dem Klienten, wie er neue Kenntnisse oder Fähigkeiten in seinen Wissensfundus bzw. seine Routinen integrieren kann.
- Aktive Partizipation hilft, alte und neue Informationen zusammenzufügen.
- Sorgen Sie dafür, dass der Klient neue Informationen sofort anwenden kann. Evaluieren sie das Gelernte unmittelbar. Unterstützen Sie Fortschritte.
- Konzentrieren Sie sich auf die gemeinsam festgelegten Ziele der Patienten- und Angehörigenberatung. Arbeiten Sie auf eine optimale Funktionsfähigkeit hin.

4. Erwachsene lernen am besten, wenn sie das Gelernte anschließend reflektieren können.

Das bedeutet grundsätzlich:

- Erwachsene brauchen Zeit, um neue Informationen zu verarbeiten. Sie müssen erst verstehen, wie diese zu dem passen, was sie wissen und glauben. Sie müssen sie integrieren, auf Brauchbarkeit testen und mit ihnen vertraut werden.
- Es kostet ein gewisses Maß an Zeit und Mühe, bis neue Informationen und Fertigkeiten soweit angeeignet sind, dass sie Denk- und Handlungsweisen verändern können.
- Wenn die neuen Informationen verinnerlicht sind, modifizieren Erwachsene ihre Sichtweise von sich und der Welt.

Das bedeutet für uns:

- Haben Sie Geduld, Erwachsene müssen neue Informationen erst verarbeiten und integrieren, bevor sie etwas verändern.
- Wenn Sie eine praktische Fähigkeit vermitteln wollen, lassen Sie den Klienten
  → eine Übung durchführen,
  → die Fertigkeit im Alltag anwenden,
  → die Fertigkeit in Gedanken und Gesprächen reflektieren und
  → seinen Erfolg beurteilen.
- Wenden Sie sich dann der nächsten Abfolge von Übungen, Anwendung, Reflexion und Beurteilung zu.
- Nehmen Sie sich die Zeit, um die erreichten Fortschritte mit den gesetzten Zielen zu vergleichen.
- Lernen beinhaltet Handeln und Denken. Wechseln Sie ab zwischen Aktivität und Analyse, Diskussion und Reflexion. Präsentieren Sie Auswahlmöglichkeiten. Wenn Sie eine Frage stellen, geben Sie dem Klienten Zeit zum Nachdenken, bevor er antwortet. Das hilft ihm, seine Einstellungen, sein Bewusstsein und seine Wahrnehmung umzustellen.
- Übersehen Sie nicht, wenn der Klient Ihre Werte und Prioritäten nicht teilt. Öffnen Sie sich für kreative Lösungen, mit denen sich der Therapieverlauf optimieren lässt.
- Gestehen sie dem Klienten zu, dass er Ihre Auffassungen in Frage stellt.
- Integrieren Sie neue Informationen durch edukative Aktivitäten, die sowohl die kreative rechte Hirnhälfte als auch die linear arbeitende linke Hemisphäre ansprechen.
- Viele Abläufe im Gehirn haben mit Sprache zu tun. Erwachsene lernen schneller und vollständiger, wenn sie reden oder schreiben.

13 Schulungen in der Pflege

Schulungen sind geplante, strukturierte und schrittweise aufgebaute Lernerfahrungen (Kocks & Segmüller, 2021). Sie verfügen über konkrete und überprüfbare Lernziele (Schaeffer & Dewe, 2006) und beruhen auf pädagogisch-didaktischen Grundlagen. Dies gilt auch für Mikroschulungen.

In pflegebezogenen Schulungen für Patientinnen und Patienten, Pflegebedürftige und Angehörige steht die Unterstützung der zu schulenden Personen bei der Erweiterung ihrer Kompetenzen im Umgang mit der erkrankungs- oder pflegebedingten Situation im Mittelpunkt. Informationen und Fertigkeiten und ihre Vermittlung sind hierbei die wesentlichen Elemente (ABZ Verbund Pflege HF, 2022). Dabei ist es wesentlich, dass an zuvor definierten Zielen orientiert schrittweise vorgegangen wird und am Ende eine Überprüfung des Lernerfolgs zur Wissenssicherung steht (Hacker et al., 2021). Pflegebezogene Schulungen können als Gruppen- oder Einzelschulung stattfinden.

13.1 Gruppenschulungen

Gruppenschulungen kommen in vielen Bereichen des Gesundheitswesens vor. Im Rahmen ambulanter Disease-Management-Programme (DMP) für Personen mit chronischen Erkrankungen sind sie seit Langem als Patientenschulung etabliert. Diese diagnosebezogenen Angebote sind jedoch in der Regel stark medizinisch ausgerichtet. Inhaltlich steht die Vermittlung von krankheits- und behandlungsbezogenem Wissen im Mittelpunkt. Dabei verfolgen Patientenschulungen übergeordnete Ziele (Mertin & Müller, 2020):

- **Empowerment:** Die Patientinnen und Patienten sollen befähigt werden, eigenständige, informierte Entscheidungen bezüglich ihrer Gesundheit zu treffen.
- **Selbstmanagement:** Die Patientinnen und Patienten sollen ihr Leben mit der Erkrankung eigenverantwortlich und weitestgehend selbstständig gestalten.
- **Partizipative Entscheidungsfindung**: In der Interaktion mit Angehörigen der Gesundheitsfachberufe sollen die Patientinnen und Patienten gleichberechtigt agieren können.

Mit der Einführung der Pflegeversicherung (Sozialgesetzbuch – SGB XI) in Deutschland wurde eine weitere Form der Gruppenschulung im Gesundheitswesen etabliert. Kurse für pflegende Angehörige als zentrale Unterstützung für die häusliche Pflege dienen dazu, „soziales Engagement im Bereich der Pflege zu fördern und zu stärken, Pflege und Betreuung zu erleichtern und zu verbessern sowie pflegebedingte körperliche und seelische Belastungen zu mindern und ihrer Entstehung vorzubeugen. Die Kurse sollen Fertigkeiten für eine eigenständige Durchführung der Pflege vermitteln" (§ 45 Absatz 1 SGB XI).

Neben pflegenden Angehörigen können auch andere, an ehrenamtlicher Pflege interessierte Personen diese Kurse besuchen. Die Pflegekassen sind per Gesetz verpflichtet, die Kurse kostenlos anzubieten. Ursprünglich waren solche Pflegekurse ausschließlich als Gruppenschulung angedacht. Nach Anpassung der Gesetzeslage an tatsächliche Bedarfe in häuslichen Pflegearrangements können seit einigen Jahren auch individuelle Schulungen in der häuslichen Umgebung kostenlos in Anspruch genommen werden.

Ein weiteres Beispiel für seit Langem etablierte Gruppenschulungen im Gesundheitswesen sind die Geburtsvorbereitungskurse. Auch hier sind Einzelschulungen möglich (Lusebrink, 2021).

Aufgrund der Gruppengröße bzw. der Anzahl der Teilnehmenden werden in Gruppenschulungen eher allgemeine Informationen und Fertigkeiten vermittelt. Eine individuelle Betrachtung der Bedarfe aller Teilnehmenden ist – wenn überhaupt – nur eingeschränkt möglich. Denn auch, wenn die Teilnehmenden an einer Gruppenschulung durch das gemeinsame Schulungsthema (z. B. eine bestimmte Erkrankung) verbunden sind, handelt es sich oft um sehr heterogene Gruppen. Der große Vorteil von Gruppenformaten gegenüber Einzelschulungen liegt jedoch in der Möglichkeit des Austausches. Die Teilnehmenden treffen in solchen Schulungen in der Regel auf Personen in gleichen oder zumindest ähnlichen Situationen (Büker, 2021a). So besteht für sie – quasi als Nebeneffekt der Schulung – die Möglichkeit, mit anderen Personen in ähnlicher Lage in den Austausch zu gehen und (dauerhafte) Netzwerke zu bilden.

13.2 Einzelschulungen

Einzelschulungen sind individuell gestaltete Lernformate für einzelne Personen. Pflegebezogene Einzelschulungen finden sowohl für Patientinnen und Patienten und Pflegebedürftige als auch für Angehörige statt. Dabei handelt es sich allerdings nicht ausschließlich nur um Schulungen für eine Einzelperson. Es sind auch Schulungen für kleine Gruppen von Personen möglich. Diese Personen sind dann jedoch alle in eine spezifische Pflege- oder Betreuungssituation eingebunden. Die Teilnehmenden sind zumeist Familienangehörige sowie sonstige Zugehörige aus dem Freundes- und Bekanntenkreis der zu pflegenden oder zu betreuenden Person. Insofern bezieht sich der Begriff „individuell" hier auch auf eine (familiäre) Pflegesituation und nicht nur auf einzelne Personen.

Dies ist beispielsweise bei den sogenannten häuslichen individuellen Schulungen (HIS) der Fall (Diekmann & Schieron, 2008). Häusliche Schulungen für pflegende Angehörige einer Person mit Pflegegrad sind nach § 45 Absatz 1 SGB XI ebenso kostenlos nutzbar wie Gruppenpflegekurse. Da die Schulungen innerhalb der häuslichen Pflegeumgebung stattfinden, kann die pflegebedürftige Person gut in die Schulung einbezogen werden. Bei einem Gruppenkurs ist dies zumeist nicht möglich (Büker, 2021c). Zudem bieten individuelle Schulungen in der Häuslichkeit die Möglichkeit, auf die dortigen Gegebenheiten (z. B. Raumaufteilung, Nutzungsmöglichkeiten für Hilfsmittel) einzugehen. So können beispielsweise Übungen zur Mobilisation viel realistischer durchgeführt werden als in einem Schulungsraum.

Aber auch in anderen Settings finden Einzelschulungen statt. Beispielsweise führen Pflegende in Krankenhäusern im Stationsalltag kleine Schulungseinheiten für Patientinnen und Patienten und Angehörige durch. Da dies oft ad hoc und unstrukturiert erfolgt, wird es von den Pflegenden selbst häufig gar nicht als Schulung wahrgenommen. In Krankenhäusern, in denen Advanced Practice Nurses (APNs) tätig sind oder die über ein Patienteninformationszentrum (PIZ) verfügen oder in denen die Familiale Pflege etabliert ist (Schieron, 2021c), gehören geplante und strukturierte Einzelschulungen für Patientinnen und Patienten, An- und Zugehörige regelhaft zum pflegerischen Angebotsportfolio.

Aber auch im ambulanten Bereich gibt es neben den bereits aufgeführten häuslichen individuellen Schulungen weitere Angebote für pflegebezogene Einzelschulungen. Viele befinden sich allerdings derzeit noch im Status von Modellprojekten. So werden beispielsweise APNs in der hausarztnahen Versorgung eingesetzt (Doppelfeld, 2023; Gerz et al., 2023; Spitex Zürich Sihl, 2020). In der kommunalen Gesundheitsversorgung wird der Einsatz von Community Health Nurses (CHNs) in unterschiedlichen Ansätzen erprobt (BMG, 2022; Budroni et al., 2020; Wild, 2020). Sowohl APNs als auch CHNs führen in unterschiedlichen Settings individuelle Einzelschulungen im beschriebenen Sinn für Patientinnen und Patienten, Pflegebedürftige, Angehörige und andere Bürger und Bürgerinnen durch.

13.3 Schulungsprozessmodelle

Sowohl Gruppen- als auch Einzelschulungen bedürfen einer klaren Konzeption, einer strukturierten Vorgehensweise und einer methodisch-didaktischen Gestaltung, die sich an den Teilnehmenden orientiert (Büker, 2021a). Unterschiedliche Schulungsprozessmodelle, z. B. von Klug Redman (2009) oder Oelke (2007), beschreiben eine unterschiedliche Anzahl von Prozessphasen. In allen Modellen werden jedoch vier zentrale Aufgaben (**Abb. 13-1**) bzw. Phasen beschrieben. Bezogen auf Einzel- und Gruppenschulungen erfordert dies jedoch unterschiedliche Herangehensweisen und zeitliche Abläufe.

1. **Einschätzen des Schulungsbedarfs**
   In dieser Phase steht die Auseinandersetzung mit den Lernbedürfnissen und den konkreten Lernbedarfen der Teilnehmenden im Mittelpunkt. Bei Einzelschulungen kann dies mit der Erhebung der aktuellen individuellen Situation der zu schulenden Person oder einer kleinen Gruppe erfolgen. Für Gruppenschulungen orientiert sich die schulende Person in der Regel an einem vorgegebenen Lehrplan mit geringerer Möglichkeit zur Individualisierung. Im direkten Kontakt mit der zu schulenden Gruppe können dennoch Schwerpunktsetzungen und andere Anpassungen erfolgen.
2. **Vereinbaren von Schulungszielen**
   Hier geht es um die Formulierung von Lernzielen für die gemeinsame Arbeit. In einer Einzelschulung könnte beispielsweise als Richtziel formuliert werden: „Angehörige X und Patient Y sind in der Lage, Patient Y das benötigte Insulin mittels Insulin-Pen zu verabreichen“ (**Kap. 4.2**). In einer Gruppenschulung könnten Erwartungen an die Schulung abgefragt werden. Diese sollten dann mit realistischen Möglichkeiten abgeglichen und gemeinsam (Teilnehmende und Schulende) angepasst werden. Bei jeder Art von Schulung ist es Aufgabe der Schulenden, die Ziele der Teilnehmenden vor dem Hintergrund fachlicher Expertise und realistischer Umsetzungsmöglichkeiten einzuschätzen und gegebenenfalls gemeinsam mit den Teilnehmenden anzupassen.
3. **Durchführen der Schulung**
   Die Durchführung der konkreten Schulungseinheit(en) erfolgt mittels Lehrmethoden, die für die Erreichung der Lernziele als sinnvoll betrachtet werden. Dabei können sich Methoden und Tempo bei inhaltlich gleich ausgerichteten Schulungen dennoch stark unterscheiden. So können beispielsweise bei Einzelschulungen insbesondere Vorerfahrungen oder auch das Lerntempo der Teilnehmenden stark variieren. Dies erfordert dann individuelle Anpassungen. Bei Gruppenschulungen kann sich die Schwerpunktsetzung gegenüber der ursprünglichen Planung im Rahmen der Durchführung verändern. Auch hier ist dann Flexibilität aufseiten der Schulenden erforderlich.
4. **Überprüfen des Lernerfolgs**
   Die Überprüfung des Lernerfolgs ist ein zentrales Merkmal strukturierter Schulungen. Das bedeutet jedoch nicht, dass der Lernerfolg immer durch klassische Prüfungsformate wie Tests ermittelt wird. In Einzelschulungen kann aufgrund der sehr individuell formulierten Lernziele in der Regel recht schnell beurteilt werden, ob das Lernziel erreicht wurde (Sind Angehörige X und Pati-

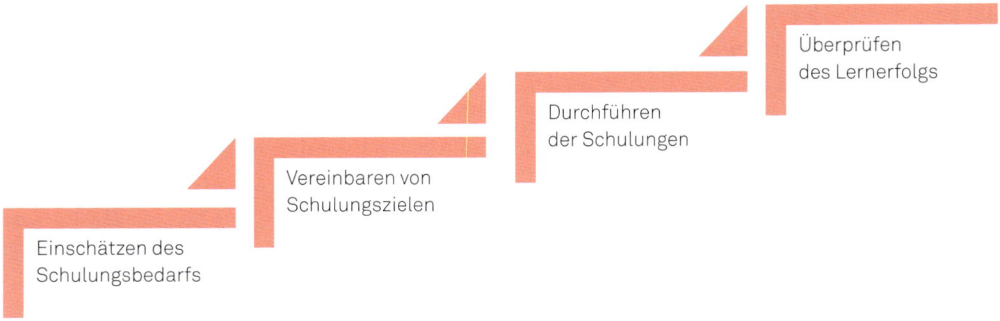

Abbildung 13-1: Zentrale Aufgaben im Schulungsprozess (Quelle: Eigene Darstellung)

ent Y in der Lage, den Insulin-Pen richtig zu bedienen? Wenn nicht, an welchem Punkt stehen sie?). In Gruppenschulungen können Schulende je nach Thema der Schulung unterschiedliche Methoden (z.B. Praxisdemonstration, Rollenspiel) zu Beurteilung des Lernerfolgs nutzen.

13.4 Gestaltung von Schulungen

In der Regel ist es so, dass Gruppenschulungen konzipiert werden, ohne dass die späteren Schulungsteilnehmenden der konzipierenden Person bekannt sind. Insofern erfolgen die inhaltliche Ausarbeitung bzw. Sachanalyse (**Kap. 3.3**) und auch die didaktische Planung sozusagen „im Voraus". Bezogen auf die Sachanalyse trifft dies auch für Einzelschulungen zu. Allerdings gehört zu einer Einzelschulung die „Didaktisierung des Inhaltes, ‚maßgeschneidert' auf die Situation des Klienten" (Abt-Zegelin, 2006, S. 62). Insofern kann die didaktische Planung für eine Einzelschulung erst sinnvoll erfolgen, wenn bereits ein (erster) Kontakt zu der zu schulenden Person bestanden hat.

Dies hat Einfluss auf die Gestaltung der einzelnen Phasen einer Schulung: Vorbereitung, Durchführung und Nachbereitung. In Abhängigkeit davon, ob es sich um eine Einzelschulung oder ein Gruppenangebot handelt, beinhalten diese Phasen unterschiedliche Aspekte.

13.4.1 Gruppenschulungen

Soll eine Gruppenveranstaltung angeboten werden, sind in den einzelnen Phasen insbesondere folgende Punkte zu bearbeiten (Büker, 2021a):

Vorbereitung
- Ziel der Schulung/inhaltliche Ausrichtung
- Zielgruppe und Gruppengröße
- zeitliche Gestaltung (Einzeltermin, mehrere Einheiten?)
- inhaltliche Planung und didaktische Planung
- Schulungsort inkl. benötigter Ausstattung
- ggf. Bewerbung des Angebotes.

Durchführung
- Konkrete Vorbereitung des Termins (Raumgestaltung, benötigte Materialien etc.)
- Begrüßung/Vorstellung: Inhalt, anwesende Personen, organisatorische Informationen
- Klärung von Erwartungen und Regeln der Zusammenarbeit
- Vermittlung/Bearbeitung der Kursinhalte inkl. Lernzielüberprüfung
- Feedback
- Evaluation.

Bei Schulungen, die auf mehrere Termine verteilt sind, fallen einige der hier beschriebenen Punkte nur in bestimmten Schulungseinheiten an. So ist die Vorstellung der teilnehmenden Personen (Lehrende und Lernende) in der Regel nur in der ersten Einheit notwendig. Die Evaluation wird für die letzte Einheit geplant. Die anderen Aspekte dagegen (z.B. Vorbereitung des Raums und der benötigten Materialien, Feedbackrunde) müssen bei jeder einzelnen Schulungseinheit bearbeitet werden.

Nachbereitung

- Eigene Dokumentation:
  → Qualitätssicherung: z.B. Notieren bedeutsamer Aspekte, bei Bedarf Anpassung von Inhalten/didaktischer Gestaltung etc.
  → Verlaufsdokumentation: z.B. nachzuholende, weil nicht bearbeitete Inhalte.
- Andere Dokumentationserfordernisse, z.B.:
  → Abrechnung mit Kostenträgern
- Auswertung der Evaluation.

Auch hier ist es so, dass bei mehrteiligen Schulungen manche Punkte (z.B. Auswertung der Evaluation oder Abrechnung mit Kostenträgern) in der Regel nur nach der letzten Schulungseinheit anfallen. Die Dokumentation für eigene Zwecke sollte nach jeder Einheit zur eigenen Qualitätssicherung erfolgen.

Hinweis: Literatur

Vertiefende Informationen zu Gruppenschulungen in der pflegebezogenen Edukation sind u.a. in folgenden Veröffentlichungen zu finden:

Büker, C. (2021a). *Pflegende Angehörige stärken* (3., erweiterte und überarbeitete Auflage). Kohlhammer.

Hacker, M.; Slobodenka, S. & Titzer, H. (2021). *Edukation in der Pflege* (2., überarbeitete Auflage). Facultas.

Klug Redman, B. (2009). *Patientenedukation* (2., vollständig überarbeitete Auflage). Huber.

London, F. (2010). *Informieren, Schulen, Beraten* (2., durchgesehene und ergänzte Auflage). Huber.

Schieron, M., Büker, C. & Zegelin, A. (2021). *Patientenedukation und Familienedukation in der Pflege*. Hogrefe.

13.4.2 Einzelschulungen

In Einzelschulungen kann und soll viel individueller auf die lernende(n) Person(en) eingegangen werden (Abt-Zegelin, 2006; Büker, 2021a). Entsprechend gestalten sich Vorbereitung, Durchführung und Nachbereitung auch in einigen Punkten anders als bei Gruppenschulungen.

Vorbereitung

- Inhalt/Sachanalyse (**Kap. 3.3**)
- Zusammenstellung der Schulungsmaterialien.

Diese beiden Punkte werden in der Regel vor dem Erstkontakt zu einer zu schulenden Person erarbeitet. So kann sich beispielsweise in einem Krankenhaus im Bereich der Viszeralchirurgie zeigen, dass Patientinnen und Patienten und Angehörige nach Anlage eines Stomas Schulungsbedarf bezüglich dessen Versorgung haben. In der ambulanten Pflege profitieren Angehörige von Schulungen zur Bewegungsunterstützung bei einer pflegebedürftigen Person. Diese Themen können inhaltlich und in Teilen auch didaktisch aufbereitet werden, ohne dass eine konkrete Schulung anliegt. Gleiches gilt für die Sammlung und Zusammenstellung geeigneter Schulungsmaterialien. Gibt es dann einen konkreten Schulungsanlass, eine konkrete Schulungsanfrage, gehört im Sinne der individuellen Gestaltung der Schulung ein Orientierungsgespräch (Büker, 2021a) mit den zu schulenden Personen zur Vorbereitung der Schulung. Dies kann in Einzelfällen zu Beginn einer Schulungseinheit geschehen (z.B. bei einer Ad-hoc-Schulung kurz vor der Entlassung aus dem Krankenhaus), ist aber in der Regel nicht ideal. Findet das Orientierungsgespräch vor der eigentlichen Schulungseinheit statt, kann die lehrende Person die Schulungseinheit viel besser vorbereiten.

- Orientierungsgespräch mit:
  - → Analyse der aktuellen Situation der zu Schulenden
  - → Feststellen des Vorwissens (ggf. Motivation erkennen)
  - → Festlegen der Schulungsziele.
- Organisatorische Vorbereitung der Schulungseinheit (Material, Methoden, Räumlichkeit etc.).

Durchführung

Je nach Thema der Schulung und Zielvereinbarung kann die Durchführung der Schulung bzw. einer Schulungseinheit folgende Aspekte beinhalten (Büker, 2021a):

- Ergänzen des Vorwissens, Wissen aufbauen
- Anschauungsmaterialien zeigen und erläutern
- Handlungen demonstrieren
- Handlungen mit zu schulender Person üben
- Fragen beantworten
- Informationsmaterial inkl. möglicher Kontaktadressen aushändigen
- Zielerreichung überprüfen (z. B. lernende Person Handlungen selbstständig durchführen lassen, Zusammenhänge erklären lassen)
- Feedback (gegenseitig)
- Evaluation.

Die Evaluation der Schulung findet in der Regel in oder nach der letzten Schulungseinheit statt. Sie kann gegebenenfalls auch erst im Rahmen eines Nachgesprächs eingeplant werden.

Nachbereitung

Bezüglich der Nachbereitung sind sich Gruppen- und Einzelschulung sehr ähnlich. Auch nach Einzelschulungen sind verschiedene Dokumentationen erforderlich:

- Eigene Dokumentation:
  - → Verlaufsdokumentation: bei mehreren Schulungseinheiten
  - → Qualitätssicherung: z. B. Notieren bedeutsamer Aspekte der Schulung, bei Bedarf Anpassung von Inhalten/didaktischer Gestaltung etc.
- Andere Dokumentationserfordernisse, z. B.:
  - → Abrechnung mit Kostenträgern
  - → Eintrag in die Pflegedokumentation (digital oder händisch).
- Auswertung der Evaluation
- Nachgespräch.

Bei individuellen Schulungen kann es sinnvoll sein, nach Beendigung der Schulung(seinheiten) ein Nachgespräch durchzuführen. Dies kann telefonisch oder auch im Rahmen eines erneuten persönlichen Termins erfolgen. Das Nachgespräch dient zur Sicherung eines nachhaltigen Schulungserfolgs und ist somit Teil der internen Qualitätssicherung.

14 Informationsmaterialien beurteilen, einsetzen und erstellen

In Schulungen werden in der Regel auch Informationen an die Teilnehmenden vermittelt. Dabei kommen Informationsmaterialien wie Broschüren, Flyer, Plakate, Videos etc. zum Einsatz. Die Materialien können in der Interaktion mit den Teilnehmenden begleitend genutzt werden, um beispielsweise mündliche Erläuterungen durch Bildmaterial zu unterstützen. Im Anschluss an die Schulung können den Teilnehmenden zudem Materialien ausgehändigt werden (Brüchner et al., 2014). So können die Schulungsteilnehmenden einerseits neu erworbenes Wissen nachbearbeiten oder vertiefen (Schieron, 2023). Andererseits werden die interaktiven Anteile einer Schulung von Inhalten befreit, die in der aktuellen Situation verzichtbar, aber grundsätzlich dennoch wichtig für die Teilnehmenden sind (Zegelin, 2012).

Exkurs: Informationsvermittlung

Die Vermittlung von Informationen ist die am häufigsten wahrgenommene Aufgabe der Patienten- und Familienedukation (Schieron & Segmüller, 2023). Als eigenständige Intervention ist Informationsvermittlung immer ein ergebnisoffenes Angebot, das von Patientinnen und Patienten, Pflegebedürftigen und Angehörigen bei Bedarf genutzt werden kann. Sie wird notwendig, wenn eine Person über eine Wissenslücke verfügt, die für ihre aktuelle Situation von Bedeutung ist. Damit ist gemeint, dass neues Wissen beispielsweise zu einer anderen Bewertung der Situation oder auch zu anderen Handlungsweisen führen kann. Auch fehlerhaftes Wissen oder der Wunsch nach Wissenserweiterung können Anlässe für die Informationsvermittlung sein. Ziel ist es dabei immer, der zu informierenden Person eine größere Handlungsfähigkeit oder Handlungssicherheit zu ermöglichen. Wissensvermittlung, -erweiterung oder -korrektur sollen Personen dabei unterstützen, eigene Entscheidungen informierter und bewusster treffen zu können. Allerdings führt die Vermittlung von Informationen nicht automatisch zu einer verbesserten Handlungskompetenz (Sunder & Segmüller, 2017). Der Erwerb von Handlungskompetenz kann jedoch beispielsweise Inhalt einer Mikroschulung sein.

Egal ob als eigenständige Intervention oder als Bestandteil einer Schulung – die Vermittlung von Informationen kann unterschiedlich erfolgen und beinhaltet verschiedene Handlungsweisen. So können Informationen mündlich, telefonisch oder auch per Internet-Chat im Dialog vermittelt werden. Aber auch der Verweis auf weitere Informationsquellen wie Internetseiten oder Beratungsstellen ist Teil der Informationsvermittlung. Ebenso zählt die Unterstützung beim Umgang mit Informationen z. B. bezüglich ihrer Aktualität und fachlichen Qualität dazu. Ein wesentlicher Bestandteil ist zudem die Bereitstellung von Informationen z. B. als Broschüre, Flyer, Plakat oder auch Video (Büker, 2021b).

14.1 Arten von Informationsmaterial

Informationen können auf unterschiedlichsten Wegen und durch verschiedene Medien vermittelt werden. Dabei sind schriftliche Informationsmaterialien wie Broschüren oder Handzettel die „Klassiker unter den edukativen Hilfsmitteln" (London, 2010, S. 123). Aber auch das Internet stellt eine nahezu unerschöpfliche Informationsquelle dar. An dieser Stelle wird ein nicht abschließender Überblick zu Informationsmaterialien gegeben, die in Schulungen genutzt werden können.

14.1.1 Schriftliche Informationsmaterialien

Zu den geläufigsten schriftlichen Informationsmaterialien zählen Bücher, Broschüren, Flyer, Infozettel (Handzettel), Infokarten oder auch Plakate/Poster.

14.1.1.1 Bücher

Als Buch gelten in der Regel gedruckte Werke mit einem gewissen Seitenumfang (UNESCO, 1965). In einer Schulung werden Bücher selten direkt eingesetzt. Insbesondere Fachbücher sind allerdings für die Vorbereitung von Schulungseinheiten von großer Bedeutung. Sie enthalten jedoch oft auch Textabschnitte, Bilder oder Grafiken, die den Teilnehmenden einer Schulung als Fachinformation z. B. in Kopie zur Verfügung gestellt werden können. Darüber hinaus kann auf Bücher verwiesen werden, in denen das Thema der Schulung gut aufbereitet ist. Dies können neben Fachbüchern auch biografische Erlebnisberichte oder belletristische Romane und Erzählungen sein.

14.1.1.2 Graphic Novels

Hierbei handelt es sich um eine relativ neue Erzählform – den grafischen Roman –, eine Bildgeschichte im Buchformat. Der große Vorteil von Graphic Novels ist, dass über Bildergeschichten

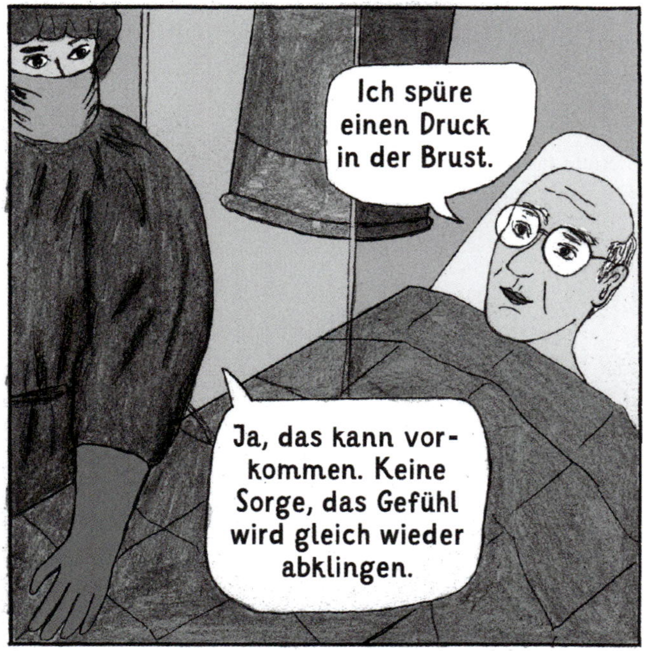
Ich spüre einen Druck in der Brust.
Ja, das kann vorkommen. Keine Sorge, das Gefühl wird gleich wieder abklingen.

Abbildung 14-1: Graphic Novel: Ausschnitt aus der Patientenaufklärung „Linksherzkatheter-Untersuchung" (Quelle: PD Dr. med. A. Brand, Prof. Dr. med. V. Stangl, A. Hamann & S. Martineck [2016]. Charité Berlin – mit freundlicher Genehmigung)

beispielsweise das Erleben von Krankheit ganz anders dargestellt werden kann als nur mit Worten. In der Regel wird einfache Sprache verwendet und die Texte sind den Figuren als mündliche Rede mittels Sprechblasen „in den Mund gelegt" (**Abb. 14-1**). Solcherart aufbereitete Gesundheitsinformationen wurden bisher insbesondere für Kinder, Jugendliche, Personen mit geringer Literalität, fremdsprachige Personen oder Personen, die in ihren sozialen Welten wenig Kontakt zum Gesundheitssystem haben, entwickelt (Staudacher, 2021). Ähnlich wie andere Bücher eignen sich Graphic Novels eher dazu, bestimmte Themen nach der Schulung zu vertiefen. Sie können Personen auch als Vorbereitung für den (ersten) Mikroschulungstermin zur Verfügung gestellt werden.

14.1.1.3 Broschüren

Broschüren sind Schriften mit eher geringem Umfang. Sie beinhalten häufig Informationen und Tipps zu einem bestimmten Themenbereich. Aufgrund ihres Umfangs können Themen in Broschüren oft nicht allumfassend bearbeitet werden. Daher gibt es zu komplexen Themen häufig Broschürenreihen, in denen einzelne Aspekte des Themas in jeweils einer Broschüre aufbereitet werden (z. B. Broschüren der Stiftung Deutsche Krebshilfe zum Thema Krebs). Broschüren können oft kostenlos bestellt werden. Dies ist sowohl bei staatlichen Stellen (z.B. Ministerien) wie auch Körperschaften des öffentlichen Rechts (z. B. Kranken- und Pflegekassen) möglich. Oft stellen auch Unternehmen mit kommerziellen Interessen (z. B. Pharmaunternehmen) Informationsmaterialien kostenlos zur Verfügung.

14.1.1.4 Flyer, Handzettel, Merkblätter etc.

Bei Flyern, Infozetteln, Infokarten, Handzetteln und Merkblättern handelt es sich um schriftliche Materialien mit geringem Umfang. Sie enthalten oft nur Basisinformationen zu bestimmten Themen. Diese können aber sehr sinnvoll sein, z.B. wenn es sich um Adressen von Beratungsstellen handelt, die nach einer Mikroschulung aufgesucht werden können. Oder es sind einige wichtige Hinweise in Form einer Checkliste oder Handlungsanweisung aufgeführt – beispielsweise zur Insulintherapie (Pieber et al., 2019). Insbesondere Infokarten enthalten zudem oft auch Grafiken oder Bilder.

14.1.1.5 Plakate/Poster

Poster oder Plakate können in einer Schulung gemeinsam betrachtet und besprochen werden. Häufiger sind sie jedoch insbesondere in Wartebereichen oder in Schulungsräumen aufgehängt und laden dort zum Betrachten ein.

14.1.1.6 Schriftliche Informationen im Internet

Internetfähige Mobiltelefone wurden im Jahr 2021 in Deutschland von 89 % der Personen über 14 Jahren genutzt. In der Altersgruppe der 14- bis 49-Jährigen betrug der Anteil sogar 95 %. Und selbst in der Gruppe der Personen über 70 Jahren nutzten immer noch 65 % ein solches Mobiltelefon (Statista, 2022). Dies macht deutlich, dass der Einsatz von Informationen aus dem Internet in Schulungen sehr niedrigschwellig ist. Und dies gilt nicht nur für schriftliche Informationen. Mit multifunktionalen Smartphones können Filme oder Podcasts gestreamt, Bilder betrachtet oder erstellt und Apps genutzt werden. Bei der Nutzung von Informationen aus dem Internet ist die Vermittlung von Qualitätskriterien an die Nutzer und Nutzerinnen eine wesentliche Aufgabe edukativ tätiger Personen.

14.1.2 Bilder als Informationsmaterialien

Bilder werden seltener als eigenständige Informationsmaterialien eingesetzt. Zumeist begleiten, erläutern und verdeutlichen sie schriftliche Informationen.

Dennoch können auch einzelne Bilder oder Grafiken gut in Schulungen eingesetzt werden. Sie sind beispielsweise dann hilfreich, wenn sie etwas zeigen, was die zu schulenden Personen noch nie (bewusst) gesehen haben und was im Rahmen der Schulung vor Ort nicht zur Betrachtung zur Verfügung steht, z. B. bestimmte Hilfsmittel wie Treppenliftsysteme. Insgesamt können Einzelbilder jedes möglichen Einzelaspektes eines jeden Schulungsthemas zur Verdeutlichung eingesetzt werden.

Über Bildreihen lassen sich insbesondere Verläufe gut darstellen. Dies kann die Darstellung von Bewegungsabläufen, der Heilungsprozess einer Wunde oder die Nutzung von Geräten sein. Bildreihen können insofern ein abstraktes Thema nachvollziehbarer machen (Schieron, 2022).

Da der Mensch in der Regel ein visuelles Wesen ist, profitieren nahezu alle Teilnehmenden einer Schulung von gutem Bildmaterial. Gerade Personen mit geringer Literalität werden durch Bilder eher erreicht als durch schriftliche Informationen.

14.1.3 Filme als Informationsmaterialien

Hierunter fallen Filme, die explizit zur Information von Patientinnen und Patienten, Pflegebedürftigen und Angehörigen erstellt wurden, aber auch Spielfilme, Dokumentationen oder Kurzvideos auf Internetportalen. Grundsätzlich können Filme aller Formate in einer Schulung – zumindest in Ausschnitten – gemeinsam mit den zu schulenden Personen betrachtet und besprochen werden. Selbstverständlich können auch Empfehlungen zum Betrachten von Filmen im Nachgang einer Schulung oder auch in Vorbereitung darauf gegeben werden.

Filme können dabei auf Trägermedien wie DVDs oder Blu-Ray-Discs vorhanden sein. Viele Filme sind inzwischen auf Internetportalen wie Youtube oder Vimeo verfügbar oder können anderweitig im Internet gestreamt werden. Der größte Vorteil von Filmen und Videos liegt darin, dass sich mit ihrer Hilfe komplexe Situationen darstellen und auch wiederholt betrachten lassen.

14.1.4 Weitere Materialien

Selbstverständlich können viele weitere Arten von Materialien in der pflegerischen Edukation und speziell auch in Schulungen eingesetzt oder empfohlen werden. An dieser Stelle werden noch zwei Beispiele aufgeführt.

14.1.4.1 Podcasts

Hierbei handelt es sich um Audioformate, die man sich sofort anhören oder herunterladen und später anhören kann (Bündnis „Niedersachsen packt an", o.J.). Dies ist über Smartphones und Tablets recht niederschwellig möglich. Podcasts gibt es inzwischen auch zu vielen Gesundheitsthemen. Wie Filme und Videos bieten sich Podcasts für den Einsatz bei Personen mit geringer Literalität besonders an. Auch für Personen mit Seheinschränkungen sind sie gut zu nutzen.

14.1.4.2 Anschauungsmaterialien

Dieser Begriff vereint vom Pflegebett über Verbandsmaterialien und Insulin-Pens, anatomische Modelle und Urinflaschen alle Materialien und Gegenstände, die im Rahmen einer Schulung gezeigt und angefasst werden können. Gerade das Anfassen von Dingen erleichtert es, sie zu begreifen!

14.2 Beurteilung von Informationsmaterialien

Informationen müssen adressatengerecht aufbereitet sein und eingesetzt werden. Dies bedeutet, dass sie für die zu schulenden Personen nachvollziehbar, verständlich und nützlich sein müssen (Büker, 2021b). Natürlich müssen sie zuvor fachlich korrekt und aktuell sein.

Vor dem Einsatz in einer Schulung sollten Materialien daher auf ihre Verwendbarkeit überprüft werden. Verständlichkeit und fachliche Korrektheit sind hierbei von besonderer Bedeutung (London, 2010). Für eine solche Prüfung müssen neben individueller Berufs- und Lebenserfahrung auch objektive Kriterien herangezogen werden. Pflegende müssen „ihr eigenes Handeln auf der Basis wissenschaftlicher Erkenntnisse reflektieren und die zur Verfügung stehenden Interventionsmöglichkeiten [...] kritisch prüfen und anwenden" (Müller & Mertin, 2020, S. 20). Dies gilt auch für die Vermittlung von Informationen oder die Durchführung von Schulungen. Persönliche Vorlieben edukativ tätiger Pflegender dürfen nicht das ausschlaggebende Argument für den Einsatz oder den Nicht-Einsatz von Informationsmaterialien sein. Allerdings ist eine systematische Vermittlung solcher Kompetenzen in Ausbildung und Studium aktuell noch nicht verankert (Schieron, 2023).

Daher werden nachfolgend zunächst Instrumente und Konzepte zur Beurteilung der Verständlichkeit von Informationsmaterialien vorgestellt (**Kap. 14.2.1–14.2.3**). Denn es gilt: Informationen – egal ob sie mündlich oder schriftlich vermittelt werden – müssen verständlich sein. Anschließend werden Instrumente zur fachlichen Korrektheit betrachtet (**Kap. 14.2.4–14.2.5**). Abschließend werden drei Praxishilfen vorgestellt (**Kap. 14.2.6–14.2.8**), die explizit für den Einsatz in der pflegebezogenen Edukation entwickelt wurden. Diese stehen bereits seit einigen Jahren zur Verfügung. Dabei greifen sie die zuvor beschriebenen Anforderungen an Verständlichkeit, fachlicher Korrektheit und Aktualität auf und betrachten noch weitere Aspekte.

14.2.1 Hamburger Verständlichkeitsmodell

Das Hamburger Verständlichkeitsmodell wird auch Hamburger Verständlichkeitskonzept genannt. Es beschäftigt sich insbesondere damit, wie die Verständlichkeit von Texten gemessen werden kann und wie Texte verständlicher gestaltet werden können. Dazu beschreibt es vier Hauptmerkmale von Verständlichkeit, die in erster Linie auf schriftliche Texte (z. B. Broschüren, Flyer, Plakate) ausgelegt sind (Langer et al., 2019). Die Merkmale können jedoch auch auf mündlich gegebene Informationen bezogen werden.

Hauptmerkmale von Verständlichkeit

(nach Langer et al., 2019)

Einfachheit: Dieses Merkmal bezieht sich auf den Satzbau und die Auswahl der Worte. Die Verwendung kurzer und einfacher Sätze sowie anschaulicher Wörter trägt zur Einfachheit bei. Wichtig ist zudem, dass Fachwörter erklärt werden.

Gliederung/Ordnung: Dieses Merkmal bezieht sich einerseits auf die äußere Gliederung eines Textes, aber auch auf seine innere Ordnung. Durch einen logischen Aufbau, eine sinnvolle Reihenfolge der Inhalte sowie übersichtliche Absätze und deutliche Überschriften können Lesende sich in einem Text gut zurechtfinden. (Bei mündlicher Information sind beispielsweise ein angepasstes Sprachtempo und der Einsatz von Pausen bedeutsam.)

Kürze/Prägnanz: Damit ist in erster Linie die Beschränkung der Informationen auf wesentliche und notwendige Inhalte gemeint.

Anregende Zusätze: Texte sollen u.a. durch persönliche Ansprache der Lesenden anregend und interessant gestaltet sein.

Anhand dieser Verständlichkeitsmerkmale können Texte recht einfach überprüft und eingeschätzt werden. Eine fünfstufige Bewertung schriftlicher Informationen kann folgendermaßen vorgenommen werden:

- Sind alle gewünschten Eigenschaften eines Merkmals vorhanden, wird dies mit (++) bewertet.
- Sind die entsprechenden Eigenschaften teilweise oder nicht ganz deutlich vorhanden, wird dies mit (+) bewertet.
- Halten sich die Anteile wünschenswerter und nicht-wünschenswerter Eigenschaften die Waage, wird dies mit (0) bewertet.
- Überwiegen die nicht-wünschenswerten Eigenschaften, wird ein (–) vergeben.
- Finden sich ausschließlich nicht-wünschenswerte Eigenschaften, wird dies mit (––) bewertet.

Alle aufgeführten Merkmale sind bedeutsam. Sie werden jedoch in ihrer Bedeutung für die Verständlichkeit unterschiedlich gewichtet. Ein Text wird nach dem Hamburger Verständlichkeitsmodell dann als optimal verständlich bewertet, wenn er folgendes Beurteilungsmuster aufweist (**Tab. 14-1**):

Tabelle 14-1: Optimales Beurteilungsmuster für einen verständlichen Text (Eigene Darstellung nach Langer et al., 2019, S. 33)

Einfachheit	Gliederung/Ordnung
(++)	(+)
Kürze/Prägnanz	Anregende Zusätze
(0 oder +)	(0 oder +)

So lässt sich relativ leicht eine Einordnung geschriebener Texte bezüglich ihrer Verständlichkeit vornehmen. Und dies gilt selbstverständlich auch für Texte, die für den Einsatz in einer Mikroschulung oder als Begleitmaterial selbst erstellt werden.

14.2.2 Lesbarkeitsformeln

Neben dem Hamburger Verständlichkeitsmodell kann die Verständlichkeit von Texten auch mithilfe sogenannter Lesbarkeitsformeln überprüft werden (Büker, 2021b). Solche Formeln wurden erstmals in den USA entwickelt. Inzwischen existieren über 200 Verfahren in englischer Sprache. Grundsätzlich sind Lesbarkeitsformeln sprachspezifisch. Englische Lesbarkeitsformeln können nicht ohne Anpassung auf deutschsprachige Texte angewendet werden. An dieser Stelle werden zwei Lesbarkeitsformeln in aller Kürze vorgestellt.

Wortliga

Bei der WORTLIGA GmbH handelt es sich um eine gewerbliche Textagentur, die jedoch neben kommerziellen Angeboten unter *www.wortliga.de* auch ein kostenloses Tool (Instrument) zur Textanalyse zur Verfügung stellt. Überprüft wird ein eingegebener Text auf Verständlichkeit und Prägnanz, auf sprachliche Wiederholungen und die Verwendung anregender Sprache. Dabei orientiert sich die Analyse an den Grundlagen des Hamburger Verständlichkeitsmodells.

Flesch-Formel

Die Flesch-Formel wurde von Rudolf Flesch entwickelt und hilft bei der Einschätzung, wie eingängig ein Text ist. Dies geschieht u.a. anhand der Anzahl von Wörtern, Sätzen und Zeichen eines Textes. Man kann einen Text kostenlos z.B. unter *https://fleschindex.de/* eingeben und dann erfolgt eine webbasierte Textanalyse. Der Text erhält eine Bewertung zwischen 0 und 100. Je höher der Wert ausfällt, desto leichter ist ein Text zu verstehen. Texte mit einer Bewertung von 90 bis 100 gelten als sehr leicht, Texte mit einer Bewertung von 0 bis 30 als sehr schwer verständlich.

14.2.3 Leichte und einfache Sprache

Fachsprache ist oft recht komplex. Dies gilt vielfach auch für Fachinformationen, die von Fachleuten für Nicht-Fachleute, z.B. Patientinnen und Patienten, verfasst wurden. Die Verwendung von einfacher bzw. Leichter Sprache macht Texte für viele Menschen verständlicher. Dies ist gerade auch bei gesundheitsbezogenen Informationen wichtig. Schließlich sollen die Informationen den einzelnen Personen zu einer verbesserten Gesundheitskompetenz verhelfen. Dazu müssen sie jedoch gut verstanden werden.

14.2.3.1 Leichte Sprache

Im Zuge der Independent-Living-Bewegung, die sich in den 1960er/1970er Jahren in den USA formierte (Schieron & Segmüller, 2022), wurde Leichte Sprache von Menschen mit Lernschwierigkeiten entwickelt. Knapp 20 Jahre später wurde diese Idee auch in Deutschland aufgegriffen.

Leichte Sprache ist ein feststehendes Konzept und ging als Begriff inzwischen u.a. in die deutsche Gesetzgebung ein. Beispielsweise wird im Gesetz zur Gleichstellung von Menschen mit Behinderungen (Behindertengleichstellungsgesetz – BGG) gefordert, dass Träger öffentlicher Gewalt „Informationen vermehrt in Leichter Sprache bereitstellen" (§ 11 Absatz 4 BGG). Im Sinne der UN-Behindertenrechtskonvention (UN-BRK, o.J.) soll die Verwendung Leichter Sprache dazu beitragen, Menschen mit Lernschwierigkeiten die Teilhabe an Gesellschaft und Politik zu ermöglichen (Kellermann, 2014). Inzwischen wird Leichte Sprache jedoch auch für andere Personengruppen als sehr hilfreich betrachtet. Menschen mit geringen Deutschkenntnissen oder mit geringer Literalität profitieren ebenso von Informationen in Leichter Sprache.

Leichte Sprache verfügt über ein Regelwerk, das insbesondere unter Beteiligung des Vereins „Mensch zuerst" erstellt wurde. Zu diesen Regeln gehört beispielsweise, dass

- nur kurzer Sätze verwendet werden,
- jeder Satz nur eine Aussage enthält,
- nur Aktivsätze verwendet werden,
- Sätze aus Subjekt, Prädikat, Objekt bestehen sollen,
- der Konjunktiv vermieden wird,
- der Genitiv nicht verwendet wird.

Begriff „Menschen mit Lernschwierigkeiten"

Der Verein „Mensch zuerst – Netzwerk People First Deutschland e.V." ist ein Verein von und für Menschen mit Lernschwierigkeiten. Er kämpft u.a. dafür, dass Begriffe wie „geistig behinderte Menschen" oder „Menschen mit geistiger Behinderung" nicht mehr verwendet werden. Die Mitglieder des Vereins empfinden sich als Menschen mit Lernschwierigkeiten und wollen auch so bezeichnet werden. Dies wird auf der Internetseite des Vereins begründet (*http://www.menschzuerst.de/pages/startseite/was-tun-wir/kampf-gegen-den-begriff-geistig-behindert.php*).

Regeln für Leichte Sprache

Das Netzwerk Leichte Sprache (2022) hat die „Regeln für Leichte Sprache" in einer Broschüre im Jahr 2022 neu aufgelegt. Die Broschüre kann unter *https://www.leichte-sprache.org/wp-content/uploads/2023/03/Regelwerk_NLS_Neuaufl2022_web.pdf* kostenlos heruntergeladen werden. Bereits im Jahr 2014 veröffentliche das deutsche Bundesministerium für Arbeit und Soziales (BMAS) gemeinsam mit dem Netzwerk einen Ratgeber zur Verwendung Leichter Sprache für die öffentliche Verwaltung. Der Ratgeber wurde 2022 unverändert nachgedruckt und kann unter *https://www.bmas.de/SharedDocs/Downloads/DE/Publikationen/a752-ratgeber-leichte-sprache.pdf?__blob=publicationFile&v=8* ebenfalls kostenlos heruntergeladen werden.

Dabei ist zu beachten, dass Leichte Sprache keine Kindersprache ist. Texte in Leichter Sprache sollen zudem immer von Prüfern und Prüferinnen mit Lernschwierigkeiten auf ihre Verständlichkeit geprüft werden.

Die Regeln zur Leichten Sprache können nicht nur beim Erstellen neuer Informationsmaterialien genutzt werden. Sie können auch eingesetzt werden, um vorhandene Informationsmaterialien auf ihre Verständlichkeit zu prüfen oder in leichter verständliche Materialien umzuwandeln (Büker, 2021b).

Inzwischen werden bereits viele Gesundheitsinformationen in Leichter Sprache angeboten. Die meisten Internetseiten mit Gesundheitsthemen verfügen inzwischen zumindest auch über einen Anteil von Informationen in Leichter Sprache. Dies bezieht sich jedoch aktuell oft nur auf Grundinformationen zur jeweiligen Internetseite. Das heißt leider noch nicht, dass alle auf dieser Seite verfügbaren Informationen auch in Leichter Sprache vorliegen. In **Tabelle 14-2** sind beispielhaft einige Internetseiten aufgeführt, auf denen konkrete Gesundheitsinformationen in Leichter Sprache und/oder verschiedenen Sprachen und/oder in Gebärdensprache zugänglich gemacht werden.

Tabelle 14-2: Internetseiten mit Gesundheitsinformationen in verschiedenen Sprachen (inklusive Leichte Sprachen und Gebärdensprache – Auswahl; Stand: Februar 2024) (Quelle: Eigene Darstellung)

Institution	Internetauftritt (Startseite)	Informationen in		
		einfacher oder Leichter Sprache	verschiedenen Sprachen	Gebärdensprache
Ärztliches Zentrum für Qualität in der Medizin (ÄZQ)	www.patienten-information.de	ja	ja	nein
Bundesamt für Gesundheit (BAG), Schweiz	www.bag.admin.ch	ja	ja	ja
Bundeszentrale für gesundheitliche Aufklärung (BZgA)	www.bzga.de	ja	ja	ja
Bundesministerium für Gesundheit (BMG), Deutschland	www.bundesgesundheitsministerium.de	ja	ja	ja
Bundesministerium für Soziales, Gesundheit, Pflege und Konsumentenschutz, Österreich	www.sozialministerium.at	ja	ja	ja
Deutsches Rotes Kreuz	www.drk-gesundheitsfilme.de (Spezialseite)	nein	ja	nein
Krebsgesellschaft NRW	www.krebsgesellschaftnrw.de/leichte-sprache (Spezialseite)	ja	nein	nein
Schweizerisches Rotes Kreuz	www.migesplus.ch (Spezialseite)	ja	ja	nein

Es sind zunehmend auch Bücher z.B. mit medizinischen Aufklärungsbögen in Leichter Sprache (Sappok et al., 2021), zur sexuellen Aufklärung (Tewes, 2018) oder anderen Themen verfügbar.

14.2.3.2 Einfache Sprache

Im Gegensatz zu Leichter Sprache gibt es für einfache Sprache kein spezielles Regelwerk. Es handelt sich daher auch nicht um einen feststehenden Begriff. Bei einfacher Sprache können z.B. längere Sätze und auch Nebensätze verwendet werden. Fremdwörter sollen jedoch auch hier vermieden oder erklärt werden. Die Verwendung einfacher Sprache soll insbesondere Menschen unterstützen, die Schwierigkeiten haben, komplexe Texte zu verstehen. Dies können Menschen mit Lese- und Rechtschreibeschwäche sein, aber auch Menschen, die Hirnverletzungen erlitten haben. Einfache Sprache ist aber auch für ältere Menschen oder Menschen mit geringen Deutschkenntnissen hilfreich (Kellermann, 2014).

14.2.4 Evidenzbasierte Gesundheitsinformationen

Neben der Verständlichkeit ist ihre fachliche Korrektheit im Sinne von Evidenzbasierung Bedingung für den Einsatz von Materialien in Mikroschulungen. Ursprünglich bedeutet der lateinische Begriff „evidentia“ so viel wie Klarheit oder Augenscheinlichkeit. Im Zusammenhang mit dem Thema Gesundheit wird „Evidenz“ jedoch eher im Sinne des englischen „evidence“ verwendet und kann entsprechend mit „Beweis“, „Nachweis“ oder „Beleg“ übersetzt werden. Von evidenzbasierten Gesundheitsinformationen wird somit der Nachweis ihrer Korrektheit erwartet. Ein solcher Nachweis wird in der Regel über objektive, wissenschaftliche Forschungsergebnisse erbracht (Büker, 2021b).

Die Erstellung evidenzbasierter Gesundheitsinformationen basiert einerseits auf einer an wissenschaftlichen Prinzipien orientierten Vorgehensweise. Genauso bedeutend ist jedoch auch, dass Informationsmaterialien sich an den Bedarfen der Personen orientieren, für die die Informationen erstellt werden. Diese sollen durch die Materialien zu selbstbestimmten Entscheidungen befähigt werden. „Evidenzbasierte Gesundheitsinformationen ermöglichen es den Menschen, ihr Wissen über Gesundheit und Krankheit zu verbessern und eigenständig oder gemeinsam mit anderen Entscheidungen über Gesundheitsfragen zu treffen. Diese Entscheidungen sollen den Einstellungen, Wertvorstellungen und der Lebenssituation der jeweiligen Person entsprechen“ (Deutsches Netzwerk Evidenzbasierte Medizin, 2016, S. 4).

In Anlehnung an das Deutsche Netzwerk Evidenzbasierte Medizin (2016) beschreibt Koch (2021) acht übergreifende Anforderungen an evidenzbasierte Gesundheitsinformationen:

1. Identifizierung besonderer Informationsbedürfnisse der angedachten Nutzer und Nutzerinnen
2. Systematische Recherche zu Forschungsergebnissen zu den für die Nutzer und Nutzerinnen relevanten Fragestellungen
3. Auswahl der geeigneten Evidenzstufe
4. Möglichst objektive Darstellung der für die Nutzer und Nutzerinnen relevanten Forschungsergebnisse
5. Auswahl und angemessene Darstellung von Vergleichsergebnissen
6. Ausgewogener Umgang mit Zahlen und Risikoangaben
7. Berücksichtigung von Alters- und Geschlechtsunterschieden und anderer relevanter Aspekte
8. Transparente Darstellung der Angaben zu Verfassern und Verfasserinnen und Herausgebenden.

Diese Anforderungen müssen bei der Erstellung evidenzbasierter Informationen beachtet werden. Sie können jedoch auch als Bewer-

Anbietende evidenzbasierter Gesundheitsinformationen

(Quelle: Koch, 2021)

- Ärztliches Zentrum für Qualität in der Medizin (ÄZQ) (*www.patienten-information.de*)
- Bundesgesundheitsministerium (BMG) (*https://gesund.bund.de*)
- Gemeinnützige Stiftung Gesundheitswissen (*www.stiftung-gesundheitswissen.de*)
- Institut für Qualität und Wirtschaftlichkeit im Gesundheitswesen (IQWiG) (*www.gesundheitsinformation.de*)
- Krebsinformationsdienst des Deutschen Krebsforschungszentrums (DKFZ) (*www.krebsinformationsdienst.de*)
- Medizinischer Dienst des Spitzenverbands der Krankenkassen (MDS) (*www.igel-monitor.de*)

tungskriterien zur Einschätzung bereits vorhandener Gesundheitsinformationen genutzt werden.

Wichtig ist an dieser Stelle jedoch, dass es für viele individuelle, pflegebezogene Themen keine evidenzbasierten Informationen gibt. Daher gilt der Anspruch, sich in Mikroschulungen an evidenzbasierten Gesundheitsinformationen zu orientieren, nur für die Themenbereiche, für die solche Informationen vorliegen.

14.2.5 Falsche oder schlechte Gesundheitsinformationen im Internet

Nahezu das gesamte Wissen der Menschheit steht im Internet zur Verfügung. Leider kursieren dort, aber auch in anderen öffentlich zugänglichen Medien, immer wieder falsche Informationen, sogenannte „Fake News". Oftmals handelt es sich dabei um bewusst gestreute Falschinformationen. Dass dies auch Gesundheitsinformationen betreffen kann, wurde im Rahmen der Corona-Pandemie deutlich. Aber auch davor gab es beispielsweise schon Falschmeldungen zu Impfungen, die sich im Internet auch lange hielten (Ärzte Zeitung, 2017).

Nun ist es insbesondere für fachliche Laien nicht immer einfach, solche Falschinformationen zu erkennen. Es gibt jedoch Phrasen, deren Gebrauch darauf hindeutet, dass es sich vermutlich um nicht seriöse Webseiten handelt. Dazu gehören beispielsweise „wissenschaftlicher Durchbruch", „Wunderheilung", „Geheimformel", „überzeugende Beweise", „sensationelle Ergebnisse" oder auch das Versprechen einer „100 %-Erfolgsrate". Diese und andere Hinweise gibt Eysenbach (2003, S. 297 f.) u. a. in seinem „Internetwaschzettel für Patienten".

Die Bertelsmann Stiftung hat sich ebenfalls mit Falschinformationen zu Gesundheitsthemen auseinandergesetzt und einen Kriterienkatalog für schlechte Gesundheitsinformationen entwickelt (**Abb. 14-2**). Mit diesem Katalog kann der potenzielle Schaden durch falsche Informationen abgeschätzt werden (Bertelsmann Stiftung, 2019).

Es gibt zudem bereits seit Langem „Bemühungen, Qualitätsstandards für gesundheitsspezifische Webseiten zu formulieren" (Große Schlarmann & Büker, 2021, S. 278). Dazu gehört auch die Vergabe von Qualitätssiegeln. Das „Aktionsforum Gesundheitsinformation" (AFGIS – *www.afgis.de*) wurde bereits 1999 auf Initiative des deutschen Bundesgesundheitsministeriums (BMG) gegründet und formulierte zehn Transparenzkriterien. Der HONcode und das Instrument DISCERN sind international sehr verbreitet. Letzteres liegt auch in einer deutschsprachigen Version vor (*www.discern.de*). Die bisher aufgeführten Instrumente achten in erster Linie auf Strukturaspekte der Informationen und auf Metainformation, beachten aber inhaltliche nur unzureichend. Daher entwickelten Jörg große Schlarmann und Christa Büker (2021) – orientiert am „Internetwaschzettel für Patienten" von Eysenberg (2003, S. 297 f.) sowie an den elf Kriterien für evidenzbasierte Patienteninformationen von Steckelberg et al. (2005) – eine „Checkliste zur Vertrauenswürdigkeit von Webseiten".

Kriterien für schlechte Gesundheitsinformationen

Korrektheit

ja nein

1. Nutzen

a) Der Nutzen wird übertrieben dargestellt. ☐ ☐

b) Der Nutzen wird untertrieben dargestellt oder abgestritten. ☐ ☐

c) Ein Hinweis auf den Nutzen fehlt. ☐ ☐

2. Risiken und Nebenwirkungen

a) Risiken und Nebenwirkungen werden übertrieben dargestellt. ☐ ☐

b) Risiken und Nebenwirkungen werden untertrieben dargestellt oder abgestritten. ☐ ☐

c) Ein Hinweis auf Risiken und Nebenwirkungen fehlt. ☐ ☐

3. Korrelationen und Kausalitäten

Korrelationen werden fälschlicherweise als Kausalitäten dargestellt. ☐ ☐

4. Behandlungsoptionen

Es fehlen Hinweise auf weitere Behandlungsoptionen bzw. auf die Nichtintervention. ☐ ☐

5. Inhalt

a) Inhalte wecken unberechtigte Hoffnungen. ☐ ☐

b) Inhalte schüren Ängste. ☐ ☐

c) Inhalte sprechen Patienten auf irreführende Weise an. ☐ ☐

d) Inhalte enthalten unangemessene Aufforderungen zum Tun oder Unterlassen. ☐ ☐

Transparenz

6. Medizinischer Rat

a) Der Hinweis, bei konkreten Fragen und Beschwerden professionellen medizinischen Rat einzuholen, fehlt. ☐ ☐

b) Es wird abgeraten, professionellen medizinischen Rat bzw. eine Zweitmeinung einzuholen. ☐ ☐

7. Angaben zu Quellen

a) Die angegebenen Quellen sind irreführend (beziehen sich z. B. nicht auf das Thema). ☐ ☐

b) Die Quellenangaben sind unzureichend (der Botschaft der Information zuwiderlaufende Quellen werden nicht genannt) oder geben den Stand der Wissenschaft nicht korrekt wieder. ☐ ☐

c) Quellenangaben fehlen. ☐ ☐

ja nein

8. Ziel des Informationsangebots

a) Der Zweck oder Interessenkonflikte des Informationsangebots wird / werden nicht transparent gemacht. ☐ ☐

b) Mit dem Informationsangebot werden vermutlich unlautere Zwecke verfolgt. ☐ ☐

9. Finanzierung des Angebots

Hinweise auf Finanzierung des Informationsangebots fehlen. ☐ ☐

10. Verlinkungen

Der Anbieter verlinkt auf Internetseiten, die schlechte und /oder gefährliche Gesundheitsinformationen enthalten. ☐ ☐

11. Datum der Texterstellung bzw. Aktualisierung

Das Datum der Texterstellung bzw. Aktualisierung ist nicht genannt. ☐ ☐

12. Impressum

a) Hinweis auf gezielte Irreführung: Das Impressum ist an Dienstleister im Ausland ausgelagert. ☐ ☐

b) Die Angabe einer identifizierbaren, natürlichen Person fehlt. ☐ ☐

c) Das Impressum fehlt. ☐ ☐

Wirkungskraft

13. Reputation des Absenders

Der Absender genießt vermutlich hohes Vertrauen in der Bevölkerung. ☐ ☐

14. Reichweite

Die Information hat eine hohe Reichweite. ☐ ☐

15. Suggestion einer Neuigkeit

a) Die Gesundheitsinformation wird als Neuigkeit präsentiert. ☐ ☐

b) Die Gesundheitsinformation stellt einen Bezug zu aktuellen Nachrichten her. ☐ ☐

16. Präsentationsweise

Das Angebot weckt durch seine Präsentationsweise eine hohe Glaubwürdigkeit bei seiner Zielgruppe. ☐ ☐

Schadenspotenzial (individuell und kollektiv)

	kein/gering	mittel	hoch
Bzgl. gesundheitlicher Schäden	☐	☐	☐
Bzgl. finanzieller Schäden	☐	☐	☐
Bzgl. systemischer Schäden	☐	☐	☐
Gesamtbeurteilung: Wie hoch ist das Schadenspotenzial insgesamt?	☐	☐	☐

MedWatch | BertelsmannStiftung

Abbildung 14-2: Kriterien für schlechte Gesundheitsinformationen (Quelle: Bertelsmann Stiftung, 2019; Spotlight Gesundheit „Gefährliche Gesundheitsinfos")

Checkliste zur Vertrauenswürdigkeit von Webseiten

(Quelle: Schieron, 2023, in Anlehnung an Große Schlarmann & Büker, 2021)

1. Ist klar, wer die Informationen geschrieben hat?
   (z. B. Autoren und Autorinnen/Qualifikationen/Webmaster und Webmasterinnen)
2. Sind die Ziele der Information/Website klar?
   (Adressaten und Adressatinnen sowie Ziele benannt?)
3. Auf welche Quellen stützt sich die Information/Website?
   (Quellen angegeben und seriös?)
4. Enthält die Information/Website Hilfsangebote?
   (z. B. Adresssammlungen und Links vorhanden?)
5. Wie aktuell ist die Information/Website?
   (z. B. Erstelldatum erkennbar? Informationen über Gültigkeit vorhanden?)
6. Ist die Information/Website ausgewogen und unabhängig?
   (z. B. Betreiber und Betreiberinnen der Website sowie Sponsorinnen und Sponsoren erkennbar? Neutrale Formulierungen?)
7. Werden Unsicherheiten beschrieben?
   (z. B. Infos zur Verfügbarkeit von Angeboten, Untersuchungen?)
8. Werden alle in Frage kommenden Untersuchungen und Behandlungen beschrieben?
   (z. B. Aufzeigen von Alternativen? Verständlichkeit?)
9. Wie steht es mit der Sicherheit im Internet?
   (z. B. Informationen kostenfrei? Erklärung zum Umgang mit persönlichen Daten?)

In Frage 8 wird deutlich, dass die Checkliste zunächst medizinische Aspekte betrachtet. Durch eine Ergänzung der Frage 8 um pflegespezifische Fragestellungen wie „Werden unterschiedliche Optionen mit Vor- und Nachteilen (z. B. stationäre Pflege, ambulante Pflege) aufgezeigt?" können auch pflegebezogene Aspekte betrachtet werden (Schieron, 2023).

14.2.6 Die Wittener Liste

Für den deutschen Sprachraum wurde die Wittener Liste zur Broschürenbeurteilung als erstes Assessmentinstrument für pflegebezogene Texte am Institut für Pflegewissenschaft der Universität Witten/Herdecke entwickelt. Wie der Großteil der bisher vorgestellten Konzepte und Instrumente kann auch sie unterschiedlich genutzt werden. Im Sinne eines Leitfadens dienen ihre Kriterien bzw. Kategorien dazu, bereits existierende schriftliche Informationen für den Einsatz in der pflegebezogenen Edukation einzuschätzen.

Gleichzeitig kann die Liste als Orientierung für die Erstellung eigener schriftlicher Informationen verwendet werden (Tolsdorf, 2010). Unter *https://patientenedukation.de/sites/default/files/downloads/Wittener_Liste.pdf* stellt das Netzwerk Patienten- und Familienedukation in der Pflege e. V. die Wittener Liste kostenlos zum Herunterladen zur Verfügung.

Kriterien der Wittener Liste zur Broschürenbeurteilung

1. Zielgruppe und Ziel angegeben?
2. Alltagsbezug vorhanden? Relevanz der Informationen?
3. Positive Bewältigung beabsichtigt? Persönliche Ansprache?
4. Umfang und Schriftgröße?
5. Verständlichkeit?
6. Layout/Überschriften/Abbildungen/Gliederung?
7. Neuzeitliches Wissen/Literaturstützung/Quellen/Datum?
8. Autorenhinweise/Finanzierung/Abhängigkeit?
9. Weiterführende Hinweise/Adressen?
10. Vollständigkeit?

Welche Aspekte verbergen sich hinter den knapp formulierten Kriterien bzw. Kategorien?

Zielgruppe und Ziel

Broschüren und andere schriftliche Informationen sollten zielgruppenspezifisch konzipiert und umgesetzt sein. Insofern ist es vielfach eher ungünstig, wenn beispielsweise eine Broschüre Patientinnen und Patienten aller Altersklassen ansprechen soll oder sie sowohl beruflich Pflegende als auch pflegende Angehörige erreichen soll. Auch sollte deutlich erkennbar sein, was das Ziel der Broschüre ist. Soll sie allgemein über ein Thema informieren? Informiert sie über einen oder mehrere Teilaspekte? Soll sie als Entscheidungshilfe genutzt werden (Abt-Zegelin, 2013).

Alltagsbezug und Relevanz

Pflegebezogene Edukation fokussiert den Alltag von Patientinnen und Patienten, Pflegebedürftigen und ihren Angehörigen. Insofern sollten die dargestellten Informationen einen deutlichen Bezug zur Gestaltung des Alltags aufweisen. Dies bedeutet nicht, dass beispielsweise medizinische oder sozialrechtliche Informationen nicht gewünscht sind. Sie sollten jedoch nicht nur aufgeführt sein, sondern auch in ihrer Bedeutung für das Leben der Leserinnen und Leser betrachtet werden.

Positive Bewältigung und Ansprache

Aufzählungen all dessen, was möglicherweise passieren kann, sind selten hilfreich. Statt für die individuelle Situation der lesenden Person hilfreich zu sein, kann dies zu Ängsten und Sorgen führen. Zielführend sind jedoch Hilfen zur Bewältigung der (neuen) Situation. Zudem sollten die Leserinnen und Leser persönlich angesprochen werden (Tolsdorf, 2010).

Umfang und Schriftgröße

Broschüren sollten nicht umfangreich und möglichst in zehn Minuten zu lesen sein (Tolsdorf, 2010). Ein Großteil der Nutzer und Nutzerinnen pflegebezogener Edukation befindet sich in einem fortgeschrittenen Alter. Daher ist eine Schriftgröße von 14 Punkt zu empfehlen, die auch von älteren Personen in der Regel gut gelesen werden kann und auch für Texte in Leichter Sprache gefordert wird.

Verständlichkeit

Trotz eines eher begrenzten Umfangs müssen in Broschüren alle relevanten Inhalte verständlich dargestellt sein. Komplexe Themen sollten daher auf mehrere Broschüren mit unterschiedlicher Schwerpunktlegung aufgeteilt werden (Tolsdorf, 2010).

Layout/Überschriften/Abbildungen/Gliederung

Aus dem begrenzten Umfang einer Broschüre folgt, dass sie klar und strukturiert aufgebaut, aber dennoch ansprechend gestaltet sein sollte. Dabei sind Aspekte der Kontrastierung zur Barrierefreiheit ebenso zu beachten wie Anforderungen der Leichten Sprache. Abbildungen und Texte müssen zueinander passen (Zegelin, 2018).

Neuzeitliches Wissen/Literaturstützung/Quellen/Datum

Die Inhalte einer Broschüre sollten dem aktuellen (wissenschaftlichen) Stand entsprechen. Auch wenn dies nicht immer einfach zu prüfen ist, geben Erstellungs- und Erscheinungsjahr erste Hinweise dazu. Gleiches gilt für die notwendigen Quellenangaben. Wurden eher ältere oder aktuelle Quellen herangezogen? Wenn möglich sollten Broschüren auf evidenzbasierte Informationen zurückgreifen. Dies ist bei medizinischen Themen in der Regel sehr gut möglich. Pflegerische Themen betreffen oft Alltagsfragen, für die kein evidenzbasiertes Wissen vorliegt. Dennoch sollte die Entscheidung für bestimmte Broschüren nach evidenzbasierten Grundsätzen erfolgen. Die Expertenstandards des Deutschen Netzwerks für Qualitätsentwicklung in der Pflege (DNQP) gelten als evidenzbasiert (Tolsdorf, 2010).

Autorenhinweise/Finanzierung/ Abhängigkeit

Es muss deutlich erkennbar sein, wer die Broschüre verfasst und wer sie herausgegeben hat. Pflegekassen oder Ministerien verfolgen in der Regel andere Intentionen bei der Veröffentlichung von Broschüren als Unternehmen der Pharmaindustrie. Die Herkunft einer Broschüre muss deutlich werden, um Transparenz über mögliche Abhängigkeiten zu schaffen. Davon unabhängig gilt jedoch: Egal von wem sie herausgegeben wurde - eine gute Broschüre bleibt eine gute Broschüre (Abt-Zegelin, 2013).

Weiterführende Hinweise/Adressen

Da Broschüren nicht zu umfangreich sein sollten, können sie nicht immer alle potenziell relevanten Informationen zu einem Thema enthalten. Es sollten jedoch Hinweise auf andere Veröffentlichungen oder Kontaktadressen vorhanden sein. Wichtig ist hier, dass es sich um bedarfsorientierte Hinweise z. B. zu Selbsthilfegruppen und leicht verständlicher Literatur handelt (Tolsdorf, 2010).

Vollständigkeit

Auch wenn Broschüren vom Grundgedanken her inhaltlich begrenzt sind, sollten sie auf ihre eigene Zielsetzung bezogen vollständig sein und alle wesentlichen Aspekte beinhalten (Abt-Zegelin, 2013).

Bereits im Jahr 2006 führte Regina Wiedemann die Kriterien der Wittener Liste mit einem Bewertungsschema zusammen. Dabei wurden für die Umsetzung der Kriterien die Schulnoten „Sehr gut (+++), Gut (++), Befriedigend (+), Ausreichend (–), Mangelhaft (––) und Ungenügend (–––)" vergeben (Wiedemann, 2006, S. 216). In Anlehnung an dieses einfach zu handhabende Bewertungsschema kann beispielsweise ein Bewertungsblatt für Broschüren wie in **Tabelle 14-3** erstellt werden. Dabei zeigt der Wechsel zwischen farblich hinterlegten und nicht farblich hinterlegten Zeilen den Wechsel von einem zum nächsten Kriterium entsprechend der Wittener Liste an. Ausgefüllte Bewertungsblätter sollten zur Dokumentation (für Kolleginnen und Kollegen zugänglich) aufbewahrt werden. So wird erkennbar, welche Materialien bereits von wem bewertet wurden. Es kann durchaus sinnvoll sein, Informationsma-

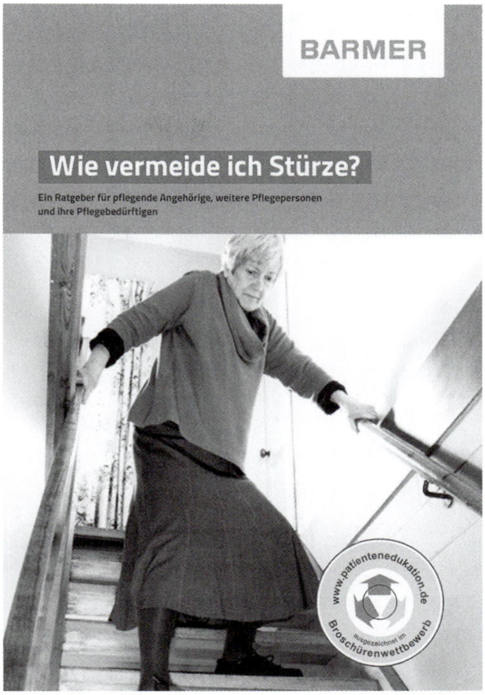

Abbildung 14-3: Titelbild der Broschüre „Wie vermeide ich Stürze?" (Mit freundlicher Genehmigung der BARMER Pflegekasse, https://www.barmer.de/resource/blob/1022570/d2241e4b8c91669c45a8d3d4a2a22928/barmer-wie-vermeide-ich-stuerze-barrierefrei-7269-data.pdf)

Das Netzwerk Patienten- und Familienedukation in der Pflege e.V. (*www.patientenedukation.de*) unterstützt die Erstellung pflegebezogener Informationsbroschüren. Auf der Homepage des Vereins stehen Informationen dazu bereit – auch die „Wittener Liste". Auch wird dort über Broschüren berichtet, die bereits im Rahmen des Broschürenwettbewerbs des Vereins prämiert wurden. **Abb. 14-3** zeigt das Beispiel einer prämierten Broschüre (Pflege e.V., BARMER Pflegekasse, 2021).

Tabelle 14-3: Beispiel eines Bewertungsblattes zur Wittener Liste (Quelle: Eigene Darstellung)

Blatt zur Bewertung von Broschüren

Titel der Broschüre: ____________________

Themenbereich: ____________________

bewertet von: ____________________

Kriterien der Wittener Liste zur Broschürenbewertung	Bewertung (+++) bis (−−−)	Weitere Informationen/Notizen
Zielgruppe erkennbar?		
Ziel deutlich?		
Alltagsbezug/Relevanz vorhanden?		
Hinweise zur positiven Bewältigung?		
Persönliche Ansprache gegeben?		
Umfang angemessen?		
Schriftgröße angemessen?		
Verständlichkeit gegeben?		
Layout/Überschriften angemessen?		
Abbildungen angemessen?*		
Gliederung übersichtlich?		
Neuzeitliches Wissen vorhanden?		
Literaturstützung/Quellenangaben?		
Datumsangabe der Veröffentlichung?		
Autoren und Autorinnen/Herausgebende erkennbar?		
Finanzierung erkennbar?		
Offengelegte Abhängigkeiten vorhanden?		
Weiterführende Hinweise vorhanden?		
Adressenliste vorhanden?		
Vollständigkeit laut Ziel gegeben?		
Gesamtbewertung		

*) entsprechend der Erweiterung der Wittener Liste zur Bewertung von Bildmaterial
Erfüllungsgrad der Kriterien:
Sehr gut (+++), Gut (++), Befriedigend (+), Ausreichend (−), Mangelhaft (−−), Ungenügend (−−−)
k. A. (keine Angaben)/k. E. (keine Einschätzung möglich)

terialien von mehreren Personen beurteilen zu lassen, um dann zu einer gemeinsamen Einschätzung zu gelangen.

14.2.7 Beurteilung von Bildmaterial – eine Erweiterung zur Wittener Liste

Manchmal können Bilder mehr ausdrücken als wohlgesetzte Worte. Bilder und Abbildungen dienen daher häufig zur Unterstützung von Texten. Sie können deren Botschaft stärken oder verdeutlichen und machen theoretische Informationen greifbarer. Dies wird von der Wittener Liste bereits aufgegriffen (Punkt 6). Bei bestimmten Veröffentlichungen, z. B. in Leichter Sprache, gehören Bilder und Abbildungen ganz selbstverständlich dazu (BMAS, 2022).

Bereits vor einigen Jahren hat sich die Sektion BIS (Beraten Informieren Schulen) der Deutschen Gesellschaft für Pflegewissenschaft mit Bildmaterial beschäftigt. Dabei wurde beschrieben, dass durch Bilder oder Abbildungen die Möglichkeit besteht, auch schwierige „Sachverhalte komprimiert darzustellen und Interesse für Themen zu wecken“ (Kocks & Abt-Zegelin, 2013, S. 317). Daher wurde eine Erweiterung der Wittener Liste vorgenommen, mit der auch Abbildungen in pflegebezogenen Kontexten beurteilt werden können. Acht Kriterien zur Bildbewertung wurden dafür zusammengestellt (Büker, 2021b; Schieron, 2023; Schnabel & Kocks, 2020).

Kriterien zur Beurteilung von Bildmaterial – Erweiterung der Wittener Liste

(Quelle: Nach Schieron, 2023)

1. Authentizität
2. Aktualität
3. Botschaft
4. Fehler
5. Gestaltung
6. Bildunterschrift
7. Qualität
8. Herkunft

Auch diese Kriterien können zur Bewertung bereits existierender Bilder in Broschüren und Büchern verwendet werden. Es können jedoch auch Einzelbilder daraufhin beurteilt werden, ob sie für die Verwendung in einer selbst erstellten Information geeignet sind. Und selbstverständlich dienen die Kriterien auch als Orientierung bei der Produktion eigener Bilder.

Was ist mit den einzelnen Kriterien gemeint?

Authentizität

Ist das Bild in sich stimmig? Abbildungen müssen von den Adressaten und Adressatinnen als wahrhaftig, echt und realistisch wahrgenommen werden. Nur so können sie sich mit dem Gezeigten identifizieren. Dabei ist es egal, ob es sich um ein Foto oder eine gezeichnete Grafik handelt (Schieron, 2023).

Aktualität

Ist das Bild aktuell? Auch um die Aktualität der Broschüre oder des Flyers zu belegen, sollte das Bild eine neuzeitliche Situation zeigen. So sollten beispielsweise die Kleidung abgebildeter Personen oder dargestellte technische Geräte nicht allzu alt sein (Büker, 2021b).

Botschaft

Ist die Botschaft des Bildes dem Text angemessen? Abbildungen sollen die Zielsetzung der Informationsschrift unterstützen und müssen daher zum Thema passen. Zugleich sollen sie die Adressaten und Adressatinnen ansprechen, auch wenn es sich beispielsweise um eher unangenehme Themen (z. B. eine Krebserkrankung) handelt.

Fehler

Ist das Bild frei von fachlichen Fehlern? Fachliche Fehler vermitteln falsche Botschaften und können je nach Thema (z. B. rückengerechtes Arbeiten) Inhalte falsch vermitteln (Büker, 2021b).

Gestaltung
Wie ist das Layout des Bildes? Ob ein Bild z. B. in schwarz oder in Farbe verwendet wird, ob es eine streng realistische oder eher eine verfremdete Situation, einen Bildausschnitt oder eine Gesamtansicht zeigt, muss zum Inhalt und zur Botschaft des Textes passen (Schieron, 2023).

Bildunterschrift
Ist die Bildunterschrift passend? Bildunterschriften sollen nicht nur inhaltlich zutreffen. Wenn es möglich ist, sollten sie zudem ansprechend formuliert sein. Beispielsweise kann in der Unterschrift ein weiterer inhaltlicher Impuls gesetzt werden (Kocks & Abt-Zegelin, 2013).

Qualität
Wie ist die inhaltliche und technische Qualität des Bildes? Inhaltlich und technisch sollten Bilder, die für edukative Interventionen wie eine Mikroschulung genutzt werden, qualitativ hochwertig und handwerklich professionell erstellt sein (Schieron, 2023).

Herkunft
Woher kommt das Bild? Werden bei der Erstellung eigener Informationsmaterialien Bilder und Grafiken genutzt, die nicht selbst erstellt wurden, sind auf jeden Fall Urheberrechte zu beachten (Büker, 2021b). Auch wenn Abbildungen selbst erstellt wurden, sollte dies kenntlich gemacht werden. Auch in bereits vorhandenen bzw. erstellten Broschüren sollte immer erkenntlich sein, wer die verwendeten Abbildungen erstellt und herausgegeben hat. Dies trägt zur Transparenz bezüglich der gesamten Broschüre bei.

Tabelle 14-4 zeigt einen Vorschlag für ein Bewertungsblatt zu den Kriterien der Erweiterung der Wittener Liste zur Bewertung von Bildmaterial. Ob es sinnvoll ist, Bilder in Broschüren einzeln oder in ihrer Gesamtheit zu beurteilen, kann an dieser Stelle nicht abschließend diskutiert werden. Vermutlich ist für den Arbeitsalltag ein reflektierter Pragmatismus zielführend.

14.2.8 Beurteilung von Filmen

Auch für die Beurteilung von Filmmaterial hat die Sektion BIS erste Kriterien entwickelt (Kocks & Abt-Zegelin, 2014; Schieron, 2017). Diese beziehen sich aktuell primär auf die Beurteilung von Informationsfilmen für Patientinnen und Patienten und ihre Angehörigen zu Themen wie Gesundheit, Krankheit und Pflegebedürftigkeit (Schieron, 2023). Eine Bearbeitung/Ergänzung der aktuellen Kriterien, damit diese auch auf Spielfilme, Dokumentationen oder Social-Media-Clips angewendet werden können, steht derzeit noch aus. Sie wäre aber wünschenswert. Daher ist der aktuelle Kriterienkatalog noch nicht als abschließend oder endgültig zu betrachten (Schieron & Segmüller, 2020). Um die Bedarfe pflegebezogener Edukationsmaterialien interprofessionell noch besser benennen zu können, wäre eine weitere Bearbeitung dieses Bewertungskatalogs in Kooperation zwischen Pflege-, Medien- und Filmwissenschaft wünschenswert (Schieron, 2017).

Kriterien zur Beurteilung von Informationsfilmen für Patientinnen und Patienten

(Quelle: Nach Schieron, 2023)

1. Titel sowie Kurzangaben zu Thema, Herstellungsjahr, Herstellende, Länge, Genre, Kosten(freiheit), Barrierefreiheit
2. Inhalt
3. Adressaten/Adressatinnen, Zielgruppe
4. Fachlichkeit/Authentizität
5. Verständlichkeit (Handlungsaufbau, Darstellung/Inszenierung, Ton- und Bildqualität, Musik)
6. Aussageabsicht/Botschaft/Grundhaltung
7. Aufzeigen von Perspektiven/Wegen
8. Abschließende Bewertung

Was soll mit den Kriterien betrachtet werden?

Tabelle 14-4: Beispiel eines Bewertungsblattes für Bildmaterial (Quelle: Eigene Darstellung)

Blatt zur Bewertung von Bildmaterial

Bezeichnung der Abbildung/des Bildes: ______

Themenbereich: ______

bewertet von: ______

Kriterien der Erweiterung der Wittener Liste zur Bewertung von Bildmaterial	Bewertung (+++) bis (−−−)	Weitere Informationen/Notizen
Authentizität (Ist das Bild in sich stimmig, wahrhaftig?)		
Aktualität (Ist das Bild aktuell?)		
Botschaft (Ist die Botschaft des Bildes dem Text angemessen?)		
Fehler (Ist das Bild frei von fachlichen Fehlern?)		
Gestaltung (Ist die Gestaltung des Bildes passend oder angemessen?)		
Bildunterschrift (1. Ist die Bildunterschrift passend?) (2. Ist sie anregend formuliert?)		
Qualität (1. Wie ist die technische Qualität?) (2. Wie ist die inhaltliche Qualität?)		
Herkunft (Ist die Herkunft des Bildes erkennbar?)		
Gesamtbewertung		

Erfüllungsgrad der Kriterien:
Sehr gut (+++), Gut (++), Befriedigend (+), Ausreichend (–), Mangelhaft (––), Ungenügend (–––)
k. A. (keine Angaben)/k. E. (keine Einschätzung möglich)

Titel sowie Kurzangaben
Hier geht es darum, Rahmendaten zum Film zu dokumentieren. Wie ist der Titel des Films? Worum geht es (z.B. Prävention von Hautkrebs)? Wann wurde er erstellt? Wer hat den Film erstellt (z.B. ein Ministerium, ein Pharmaunternehmen etc.)? Wie lang ist der Film? Was für eine Art von Film (z.B. Werbung, Informationsfilm, Dokumentation etc.) liegt vor? Ist der Film kostenfrei zu erhalten/anzuschauen? Ist der Film auch für seh- und höreingeschränkte Menschen nutzbar? Wo kann der Film bezogen werden (Bezugsadresse, Internetlink etc.)? Liegt der Film auf DVD, Blu-Ray-Disc vor? Oder ist er im Internet zu streamen?

Inhalt
Das bereits kurz notierte Thema soll etwas näher beschrieben werden. Geht es beispielsweise bei der „Prävention von Hautkrebs" eher um alltagspraktische Hinweise oder um Handlungsanleitungen oder nur um die Darstellung fachlicher Information?

Adressaten/Adressatinnen, Zielgruppe
Für welche Personengruppe wurde der Film produziert? Kinder oder Erwachsene? Patientinnen und Patienten oder Angehörige? Fachpersonen? Betrachtet der Film beispielsweise bestimmte Stadien einer Krankheit? So stellen sich nach der Erstdiagnose andere Fragen als im Endstadium einer Erkrankung (Kocks & Abt-Zegelin, 2014).

Fachlichkeit/Authentizität
Sind die fachlichen Informationen korrekt dargestellt? Ist der Film insgesamt authentisch, realistisch?

Verständlichkeit
Ist der Film auf verschiedenen Ebenen verständlich? Bei Handlungsaufbau, Darstellung und Inszenierung geht es um Nachvollziehbarkeit und angemessene Aufbereitung des Themas. Bezogen auf die Ton- und Bildqualität geht es um die angemessene Qualität (Barrierefreiheit?). Bei der Frage nach musikalischer Untermalung sollte darauf geachtet werden, ob die Musik z.B. ablenkend oder stark emotionalisierend wirkt (Kocks & Abt-Zegelin, 2014).

Aussageabsicht/Botschaft/Grundhaltung
Was ist mit dem Film beabsichtigt? Sollen mit dem Film Informationen vermittelt werden? Geht es darum, Patientinnen und Patienten und Angehörige zu unterstützen? Sollen ausschließlich oder auch Produkte beworben und Kundinnen und Kunden gewonnen werden? Sind Patientinnen und Patienten und Angehörige eher hilflos oder anpackend dargestellt? Wie sieht dies bei Ärzten und Ärztinnen und Pflegefachpersonen aus?

Aufzeigen von Perspektiven/Wegen
Werden im Film konkrete Wege aufgezeigt, z.B. Hinweise zu Beratungsstellen? Kann er unterschiedliche Sichtweisen auf eine Situation vermitteln? Dient er eher als Vorbereitung auf eine Beratung oder eine Schulungseinheit? Oder eher zu deren Nachbereitung?

Abschließende Bewertung
Hier geht es grundsätzlich darum, ob der Film für den Einsatz im Rahmen pflegebezogener Edukation (Schulung, Information, Beratung) sinnvoll ist (Schieron, 2017). Wenn ja: Gilt dies für alle Interventionen? Oder ist er beispielsweise gut zur Vorbereitung auf eine Beratung oder eine Schulungseinheit? Oder eher zu deren Nachbereitung? Auch Schwächen und Stärken des Films können hier zusammengefasst werden.

Da Vieles gleichzeitig und oft in einem hohen Tempo passiert, ist die Bewertung von Filmen anspruchsvoll (**Tab. 14-5**). Oftmals sind Sachbotschaften und emotionale Aussagen eng miteinander verknüpft. Grundsätzlich sollte bei der Bewertung von Filmen geschaut werden, ob durch ihren Einsatz ein Mehrwert gegeben ist und der Film z.B. einer Broschüre als genutztes Medium vorzuziehen ist (Kocks & Abt-Zegelin, 2014).

Tabelle 14-5: Beispiel eines Bewertungsblattes für Filme (Quelle: Eigene Darstellung)

Blatt zur Bewertung von Filmen

Titel des Films: ______________________________

Themenbereich: ______________________________

bewertet von: ______________________________

Kriterien zur Bewertung von Filmen	Informationen/Notizen bzw. Bewertung*
Titel	
Thema	
Herstellungsjahr	
Herstellende (Unternehmen, Behörde, Selbsthilfegruppe etc.?)	
Länge	
Genre (Informationsfilm, Werbefilm, Spielfilm, Dokumentation etc.?)	
Kosten(freiheit)	
Barrierefreiheit (Zugriff, Gestaltung mit Untertiteln oder Audiodeskription etc.)	
Inhalt (Worum geht es?)	
Adressaten/Adressatinnen (Patientinnen/Patienten, Kinder, Angehörige, Eltern etc.?)	
Fachliche Korrektheit gegeben?	#
Ist der Film authentisch?	#
Handlungsaufbau nachvollziehbar?	#
Darstellung und Inszenierung verständlich?	#
Tonqualität	#
Bildqualität	#
Gibt es Musik und wenn ja, eher unterstützend, ablenkend, emotional?	
Welche Botschaft hat der Film? (Informieren? Werben? Unterstützen?)	
Grundhaltung (ressourcenorientiert, alltagsunterstützend, expertenorientiert?)	
Haltung/Intention der Herstellenden wird deutlich? Ist eher versteckt?	
Werden Wege aufgezeigt, wie es nach dem Anschauen weitergeht?	
Gesamtbewertung	

*) Die mit # markierten Kategorien können nach folgendem Muster bewertet werden:
Erfüllungsgrad der Kriterien:
Sehr gut (+++), Gut (++), Befriedigend (+), Ausreichend (–), Mangelhaft (––), Ungenügend (–––)
Zu den anderen Kriterien sollten Bemerkungen/Notizen verfasst werden.
k. A. (keine Angaben vorhanden)/k. E. (keine Einschätzung möglich)

Die Vorteile von Filmen sind, dass die Darstellung komplexer Situationen möglich ist. Diese können überblicksartig wie auch aufgeteilt in Phasen oder Situationen dargestellt werden. Zudem können Filme nach individuellem Bedarf wiederholt betrachtet werden – vollständig oder in Ausschnitten (Schieron, 2023).

14.3 Informationsmaterialien selbst erstellen

Im Rahmen von Schulungen kann an vielen Stellen auf bereits vorhandene Materialien wie Broschüren zu bestimmten Erkrankungen oder Sozialleistungen zurückgegriffen werden. Es kommt jedoch auch immer wieder vor, dass für bestimmte Themen oder Situationen kein geeignetes Informationsmaterial zur Verfügung steht. Dann kann es sinnvoll sein, eigene Materialien zu entwickeln (Netzwerk Patienten- und Familienedukation in der Pflege, 2008; Rathwallner, 2015).

Selbstverständlich müssen auch selbst erstellte Materialien nutzerfreundlich und adressatengerecht aufbereitet werden (Herzberg et al., 2019). Dies bedeutet, sich damit auseinanderzusetzen, welches Wissen Patientinnen und Patienten, Pflegebedürftige und Angehörige wirklich benötigen. Falls es möglich ist, sollten sie im Rahmen der Erstellung von Informationsmaterialien befragt oder sogar beteiligt werden. Die betroffenen Personen benötigen zumeist kein „verkleinertes Profi-Wissen", sondern haben ganz andere Bedarfe.

„In einem kleinen Projekt konnte aufgezeigt werden, dass die in Kliniken üblichen ‚Patientenbögen' zur Information vor Eingriffen kaum auf die Fragen der Patienten eingehen. Betroffene interessieren sich weniger für anatomische Details, sie möchten wissen, wie lange der Eingriff dauert, ob mit Schmerzen zu rechnen ist, welche Einschränkungen durch/nach dem Eingriff entstehen, was geschieht, wenn auf die Intervention verzichtet wird u. a. m." (Abt-Zegelin, 2003, S. 111 f.).

Zur Erstellung eigener Informationsmaterialien können die zuvor beschriebenen Instrumente zur Beurteilung von Materialien genutzt werden. Die Bewertungskriterien bieten eine große Anzahl von Hinweisen zur Erstellung von Informationsmaterialien. Das Ärztliche Zentrum für Qualität in der Medizin (ÄZQ) stellt auf seiner Homepage (*www.aezq.de*) das „Manual Patienteninformation" kostenlos zum Download zur Verfügung. Dort sind viele der hier aufgeführten Aspekte beschrieben (ÄZQ, 2006).

In der Regel erstellen beruflich Pflegende, die in der Patienten- und Angehörigenedukation tätig sind, keine Filme oder Bücher. Broschüren und Flyer, Kurzanleitungen und Checklisten und auch Poster oder Bildmaterial werden jedoch häufig selber erstellt. Viele dieser Materialien werden aus Gründen der Qualitätssicherung in der Regel erst nach einer absolvierten Schulung an die Teilnehmenden weitergegeben (Riegraf, 2018). So kommen diese nicht unbegleitet mit den enthaltenen Informationen in Kontakt. Fragen können direkt beantwortet werden.

14.3.1 Broschüren

Insbesondere die Wittener Liste zur Beurteilung von Broschüren, aber auch alle Instrumente und Konzepte zur Verständlichkeit und fachlichen Korrektheit können zur Erstellung von Broschüren, Flyern, Checklisten, Kurzanleitungen etc. genutzt werden. Zusätzlich sind folgende formalen Hinweise (nach Büker, 2021b) hilfreich:

- Schriftgröße: 12 bis 14 Punkt (eher größer)
- Zeilenabstand: 1,2 bis 1,5
- Layout: klare Struktur (Textblöcke etc.)
- Schrifttyp: leserlich (z. B. Helvetica oder Arial)
- Farbgestaltung: Kontrastierung beachten (Barrierefreiheit), keine Hintergrundbilder vor Texten
- Überschriften: hervorheben

- Gestaltungselemente: Bilder, Grafiken etc. nutzen
- Satzbau: knapp und präzise, Fachbegriffe erklären
- Deckblatt: Titel kurz und griffig/Gestaltung: ansprechend.

14.3.2 Poster

Im Gegensatz zu Broschüren oder Flyern werden Poster in der Regel nicht erstellt, um sie Patientinnen und Patienten, Pflegebedürftigen und Angehörigen mitzugeben. Sie können in Wartebereichen oder Schulungsräumen aufgehängt werden. So können Menschen sich selbstständig über bestimmte Themen informieren. Poster können aber auch in Mikroschulungen aktiv zur Informationsvermittlung eingesetzt werden. Dazu sollten sie jedoch interaktiv gestaltet sein (Rathwallner, 2016). Darüber hinaus sind selbstverständlich auch hier die Hinweise zur Verständlichkeit und Korrektheit zu beachten.

Da auf Postern eher mit wenig Text gearbeitet wird, sollten Ziel und Hauptaussage eines Posters im Vorfeld gut herausgearbeitet werden. Darüber hinaus gibt Ruppert (2022) folgende Hinweise:

- Format: Hoch- oder Querformat
- Größe: DIN A0 oder DIN A1
- Schriftgröße: Titel 72 bis 84 Punkt; Überschriften 36 bis 48 Punkt; Text 24 Punkt
- Schrifttyp: z.B. Arial, Calibri, Tahoma, Verdana
- Farbgestaltung: eher dezent
- Gestaltungselemente: Bilder, Grafiken etc. nutzen
- Layout: klare Struktur (Textblöcke etc.)
- Druck: spezielle Software (z.B. CorelDraw, PowerPoint, Publisher) oder online gestalten und bestellen
- Titel: soll Neugier und Interesse wecken.

14.3.3 Bilddokumentationen

Auch Bilder lassen sich heutzutage z.B. mittels Smartphone mit guter Kamera leicht selbst herstellen. Selbstverständlich sind dabei entsprechende Qualitätskriterien (z.B. die Kriterien zur Beurteilung von Bildmaterial – Erweiterung der Wittener Liste, **Kap. 14.2.7**) zu beachten. In Mikroschulungen können Bilddokumentationen in unterschiedlicher Weise genutzt werden:

Mit der Hilfe von Einzelbildern können z.B. Geräte, Gegenstände oder medizinisch-pflegerische Hilfsmittel gezeigt werden, die vor Ort nicht vorhanden sind (**Abb. 14-4**).

Mit Bildfolgen lassen sich Handlungsabfolgen aufzeigen (**Abb. 14-5**), wenn z.B. kein entsprechendes Filmmaterial vorhanden ist. Eventuell können aber auch direkt kurze Videosequenzen erstellt werden.

Selbstverständlich lassen sich Bilder und Texte auch sinnvoll zusammenbringen (**Abb. 14-6**).

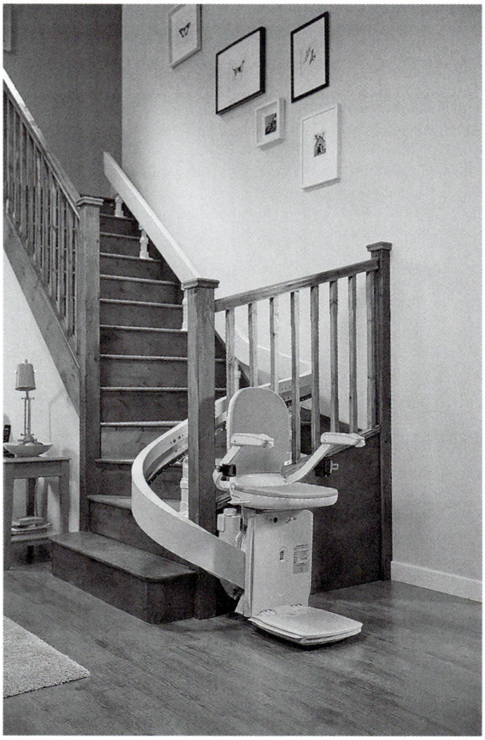

Abbildung 14-4: Kurvenlift – mit freundlicher Genehmigung der Acorn Treppenlifte GmbH

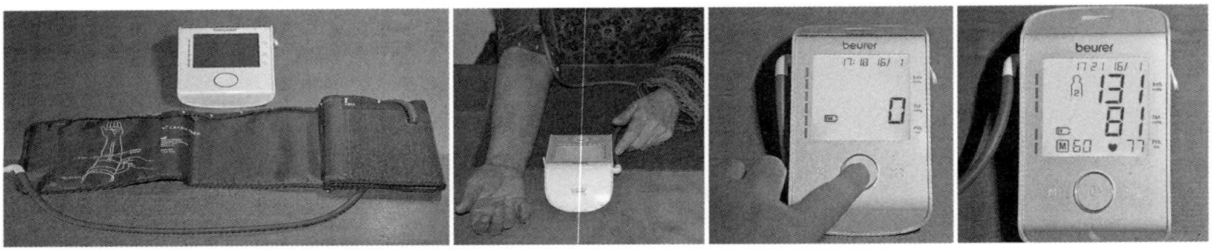

Abbildung 14-5: Selbst zu Hause Blutdruck messen (Fotos: Jürgen Georg)

Umgang mit liegendem **Blasenkatheter** durch die Harnröhre

Sehr geehrte Patientin, sehr geehrter Patient,

Ihnen wurde ein Blasenkatheter durch die Harnröhre gelegt. Dieser sorgt dafür, dass der Urin ungehindert abfließen kann. Wir möchten Ihnen mit diesem Handzettel wichtige Informationen zum Umgang mit dem Katheter geben, denn er stellt auch eine Eintrittspforte für Keime dar. Diese Information dient daher Ihrer Sicherheit als Patient. Es werden verschiedene Möglichkeiten der Ableitung angesprochen. Welche davon bei Ihnen vorgesehen ist, können Ihnen die Pflegefachpersonen oder Ärzte gerne erklären.

Blasenkatheter – Allgemeine Information

Einen Blasenkatheter (Dauerkatheter) zu legen, kann unterschiedliche Gründe haben, z.B. bei Blasenentleerungsstörungen, nach einer Operation oder zur Kontrolle der Harnausscheidung. Der Blasenkatheter durch die Harnröhre sollte nicht länger als notwendig verbleiben. Ihr Arzt oder Urologe kann Ihnen die medizinischen Gründe oder mögliche Alternativen für den Blasenkatheter erläutern. Dabei können Sie auch besprechen, wie lange der Katheter in der Blase verbleibt und wann ein Wechsel vorgesehen ist.

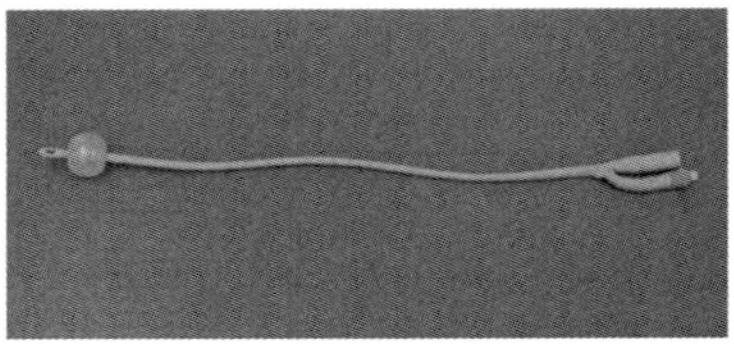

Ein Blasenkatheter besteht aus einem hautfreundlichen Material und ist mit einem gefüllten Ballon in der Blase fixiert. Der Ballon verhindert, dass der Katheter herausrutschen kann.

Variante 1: **Katheter mit geschlossenem Harnableitungssystem**

Durch das geschlossene System wird das Eindringen von Keimen erschwert, daher beachten Sie bitte, dass der Beutel nicht unnötig vom Katheter getrennt wird. Eine Rücklaufsperre verhindert den Urinrückfluss aus dem Auffangbeutel. Der Urin kann durch einen kleinen Hahn am Beutelboden abgelassen werden.

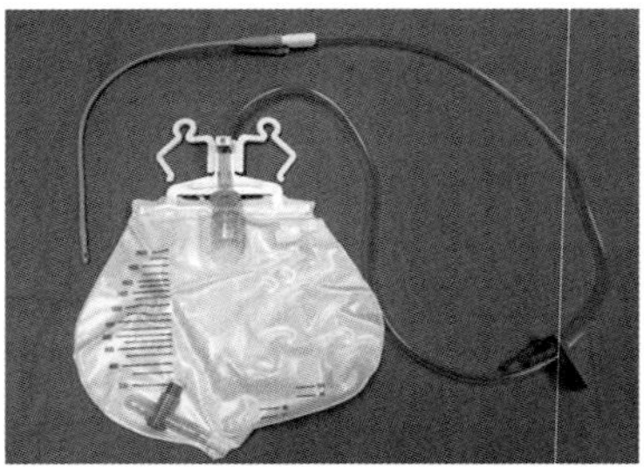

Variante 2: **Katheter mit Ablassventil**

Für manche Patienten bietet sich die Verwendung eines Ablassventils an. Es ermöglicht die Steuerung der Blasenentleerung.

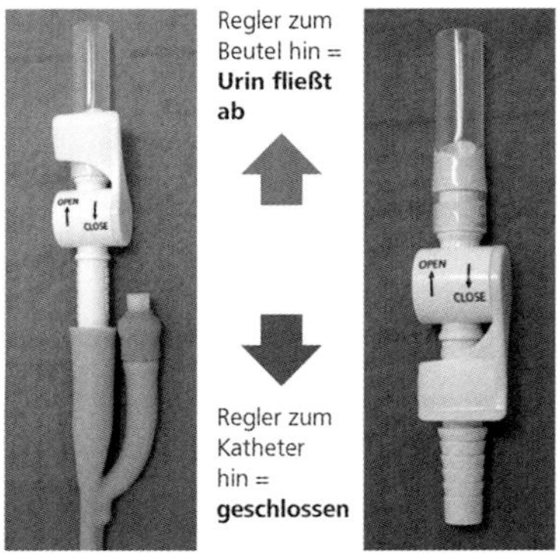

Abbildung 14-6: Infoblatt Blasenkatheter, Seite 1 (Quelle: Krankenhaus der Barmherzigen Brüder Trier, mit freundlicher Genehmigung)

14.3.4 Erstellen von individualisierten oder individuellen Materialien

Wenn für jede Patientin oder jeden Patienten, für jede pflegebedürftige, für jede angehörige oder zugehörige Person individuell zugeschnittenes Informationsmaterial erstellt würde, wäre dies natürlich am besten. Dies ist jedoch einerseits aufgrund des großen Aufwands nicht zu bewerkstelligen. Andererseits ist dies auch gar nicht notwendig. In Einzelfällen kann es jedoch sinnvoll sein, gemeinsam mit Patientinnen und Patienten, Pflegebedürftigen und Angehörigen auf eine individuelle Situation ausgelegtes Informationsmaterial zu erstellen.

Vielfach gibt es bereits Materialien, die individualisierbar sind. Damit ist gemeint, dass bestimmte Materialien zwar inhaltlich ausgestaltet sind, aber Platz für Ergänzungen mit individuellen Angaben für die einzelnen Nutzer und

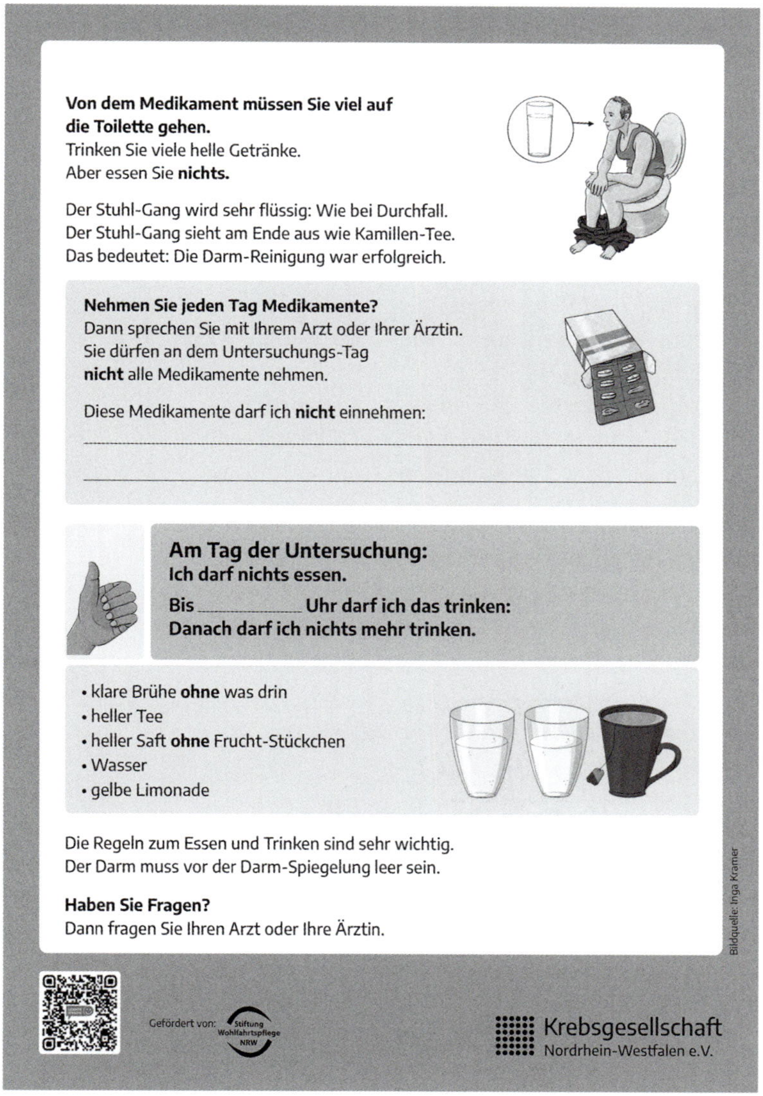

Von dem Medikament müssen Sie viel auf die Toilette gehen.
Trinken Sie viele helle Getränke.
Aber essen Sie **nichts.**

Der Stuhl-Gang wird sehr flüssig: Wie bei Durchfall.
Der Stuhl-Gang sieht am Ende aus wie Kamillen-Tee.
Das bedeutet: Die Darm-Reinigung war erfolgreich.

Nehmen Sie jeden Tag Medikamente?
Dann sprechen Sie mit Ihrem Arzt oder Ihrer Ärztin.
Sie dürfen an dem Untersuchungs-Tag
nicht alle Medikamente nehmen.

Diese Medikamente darf ich **nicht** einnehmen:

....

....

Am Tag der Untersuchung:
Ich darf nichts essen.
Bis .... Uhr darf ich das trinken:
Danach darf ich nichts mehr trinken.

- klare Brühe **ohne** was drin
- heller Tee
- heller Saft **ohne** Frucht-Stückchen
- Wasser
- gelbe Limonade

Die Regeln zum Essen und Trinken sind sehr wichtig.
Der Darm muss vor der Darm-Spiegelung leer sein.

Haben Sie Fragen?
Dann fragen Sie Ihren Arzt oder Ihre Ärztin.

Bildquelle: Inga Kramer

Gefördert von: Stiftung Wohlfahrtspflege NRW

Krebsgesellschaft Nordrhein-Westfalen e.V.

Abbildung 14-7: Ausschnitt aus dem Info-Blatt „Darm-Reinigung" (Quelle: Krebsgesellschaft Nordrhein-Westfalen, mit freundlicher Genehmigung)

Nutzerinnen vorhanden ist. Dies ist z.B. auf dem Ausschnitt eines Info-Blattes für eine Darmreinigung vor Darmspiegelung in Leichter Sprache der Krebsgesellschaft Nordrhein-Westfalen e.V. (**Abb. 14-7**) zu sehen.

Der Einsatz solch individualisierbarer Materialien ist in vielen Bereichen und in unterschiedlicher Form denkbar. So könnten nicht nur Zahlen, Daten und Texte individuell eingefügt werden, sondern auch individualisiertes Bildmaterial (z.B. die Wunddokumentation eines bestimmten Patienten im Rahmen der Mikroschulung für ihn und seine Angehörigen).

Als vollständig individuelle Materialien sind insbesondere Bilddokumentationen oder Videosequenzen denkbar. Dabei handelt es sich um Materialien, die für eine Patientin, einen Patienten, eine pflegebedürftige Person – gegebenenfalls noch mit jeweiligen Angehörigen – gedacht sind. Diese Personen können dann auch in entsprechendem Bild- oder Videomaterial als Handelnde auftreten. So können Inhalte wie „Wechseln eines Urinbeutels", „Hilfe beim Aufstehen von der Bettkante" oder die „individuelle Einstellung medizinischer Geräte" ganz individuell z.B. im Rahmen einer Mikroschulung dokumentiert werden. Die Teilnehmenden können sich die vermittelten Handlungen bei Unsicherheit zu Hause immer wieder anschauen (Schieron, 2022).

Bei der Erstellung solch individueller Bild- oder Videoaufnahmen sind jedoch immer Aspekte des Datenschutzes zu beachten. Grundsätzlich ist es sinnvoll, Bild- und Videodokumentationen mit den Smartphones der Schulungsteilnehmenden zu erstellen. Sollen diese Aufnahmen dann noch von den Schulenden bearbeitet werden (z.B. Bildfolgen ausdrucken und beschriften oder Videosequenzen mit Textspur belegen), müssen einerseits die entsprechende technische Ausrüstung und das nötige Know-how zur Nutzung der Ausrüstung vorhanden sein. Andererseits sollte eine kurze Erklärung zur kurzfristigen Überlassung der Dateien aufgesetzt und von beiden Seiten (Schulende und Teilnehmende) unterschrieben werden. Darin kann beispielsweise festgelegt werden, dass die Dateien nur zur Bearbeitung für das individuelle Schulungsmaterial verwendet werden dürfen. Oder aber auch, dass bestimmte Dateien für den Einsatz bei anderen Personen genutzt werden dürfen. Eine solche Erklärung sollte als handhabbare Vorlage (z.B. mit der Auswahl von Nutzungsmöglichkeiten durch Ankreuzen) und mit juristischer Unterstützung erstellt werden.

Literaturverzeichnis Teil II

Abt-Zegelin, A. (2003). Patienten- und Familienedukation in der Pflege. In Deutscher Verein für Pflegewissenschaft (Hrsg.), *Das Originäre der Pflege entdecken* (S. 103–115). Mabuse.

Abt-Zegelin, A. (2006). *Mikroschulungen: Pflegewissen für Patienten und Angehörige, 1. Teil. Die Schwester Der Pfleger, 1*(6), 62–65.

Abt-Zegelin, A. (2013). Bitte lesen. *JuKiP, 1*, 21–24. https://doi.org/10.1055/s-0033-1333854

ABZ Verbund Pflege HF (Hrsg.). (2022). *Information, Schulung, Beratung*. hep Verlag.

Ärzte Zeitung. (2017). *Interview mit neuem STIKO-Chef. „Fake News halten sich im Internet hartnäckig"*. Verfügbar unter https://www.aerztezeitung.de/Medizin/Fake-News-halten-sich-im-Internet-hartnaeckig-305810.html

ÄZQ (Ärztliches Zentrum für Qualität in der Medizin) (Hrsg.). (2006). *Manual Patienteninformation: Empfehlungen zur Erstellung evidenzbasierter Patienteninformationen*. Verfügbar unter https://www.aezq.de/medien/pdf/publikationen/schriftenreihe/schriftenreihe25.pdf

Antonovsky, A. (1997). *Salutogenese: Zur Entmystifizierung der Gesundheit*. Dgvt-Verlag.

Badura, B. (Hrsg.). (1981). *Soziale Unterstützung und chronische Krankheit: Zum Stand sozialepidemiologischer Forschung*. Suhrkamp.

Bandura, A. (1997). *Self-efficacy: The exercise of control*. W.H. Freeman/Times Books/Henry Holt & Co.

Battersby, M. (2007). Das Selbstmanagement-Modell der Flinders University. *Managed Care, 2*, 23–26.

Benner, P. (2012). *Stufen zur Pflegekompetenz* (2. Aufl.). Huber.

Berlepesch-Schreiner, H., Jeitziner, M.-M., Jähnke, A. & Bischofberger, I. (2012). Mikroschulungsprogramm für stillende Wöchnerinnen: Pilotstudie zur Auswirkung der Schulungen auf schmerzende und wunde Mamillen. *Pflege, 25*(5), 343–351. https://doi.org/10.1024/1012-5302/a000230

Bertelsmann Stiftung. (2019). *Gefährliche Gesundheitsinfos. Wie sie erkannt und eingedämmt werden können*. Verfügbar unter https://www.bertelsmann-stiftung.de/fileadmin/files/BSt/Publikationen/GrauePublikationen/VV_Analyse_Gefaehrliche_Gesundheitsinfos_final.pdf

Birkner, K. (2006). *Subjektive Krankheitstheorien im Gespräch*. Verfügbar unter http://www.gespraechsforschung-ozs.de/heft2006/ga-birkner.pdf

BMAS (Bundesministerium für Arbeit und Soziales). (2022). *Leichte Sprache: Ein Ratgeber* (unveränderter Nachdruck). Verfügbar unter https://www.bmas.de/SharedDocs/Downloads/DE/Publikationen/a752-ratgeber-leichte-sprache.pdf?__blob=publicationFile&v=8

BMG (Bundesministerium für Gesundheit). (2022). *Gesundheitskiosk*. Verfügbar unter https://www.bundesgesundheitsministerium.de/service/begriffe-von-a-z/g/gesundheitskiosk.html

Borgmann, L.S., Rattay, P. & Lampert, T. (2017). Soziale Unterstützung als Ressource für Gesundheit in Deutschland. *Journal of Health Monitoring, 2*(4), 117–123.

Brandenburg, H. & Dorschner, S. (Hrsg.). (2021). *Pflegewissenschaft 1: Lehr- und Arbeitsbuch zur Einführung in das wissenschaftliche Denken in der Pflege* (4. Aufl.). Hogrefe. https://doi.org/10.1024/86086-000

Brieskorn-Zinke, M. (2006). *Gesundheitsförderung in der Pflege*. Kohlhammer.

Brieskorn-Zinke, M. (2010). Salutogenese in der Pflege – zur Integration des Konzepts in pflegerische Handlungsfelder. In H. Wydler, P. Kolpi & T. Abel (Hrsg.), *Salutogenese und Kohärenzgefühl* (S. 174–184). Juventa.

Brüchner, J., Ludwig, N. & Büker, C. (2014). „Das Gefühl, noch etwas tun zu können": Angehörigenedukation in der Palliativversorgung Mikroschulung Mundpflege. *PADUA, 9*(3), 175–179. https://doi.org/10.1024/1861-6186/a000187

Brückner, W., Evers, J., Nowak, C., Schlögl, P. & Veichtlbauer, J. (2017). *Prinzipien erwachsenengerechten Lehrens und Lernens*. Verfügbar unter https://erwachsenenbildung.at/themen/zweiter-bildungsweg/was-macht-den-2bw-aus/prinzipien-erwachsenengerechten-lehren-lernen.php

Budroni, H., Daugardt, K. & Ohms, R. (2020). Community Health Nursing – Pflege in der Primärversorgung. *Gesundheits- und Sozialpolitik, 74*(3), 27–32. https://doi.org/10.5771/1611-5821-2020-3-27

Büker, C. (2010). *Leben mit einem behinderten Kind: Bewältigungshandeln pflegender Mütter im Zeitverlauf*. Huber.

Büker, C. (2021a). *Pflegende Angehörige stärken: Information, Schulung und Beratung als Aufgaben der professionellen Pflege*. Kohlhammer. https://doi.org/10.17433/978-3-17-038687-7

Büker, C. (2021b). Grundlagen der Informationsvermittlung. In M. Schieron, C. Büker & A. Zegelin (Hrsg.), *Patientenedukation und Familienedukation in der Pflege* (S. 79–126). Hogrefe.

Büker, C. (2021c). Grundlagen zu Schulungen. In M. Schieron, C. Büker & A. Zegelin (Hrsg.), *Patientenedukation und Familienedukation in der Pflege* (S. 127–166). Hogrefe.

Bündnis „Niedersachsen packt an". (o. J.). *Was ist ein Podcast und wie kann ich ihn hören?* Verfügbar unter https://buendnis.niedersachsen.de/startseite/podcast_grunkohl_mit_pita/was-ist-ein-podcast-und-wie-kann-ich-ihn-horen-197558.html

Cohn, R. C. (2009). *Von der Psychoanalyse zur themenzentrierten Interaktion* (16. Aufl.). Klett-Cotta.

Corbin, J. & Strauss, A. (2004). *Weiterleben lernen* (2. Aufl.). Huber.

Dettmann, M. A. (2016). *Partizipation und Ressourcenorientierung in der Sozialen Arbeit*. Verfügbar unter http://ediss.sub.uni-hamburg.de/volltexte/2017/8290/pdf/Dissertation.pdf

Deutsches Netzwerk Evidenzbasierte Medizin. (2016). *Gute Praxis Gesundheitsinformation*. Verfügbar unter https://www.ebm-netzwerk.de/de/medien/pdf/gpgi_2_20160721.pdf

Diekmann, J. & Schieron, M. (2008). Pflegerische Beratung als Auftrag des Pflegeversicherungsgesetzes (SGB XI). In U. Koch-Straube, *Beratung in der Pflege* (S. 172–182, 2. Aufl.). Huber.

Dlugosch, G. E. & Dahl, C. (2012). *Die Rolle der Selbstwirksamkeit und Achtsamkeit bei der Gesundheitsförderung von sozial benachteiligten Menschen – eine Projektdokumentation*. Eigenverlag.

Doppelfeld, S. (2023). Der Gesetzgeber muss handeln. *Die Schwester Der Pfleger*, *6*, 26–27.

Eysenbach, G. (2003). Qualität von Gesundheitsinformationen im World Wide Web. *Bundesgesundheitsblatt – Gesundheitsforschung – Gesundheitsschutz, 46*, 292–299. https://doi.org/10.1007/s00103-003-0591-8

Falk, J. (2016). *Die Vermittlung und Aneignung von Beratungskompetenz*. Beltz Juventa.

Faller, H. (1990). Subjektive Krankheitstheorie, Coping und Abwehr – Konzeptuelle Überlegungen und empirische Befunde. In F. Muthny (Hrsg.), *Krankheitsverarbeitung: Hintergrundtheorien, klinische Erfassung und empirische Ergebnisse* (S. 131–142). Springer.

Faltermaier, T. (2020). Subjektive Gesundheit: Alltagskonzepte von Gesundheit. In Bundeszentrale für gesundheitliche Aufklärung (BZgA) (Hrsg.), *Leitbegriffe der Gesundheitsförderung und Prävention* (Glossar zu Konzepten, Strategien und Methoden). Verfügbar unter https://leitbegriffe.bzga.de/alphabetisches-verzeichnis/subjektive-gesundheit-alltagskonzepte-von-gesundheit/

Faltermaier, T. (2023). Salutogenese. In Bundeszentrale für gesundheitliche Aufklärung (BZgA) (Hrsg.), *Leitbegriffe der Gesundheitsförderung und Prävention* (Glossar zu Konzepten, Strategien und Methoden). Verfügbar unter https://leitbegriffe.bzga.de/alphabetisches-verzeichnis/salutogenese/

Faßl, S. (2017). Audience Design von Subjektiven Krankheitstheorien – ein Vergleich von Arzt-Patienten-Gesprächen und Laien-Patienten-Gesprächen. *Wiener Linguistische Gazette, 80*, 108–138.

Figueiredo, A. E., Bernardini, J., Bowes, E., Hiramatsu, M., Price, V., Su, C., Walker, R. & Brunier, G. (2016). A syllabus for teaching peritoneal dialysis to patients and caregivers. *Peritoneal Dialysis International, 36*(6), 592–605. https://doi.org/10.3747/pdi.2015.00277

Franzkowiak, P. & Hurrelmann, K. (2022). Gesundheit. In Bundeszentrale für gesundheitliche Aufklärung (BZgA) (Hrsg.), *Leitbegriffe der Gesundheitsförderung und Prävention* (Glossar zu Konzepten, Strategien und Methoden). Verfügbar unter https://leitbegriffe.bzga.de/alphabetisches-verzeichnis/gesundheit/

Friedmann, M. L. & Köhlen, C. (2018). *Familien- und umweltbezogene Pflege* (4. Aufl.). Hogrefe. https://doi.org/10.1024/85848-000

Gerz, M., Brehm, L., Leyendecker, C., Hentel, I. & Kopp, I. (2023). Unterwegs mit der FAMOUS-APN. *Die Schwester Der Pfleger, 6*, 20–24.

Gesundheit Berlin-Brandenburg (Hrsg.). (2014). *Aktiv werden für Gesundheit – Arbeitshilfen für kommunale Prävention und Gesundheitsförderung* (4. Aufl.). Eigenverlag.

Gossens, J. (2016). Empowerment – Wie können Pflegende die Patienten in der Entwicklung von Gesundheitskompetenz unterstützen. In R. E. Jurkowitsch & G. Schröder (Hrsg.), *Edukation und Kommunikation im Gesundheitswesen* (S. 87–98). Facultas.

Gröning, K. (2016). *Familienberatung in der pflegenden Familie*. Eigenverlag Universität Bielefeld.

Große Schlarmann, J. & Büker, C. (2021). Nach Symptomen googlen. In M. Schieron, C. Büker & A. Zegelin (Hrsg.), *Patientenedukation und Familienedukation in der Pflege* (S. 271–290). Hogrefe.

Gundermann, A. (2019). *Didaktik der Erwachsenenbildung* (2. Aufl.). Das Deutsche Institut für Erwachsenenbildung. Verfügbar unter https://www.die-bonn.de/doks/2019-didaktik-01.pdf

Hacker, M., Slobodenka, S. & Titzer, H. (2021). *Edukation in der Pflege* (2. Aufl.). Facultas.

Haslbeck, J.W. & Schaeffer, D. (2007). Selbstmanagementförderung bei chronischer Krankheit: Geschichte, Konzept und Herausforderungen. *Pflege, 20*(2), 82–92. https://doi.org/10.1024/1012-5302.20.2.82

Hasselhorn, M. & Gold, A. (2022). *Pädagogische Psychologie* (5. Aufl.). Kohlhammer. https://doi.org/10.17433/978-3-17-039783-5

Herriger, N. (2014). *Grundlagentext Empowerment*. Verfügbar unter https://www.empowerment.de/grundlagen

Herzberg, J., Falman, A., Herzog, A., Holz, L. & Rückmann, J. (2019). Gesundheitskompetenz fördern durch gelingende Patientenedukation: Zielgruppenspezifische Informationsmaterialien erstellen. *PADUA, 14*(5), 339–344. https://doi.org/10.1024/1861-6186/a000525

Hippel, A. v., Kulmus, C. & Stimm, M. (2019). *Didaktik der Erwachsenen- und Weiterbildung*. Schöningh Verlag.

Höhmann, U. (2003). Versorgungskontinuität durch Kooperative Qualitätsentwicklung und abgestimmtes Trajektmanagement. *Hallesche Beiträge zur Gesundheits- und Pflegewissenschaft, 2*(4).

Indefrey, S. & Hasseler, M. (2010). Empowerment als theoretische Grundlage für ein berufsübergreifendes und wohnortnahes Diabetesmanagement. *Pflege & Gesellschaft, 15*(3), 255–265.

Juchli, L. (1997). *Pflege – Praxis und Theorie der Gesundheits- und Krankenpflege* (8. Aufl.). Thieme.

Keller, S. (Hrsg.). (1999). *Motivation zur Verhaltensänderung: Das Transtheoretische Modell in Forschung und Praxis*. Lambertus.

Kellermann, G. (2014). Leichte und Einfache Sprache – Versuch einer Definition. *Aus Politik und Zeitgeschichte, 64*(9–11), 7–10.

Kickbusch, I., Pelikan, J., Haslbeck, J., Apfel, F. & Tsouros, A.D. (Hrsg.). (2016). *Gesundheitskompetenz*. Verfügbar unter https://link.springer.com/referenceworkentry/10.1007/978-3-662-62800-3_4-1

Klug Redman, B. (1996). *Patientenschulung und -beratung*. Ullstein Mosby.

Klug Redman, B. (2009). *Patientenedukation*. Huber.

Koch, K. (2021). Eckpunkte evidenzbasierter Gesundheitsinformationen. *Bundesgesundheitsblatt – Gesundheitsforschung – Gesundheitsschutz, 64*, 568–572. https://doi.org/10.1007/s00103-021-03321-0

Kocks, A. & Abt-Zegelin, A. (2013). Bildmaterial für pflegebezogene Patienten- und Familienedukation. *PADUA, 8*(5), 317–321. https://doi.org/10.1024/1861-6186/a000154

Kocks, A. & Abt-Zegelin, A. (2014). Informationsfilme für Patienten und Angehörige. *PADUA, 9*(4), 244–247. https://doi.org/10.1024/1861-6186/a000202

Kocks, A. & Segmüller, T. (2021). Patientenedukation. Beratung, Schulung, Information in der Pflege. In S. Schwerior-Popp, F. Sitzmann & L. Ullrich (Hrsg.), *Thiemes Pflege. Das Lehrbuch für Pflegende in der Ausbildung* (S. 221–231, 15. Aufl.). Thieme.

Köhlen, C. & Friedmann, M.L. (2016). *Pflege von Familien: Die familien- und umweltbezogene Pflege in der Praxis*. Verlag Europa-Lehrmittel.

Kohröde-Warnken, C. (2018). Ein Leben mit der Erkrankung. *Die Schwester Der Pfleger, 57*(1), 44–47.

Kolbe, N. & Abt-Zegelin, A. (2011). Passende Lernangebote finden. *Die Schwester Der Pfleger, 3*(11), Praxis 001–004.

Kolpatzik, K., Schaeffer, D. & Vogt, D. (2018). Förderung der Gesundheitskompetenz. Eine Aufgabe der Pflege. In N.M. Szepan & F. Wagner (Hrsg.), *Agenda Pflege 2021 – Grundlagen für den fachpolitischen Diskurs* (S. 75–91). Kompart.

Langer, I., Schulz von Thun, F. & Tausch, R. (2019). *Sich verständlich ausdrücken* (11. Aufl.). Ernst Reinhardt.

Loh, A., Simon, D., Kriston, L. & Härter, M. (2007). Patientenbeteiligung bei medizinischen Entscheidungen. *Deutsches Ärzteblatt, 104*(21), 1483–1488.

London, F. (2010). *Informieren, Schulen, Beraten* (2. Aufl.). Huber.

Lusebrink, C. (2021). Beratung und Schulung in der Hebammenarbeit. In M. Schieron, C. Büker & A. Zegelin (Hrsg.), *Patientenedukation und Familienedukation in der Pflege* (S. 242–245). Hogrefe.

Maurischat, C. (2001). *Erfassung der „Stages of Change" im Transtheoretischen Modell Prochaska's – eine Bestandsaufnahme*. Verfügbar unter https://www.psychologie.uni-freiburg.de/forschung/fobe-files/154.pdf

Mertin, M. & Müller, I. (2020). Strukturierte Schulungsprogramme. In M. Mertin & I. Müller (Hrsg.), *Edukative Aktivitäten und Interventionen in der Pflege* (S. 62–99). Kohlhammer.

Mikula, R. (2008). Die Mehrperspektivität des Lernens in der Verortung und Rekonstruktion biografischer Veränderungsprozesse. In R. Egger, R. Mikula, S. Haring, A. Felbinger & A. Pilch Ortega

(Hrsg.), *Orte des Lernens: Lernwelten und ihre biographische Aneignung* (S. 59–72). VS Verlag für Sozialwissenschaften.

Müller, I. & Mertin, M. (2020). Chronische Erkrankungen und Patientenedukation. In M. Mertin & I. Müller (Hrsg.), *Edukative Aktivitäten und Interventionen in der Pflege* (S. 11–35). Kohlhammer.

Naidoo, J. & Wills, J. (2019). *Lehrbuch Gesundheitsförderung* (3. Aufl.). Hogrefe. https://doi.org/10.1024/85744-000

Nationales Zentrum Frühe Hilfen. (2016). *Ressourcenorientiert mit Familien arbeiten. Qualifizierungsmodul für Familienhebammen und Familien-Gesundheits- und Kinderkrankenpflegerinnen und -pfleger.* Verfügbar unter https://www.fruehehilfen.de/serviceangebote-des-nzfh/materialien/publikationen/qualifizierungsmodule/

Nau, J. (2005). Empowerment als Konzept für die Pflege. *Pflegepädagogik/PrInterNet, 7*(3), 152–158.

Netzwerk Leichte Sprache. (2022). *Die Regeln für Leichte Sprache.* Verfügbar unter https://www.leichte-sprache.org/wp-content/uploads/2023/03/Regelwerk_NLS_Neuaufl2022_web.pdf

Netzwerk Patienten- und Familienedukation in der Pflege (Hrsg.). (2008). *Konzept zur Erstellung von „Mikroschulungen" am Beispiel der „Subkutanen Injektion".* Verfügbar unter https://patientenedukation.de/sites/default/files/downloads/Mikroschulung_allgemein_scInjektion_%202008.pdf

Oelke, U. (2007). *In guten Händen. Gesundheits- und Krankenpflege/Gesundheits- und Kinderkrankenpflege: Pflegerische Kernaufgaben.* Cornelsen.

Pflege e.V., BARMER Pflegekasse (2021). *„Wie vermeide ich Stürze?".* Verfügbar unter https://www.barmer.de/resource/blob/1022570/d2241e4b8c91669c45a8d3d4a2a22928/barmer-wie-vermeide-ich-stuerze-barrierefrei-7269-data.pdf

Pieber, T., Tatschl, C., Fleischhacker, E. & Semlitsch, B. (2019). *Mikroschulung und Insulinadaptierung mittels „treat to target".* Verfügbar unter https://www.universimed.com/ch/article/diabetologie-endokrinologie/mikroschulung-und-insulinadaptierung-mittels-treat-to-target-2107132

Rappaport, J. (1985). Ein Plädoyer für die Widersprüchlichkeit: Ein sozialpolitisches Konzept des „empowerments" anstelle präventiver Ansätze. *Verhaltenstherapie und Psychosoziale Praxis, 2*(17), 257–278.

Rathwallner, B. (2015). Mikroschulung – Transfer von Kompetenzen. *ProCare, 10*, 46–49. https://doi.org/10.1007/s00735-015-0586-3

Rathwallner, B. (2016). Entwicklung und interaktive Nutzung des Posters. Einsatzmöglichkeiten in der pflegerischen PatienInnenedukation. *PADUA, 11*(3), 153–156. https://doi.org/10.1024/1861-6186/a000311

Reich, K. (Hrsg.). (2008). *Methodenpool.* Verfügbar unter http://methodenpool.uni-koeln.de/download/cognitive_apprenticeship.pdf

Reichardt, C. & Gastmeier, P. (2013). „Patient Empowerment" – Wie können Patienten zu einer verbesserten Compliance des Personals beitragen? *Krankenhaushygiene up2date, 8*(3), 157–164. https://doi.org/10.1055/s-0033-1344688

Reinshagen, R. (2008). Antonovsky – Theorie und Praxis der Salutogenese. *Pflege & Gesellschaft, 13*(2), 142–158.

Riegraf, K. (2018). „Endotracheales Absaugen". Mikroschulung für pflegende Angehörige von tracheotomierten Menschen. *Gepflegt Durchatmen, 42*, 20–25.

Roper, N., Logan, W.W. & Tierney, A.J. (2023). *Das Roper-Logan-Tierney-Modell* (4. Aufl.). Hogrefe. https://doi.org/10.1024/86208-000

Roth-Langhorst, H. (1996). Von Partnern und Helfern. *Altenpflege, 11*, 719–722.

Roth-Langhorst, H. (2000). Aus dem Rahmen gefallen. *Altenpflege, 3*, 44–49.

Ruppert, N. (2022). Das kleine Solo: Das Poster. In E.M. Panfil (Hrsg.), *Wissenschaftliches Arbeiten in der Pflege. Lehr- und Arbeitsbuch für Pflegende* (S. 341–354, 4. Aufl.). Hogrefe.

Sappok, T., Burtscher, R. & Grimmer, A. (Hrsg.). (2021). *Einfach sprechen über Gesundheit und Krankheit.* Hogrefe. https://doi.org/10.1024/85998-000

Schäfer, E. (2017). *Lebenslanges Lernen. Erkenntnisse und Mythen über das Lernen im Erwachsenenalter.* Springer. https://doi.org/10.1007/978-3-662-50422-2

Schaeffer, D. & Dewe, B. (2006). Zur Interventionslogik von Beratung in Differenz zu Information, Aufklärung und Therapie. In D. Schaeffer & S. Schmidt-Kaehler (Hrsg.), *Lehrbuch Patientenberatung* (S. 127–152). Huber.

Schaeffer, D., Berens, E.M. & Vogt, D. (2017). Gesundheitskompetenz der Bevölkerung in Deutschland. *Deutsches Ärzteblatt, 114*(4), 53–60.

Schieron, M. (2017). Beurteilungskriterien für den Einsatz von Informationsfilmen in der pflegebezogenen Patientenedukation – eine Diskussionsgrundlage. In T. Segmüller (Hrsg.), *Beraten, Informieren, Schulen. Ausgewählte Beiträge der Sektionsarbeit* (S. 35–43). Deutsche Gesellschaft für Pflegewissenschaft (DGP) e.V.

Schieron, M. (2021a). Theoretische Ansätze. In M. Schieron, C. Büker & A. Zegelin (Hrsg.), *Patientenedukation und Familienedukation in der Pflege* (S. 61–78). Hogrefe. https://doi.org/10.1024/86041-000

Schieron, M. (2021b). Grundlagen der Beratung. In M. Schieron, C. Büker & A. Zegelin (Hrsg.), *Patientenedukation und Familienedukation in der Pflege* (S. 167–206). Hogrefe. https://doi.org/10.1024/86041-000

Schieron, M. (2021c). Handlungsfelder pflegebezogener Edukation. In M. Schieron, C. Büker & A. Zegelin (Hrsg.), *Patientenedukation und Familienedukation in der Pflege* (S. 215–269). Hogrefe. https://doi.org/10.1024/86041-000

Schieron, M. (2022). *Pflegebezogene Patienten- und Familienedukation – Kurzinterventionen.* Vortrag im Rahmen der Abschlussveranstaltung zum Projekt SVENT am 17.03.2022. Verfügbar unter https://igpw.charite.de/fileadmin/user_upload/microsites/m_cc01/igpw/Forschung/SAVENT/Martin_Schieron_f%C3%BCr_SAVENT_Edukation.pdf

Schieron, M. (2023). Edukationsmaterial auswählen. In N. Schüßler & I. Gnass (Hrsg.), *Schmerzedukation* (S. 114–120). Hogrefe.

Schieron, M. & Segmüller, T. (2020). Einsatz von Informationsfilmen und Internetportalen in der pflegebezogenen Patientenedukation. *Pflege Professionell, 30*, 21–22.

Schieron, M. & Segmüller, T. (2022). Kapazitätsentwicklung im Quartier. In Department of Community Health (Hrsg.), *Community Health. Grundlagen, Methoden, Praxis* (S. 228–237). Beltz Juventa.

Schieron, M. & Segmüller, T. (2023). Patientenedukation als Aufgabe der Gesundheitsfachberufe. In I. Darmann-Finck & K. H. Sahmel (Hrsg.), *Pädagogik im Gesundheitswesen* (S. 587–604). Springer. https://doi.org/10.1007/978-3-662-66832-0_41

Schieron, M., Büker, C. & Zegelin, A. (Hrsg.). (2021). *Patientenedukation und Familienedukation in der Pflege*. Hogrefe. https://doi.org/10.1024/86041-000

Schieron, M., Sunder, N. & Büker, C. (2020). Kurzgespräche – „Kostbarkeiten" im Pflegealltag. *Pflegewissenschaft, 22*(1), 61–67.

Schnabel, A. & Kocks, A. (2020). Hefte, die helfen, und Bilder, die ansprechen. *JuKiP, 9*, 96–98. https://doi.org/10.1055/a-1141-6497

Sørensen, K., Pelikan, J. M., Röthlin, F., Ganahl, K., Slonska, Z., Doyle, G., Fullam, J., Kondilis, B., Agrafiotis, D., Uiters, E., Falcon, M., Mensing, M., Tchamov, K., van den Broucke, S. & Brand, H. (2015). Health literacy in Europe: Comparative results of the European health literacy survey (HLS-EU). *European Journal of Public Health, 25*(6), 1058–1064. https://doi.org/10.1093/eurpub/ckv043

Sonntag, K. & Stegmaier, R. (2007). *Arbeitsorientiertes Lernen. Zur Psychologie der Integration von Lernen und Arbeit.* Kohlhammer. https://doi.org/10.17433/978-3-17-029543-8

Spitex Zürich Sihl. (2020). *Zwischen Hausarztpraxis und Spitex-Organisation: Neue Wege in der Grundversorgung. Erfahrungen und Erkenntnisse aus dem Projekt CASE (Coordinated APN-Support for the Elderly), Zürich.* Verfügbar unter https://www.age-stiftung.ch/fileadmin/user_upload/Projekte/2019/007/2020_Age_I_2019_007.pdf

Statista. (2022). *Statistiken zur Smartphone-Nutzung in Deutschland.* Zugriff am 14. Juli 2023 unter https://de.statista.com/statistik/daten/studie/585883/umfrage/anteil-der-smartphone-nutzer-in-deutschland

Staudacher, D. (2012). Exzellente Pflege im 21. Jahrhundert. In P. Benner (Hrsg.), *Stufen zur Pflegekompetenz* (2. Aufl., S. 23–42). Huber.

Staudacher, D. (2021). „Mit Worten malen und mit Bildern schreiben …". *PADUA, 6*(4), 241–247. https://doi.org/10.1024/1861-6186/a000636

Steckelberg, A., Berger, B., Köpke, S., Heesen, C. & Mühlhauser, I. (2005). Kriterien für evidenzbasierte Patienteninformationen. *Zeitschrift für Ärztliche Fortbildung und Qualitätssicherung, 99*(3), 343–351.

Stemmer, R. (2003). Pflegetheorien und Pflegeklassifikationen. *Pflege & Gesellschaft, 8*(2), 51–58.

Steppe, H. (1990). Pflegemodelle in der Praxis. 3. Folge: Hildegard Peplau. *Die Schwester Der Pfleger, 9*, 767–768.

Stern, E. (2020). Wer lehren will, muss das Lernen verstehen: Die kognitionspsychologischen Grundlagen des menschlichen Lernens. In P. Greutmann, H. Saalbach & E. Stern (Hrsg.), *Professionelles Handlungswissen für Lehrerinnen und Lehrer* (S. 22–52). Kohlhammer.

Storch, M. & Krause, F. (2017). *Selbstmanagement – ressourcenorientiert* (6. Aufl.). Hogrefe.

Sunder, N. & Segmüller, T. (2017). Pflegebezogene Patientenedukation in Deutschland – ein deskriptives Update. In T. Segmüller (Hrsg.), *Beraten, Informieren und Schulen. Ausgewählte Beiträge der Sektionsarbeit* (S. 5–34). Deutsche Gesellschaft für Pflegewissenschaft (DGP) e. V.

Taylor, S. G. & Renpenning, K. (2013). *Selbstpflege.* Huber.

Tewes, E. (2018). *Schöne Gefühle. Ein Aufklärungsbuch in Leichter Sprache*. Verein zur Förderung der sozialpolitischen Arbeit.

Thissen, F. (1997). Das Lernen neu erfinden – konstruktivistische Grundlagen einer Multimedia-Didaktik. In U. Beck & W. Sommer (Hrsg.), *LEARNTEC 97. Europäischer Kongress für Bildungstechnologie und betriebliche Bildung, Karlsruhe*. Tagungsband (S. 69–79). Kongress- und Ausstellungs-GmbH.

Tolsdorf, M. (2010). Mit Broschüren gezielt informieren. *CNE.fortbildung, 2*, 7–9. https://doi.org/10.1055/s-0033-1349389

UN-BRK. (o. J.). *UN-Konvention über die Rechte von Menschen mit Behinderungen*. Verfügbar unter https://www.behindertenbeauftragter.de/SharedDocs/Downloads/DE/AS/PublikationenErklaerungen/Broschuere_UNKonvention_KK.pdf?__blob=publicationFile&v=8

UNESCO. (1965). *Records of the General Conference, thirteenth session, Paris, 1964: Resolutions*. Verfügbar unter: https://unesdoc.unesco.org/ark:/48223/pf0000114581.page=144

Unfallkasse NRW (Hrsg.). (2014). *Aufbau von Netzwerken zum Gesundheitsschutz von pflegenden Angehörigen*. Eigenverlag.

WHO (World Health Organization). (1986). *Ottawa-Charta zur Gesundheitsförderung, 1986*. Weltgesundheitsorganisation, Regionalbüro für Europa. Verfügbar unter https://apps.who.int/iris/handle/10665/349654

WHO (World Health Organization). (1998). *Gesundheit 21 – Gesundheit für alle im 21. Jahrhundert*. Verfügbar unter https://fgoe.org/glossar/gesundheitsziele_WHO

WHO (World Health Organization). (2000). *Nurses and midwifes for health – A WHO European strategy for nursing an midwifery education*. Retrieved from https://iris.who.int/bitstream/handle/10665/107689/9789289011716-eng.pdf?sequence=1

Widmann, A. (2013). Didaktik unterrichten oder: Wie lernen Fachleute didaktisch zu denken? Ein Erfahrungsbericht. *Magazin erwachsenenbildung.at, 20*. Verfügbar unter http://www.erwachsenenbildung.at/magazin/13-20/meb13-20.pdf

Wiedemann, R. (2006). Nicht jeder Ratgeber geeignet. Bewertung von Patientenbroschüren am Beispiel Lymphödem nach Brustkrebs. *Die Schwester Der Pfleger, 3*, 214–217.

Wiederhold, D. & Tast, C. (2022). Freiheit und Selbstständigkeit trotz Nierenersatztherapie. *PADUA, 17*(3), 175–181. https://doi.org/10.1024/1861-6186/a000684

Wild, M. (2020). *Die Community Nurse als Teil der Versorgungslandschaft*. Verfügbar unter https://markusgolla.at//wp-content/uploads/2024/02/ausgabe-pp18.pdf

Wilz, G., Risch, A. K. & Töpfer, N. F. (2017). Positive Psychologie und Ressourcenorientierung. In G. Wilz, A. K. Risch & N. F. Töpfer (Hrsg.), *Das Ressourcentagebuch: Eine ressourcenaktivierende Schreibintervention für Therapie und Beratung* (S. 5–20). Springer. https://doi.org/10.1007/978-3-662-53198-3_2

Wright, L. M., Leahey, M., Shajani, Z. & Snell, D. (2021). *Familienzentrierte Pflege* (3. Aufl.). Hogrefe. https://doi.org/10.1024/86075-000

Zegelin, A. (2005). Was Patienten über ihre Erkrankung denken. *Die Schwester Der Pfleger, 44*(1), 52–55.

Zegelin, A. (2012). Mikroschulungen – ein pflegegeeignetes, praxisnahes Format. *PADUA, 7*(2), 56–59. https://doi.org/10.1024/1861-6186/a000043

Zegelin, A. (2013). *Festgenagelt sein – der Prozess des Bettlägerigwerdens* (2. Aufl.). Huber.

Zegelin, A. (2015). Alltag leben trotz Krankheit. In T. Segmüller (Hrsg.), *Beraten, Informieren, Schulen in der Pflege* (S. 14–48). Mabuse.

Zegelin, A. (2018). Schriftliche Patienteninformationen besser machen. *Thema im Fokus, 12*, 34–37.

Zegelin, A. (2021). Exkurs: Über das Lernen. In M. Schieron, C. Büker & A. Zegelin (Hrsg.), *Patientenedukation und Familienedukation in der Pflege* (S. 122). Hogrefe.

Zegelin, A., Sunder, N. & Segmüller, T. (2018). Patientenedukation in der Pflege – Themensammlung und Unterrichtsvorschläge. *PADUA, 13*(5), 369–376. https://doi.org/10.1024/1861-6186/a000464

Zentrum für Qualität in der Pflege (ZQP). (2016). *Qualitätsrahmen für Beratung in der Pflege*. Eigenverlag. Verfügbar unter: https://www.zqp.de/wp-content/uploads/Qualitaetsrahmen_Pflegeberatung-1.pdf

Anhang

Mikroschulung Sturzvorbeugung

Mikroschulung Sturzvorbeugung

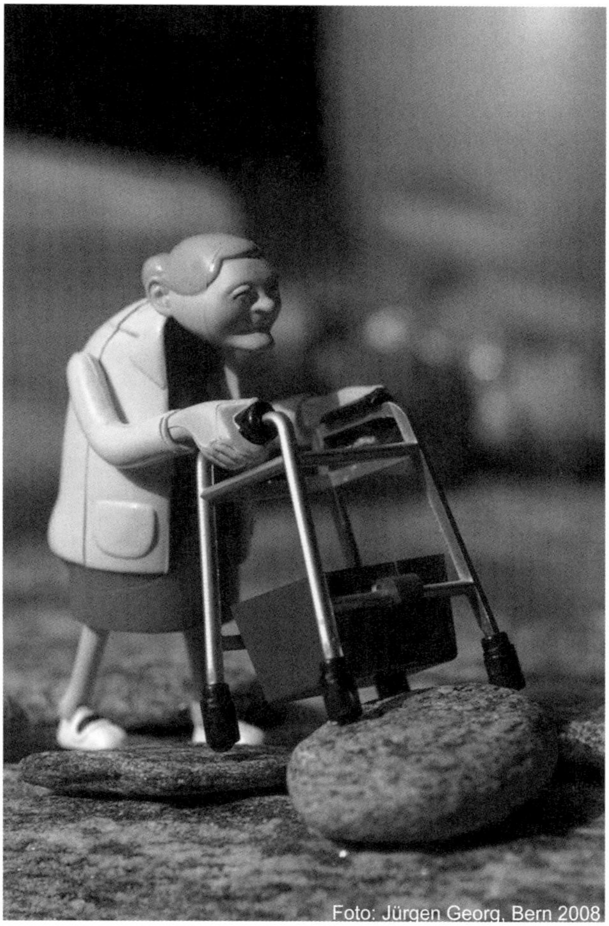

Netzwerk Patienten- und Familienedukation in der Pflege e.V.

Mikroschulung Sturzvorbeugung
© Netzwerk Patienten- und Familienedukation in der Pflege e.V. 2014

Vorbemerkungen

Bei Mikroschulungen handelt es sich um kurze standardisierte Lehreinheiten, die sich an ein bis zwei Adressaten richten (Dauer: 10-30 Minuten). Kernelemente sind dabei eine wissenschaftlich gestützte Sachanalyse, das Adressaten-Assessment, eine kleinschrittige Didaktisierung der Mikroschulungseinheiten sowie die Dokumentation und Evaluation.

Die Mikroschulung „Sturzvorbeugung“ orientiert sich strukturell am „Konzept zur Erstellung von ‚Mikroschulungen’ am Beispiel der ‚subkutanen Injektionen’“ des Netzwerks Patienten- und Familienedukation in der Pflege e.V., in Kooperation mit der Universität Witten/Herdecke. Bei dem Thema Sturzvorbeugung handelt es sich, im Gegensatz zur subkutanen Injektion, jedoch um einen komplexen Sachverhalt, bei dem eine Vielzahl individueller Einflussfaktoren eine Rolle spielt. Auch umfangreiche Themen können und sollen als Mikroschulungen vermittelt werden, dafür liefert dieses Konzept ein Beispiel. Mikroschulungen gehören, wie der Name schon sagt, zum Bereich „Schulung“ (didaktisch aufbereitet, lernzielorientiert). Der Begriff „Schulung“ ist identisch mit dem der „Anleitung“. Daneben existieren die beiden großen Bereiche „Information“ (Mitteilung) und „Beratung“ (ergebnisoffener gemeinsamer Problemlösungsprozess). In komplexen Mikroschulungen, die eine individuelle Ausgestaltung erfordern, finden sich auch informierende und beratende Anteile (wie in diesem Beispiel).

Das Thema Sturz ist vielschichtig und kann sich bei dem einzelnen Menschen unterschiedlich darstellen. Mikroschulungen in diesem Bereich sind daher nur in einem sehr geringen Maße standardisierbar. Das Sturzrisiko wird durch die Bewegung, Medikamente, Grunderkrankungen und vielen anderen Faktoren beeinflusst, die daraus resultierenden Interventionen müssen gezielt auf die individuelle Situation des Einzelnen abgestimmt werden. Theoretisch sind eine Vielzahl von Mikroschulungen notwendig, um allen Aspekten gerecht werden zu können. Daher ist diese Mikroschulung im Sinne eines richtungsweisenden Mikroschulungskonzepts zu sehen. Es ist wichtig, dass eine individuell angepasste Ausgestaltung des Konzeptes an das jeweilige Setting und den/die Adressaten erfolgt. Am Ende des Konzeptes befinden sich drei Fallbeispiele, die das Spektrum der Möglichkeiten verdeutlichen sollen.

Durch den „Expertenstandard Sturzprophylaxe in der Pflege“ des Deutschen Netzwerks für Qualitätsentwicklung in der Pflege (DNQP) und seiner Aktualisierung 2013 liegt bereits eine evidenzbasierte Sachanalyse, d.h. eine Analyse des besten wissenschaftlichen Beweises, vor. Daher wird in diesem Konzept auf eine genaue Sachanalyse verzichtet, genaue Kenntnisse bezüglich der Inhalte des Expertenstandards werden vorausgesetzt. Der Schwerpunkt dieses Mikroschulungskonzepts liegt auf praktischen Hilfsmitteln für die Umsetzung in Form von Checklisten, Arbeits- und Informationsblättern sowie Dokumentations-/ Evaluationsbögen.

Die Mikroschulung „Sturzvorbeugung“ sollte von Pflegekundigen durchgeführt werden, die über Kenntnisse im Bereich der Bewegungskonzepte verfügen. Die Kompetenz der Pflegeexperten in diesem Bereich beeinflusst maßgeblich die Qualität der Umsetzung dieses Mikroschulungskonzepts in der Praxis.

Wir wünschen Ihnen gutes Gelingen, in welchem Rahmen Sie das Konzept auch immer nutzen mögen, und freuen uns auf ihre Erfahrungen.

Januar 2014,
Mareike Tolsdorf, Altenpflegerin, Pflegewissenschaftlerin (MScN)
Prof. Dr. Angelika Zegelin, Pflegewissenschaftlerin

Mikroschulung Sturzvorbeugung
© Netzwerk Patienten- und Familienedukation in der Pflege e.V. 2014

Nach Veröffentlichung des „Expertenstandards Sturzprophylaxe in der Pflege" des DNQP im Jahre 2006 und seiner Aktualisierung 2013, entstanden zahlreiche Umsetzungs- und Forschungsaktivitäten. Manche Ergebnisse der letzten Jahre, wie eine Erhöhung des Sturzrisikos bei der Einnahme von Psychopharmaka, wurden durch neue Studienergebnisse untermauert. Andere, wie der Einsatz von Hüftprotektoren zur Verringerung des Frakturrisikos, zeigen sich mittlerweile als nicht eindeutig.
Alle Altersgruppen sind gefährdet zu stürzen und sich zu verletzen. Jüngere Menschen verletzten sich jedoch meist nur geringfügig, da sie über physiologische Mechanismen verfügen, um schwere Sturzfolgen reflexartig abzuwenden. Ältere Menschen sind dagegen vermehrt von schweren Sturzfolgen, wie die gefürchtete Oberschenkelhalsfraktur, betroffen.
Die Aussagen in diesem Mikroschulungskonzept beziehen sich auf den Expertenstandard des DNQP von 2006 und in seiner aktualisierten Fassung von 2013. Das Thema Sturz ist jedoch komplex und vielschichtig und beinhaltet mehr Ursachen als hier und im Expertenstandard aufgelistet sind. Prinzipiell kann ein Sturz überall erfolgen – das ganze Leben ist ein Sturzrisiko. Dies bedeutet jedoch keinesfalls, dass ein „ungebremster Aktionismus" erforderlich ist (z.B. alle Teppiche entfernt werden müssen). Vielmehr sollten in einem offenen Gespräch Faktoren(gruppen) angesprochen werden und behutsam individuell interveniert werden. Das Wichtigste bei allen Maßnahmen ist, trotz und gerade bei einem Sturzrisiko, die Mobilität weitmöglichst zu erhalten.

1. Voraussetzungen

Datum der Autorisierung:	Juni 2008 Aktualisierung Januar 2014
Überprüfung:	Nach Vorliegen breiter, neuer wissenschaftlicher Erkenntnisse bzw. nach der nächsten Aktualisierung des Expertenstandards Sturzprophylaxe in der Pflege des DNQP
Durchführungskompetenz:	Pflegefachpersonen der Kranken- und Altenpflege mit pädagogisch didaktischen Fähigkeiten und Kenntnissen im Bereich von Bewegungskonzepten.

Adressaten
Erwachsene (ältere) PatientInnen/Pflegebedürftige und ihre Angehörigen/Bezugspersonen im Krankenhaus, Pflegeheim oder anderen Wohnformen (z.B. Hospiz, betreute Wohngruppen) oder im häuslichen Umfeld, wenn der Patient/Pflegebedürftige

- bereits einen oder mehrere Stürze im letzten Jahr erlitten hat,
- sich als sturzgefährdet sieht oder als solches von anderen eingeschätzt wird,
- kognitiv in der Lage ist von der Mikroschulung zu profitieren.

Dieses Mikroschulungskonzept richtet sich explizit an erwachsene (ältere) Personen. Zwar sind ebenso Kinder in einem besonderen Maße sturzgefährdet, jedoch spielen bei dieser Gruppe andere Faktoren eine Rolle, aus denen sich wiederum andere Interventionen ableiten. Materialien zum Thema Stürze bei Kindern sind u.a. im Internet unter www.das-sichere-haus.de und www.kindersicherheit.de zu finden. Im Expertenstandard von 2013 finden Sie darüber hinaus einen Abschnitt zur Sturzprophylaxe bei Kindern und Menschen mit Behinderung.

Schulungsort
Schulungsraum (z.B. im Patienten-Informations-Zentrum), „vor Ort" (z.B. Patientenzimmer auf der Station, Bewohnerzimmer/Wohnbereich in Pflegeeinrichtungen, häusliches Umfeld). Da Stürze häufig in Zusammenhang mit dem Umfeld stehen, ist nach Möglichkeit die Schulung „vor Ort" vorzuziehen.

Mikroschulung Sturzvorbeugung
© Netzwerk Patienten- und Familienedukation in der Pflege e.V. 2014

Material

Informationsmaterial	Broschüren von Hilfsmittelherstellern, Wohnberatung, Unfallkassen, Krankenkassen etc. (siehe Literatur/Broschürenhinweise)
Anschauungsmaterial	Kataloge von Hilfsmittelherstellern, Filme, evtl. kleinere Hilfsmittel, Übungsmaterialien (Gummibänder, -ball etc.)
Arbeitsmaterial	Broschüren, Checklisten, Arbeitshilfen, Dokumentations-/Evaluationsbögen (siehe Anhang)

Für die Einweisung im Gebrauch von Hilfsmitteln sollte der/die Betroffene das von ihm genutzte mitbringen, damit eine individuell abgestimmte Einweisung möglich ist.

Information/Absprache
Nach der schriftlichen Anordnung der Mikroschulung, spricht die schulende Pflegeperson den Termin/die Termine mit der zu schulenden Person und/oder seiner Bezugsperson ab.

2. Sachanalyse

Die Mikroschulung stützt sich auf die Ergebnisse des „Expertenstandards Sturzprophylaxe in der Pflege“ des Deutschen Netzwerks für Qualitätssicherung in der Pflege (DNQP) sowie seiner Aktualisierung 2013. Die Sachanalyse kann aus dem Standard übernommen werden. Alle schulenden Personen sollten genau über die Inhalte informiert sein. Im Folgenden werden lediglich einige wenige grundlegende Aspekte, die bei der praktischen Umsetzung der Sturzvorbeugung relevant sind, als Überblick aufgelistet. In den Arbeitshilfen im Anhang, die bei der praktischen Umsetzung helfen können, finden Sie ggf. vertiefende Aspekte. Hinweise darauf sind jeweils an der entsprechenden Stelle der Sachanalyse und der Ablaufplanung zu finden. Am Ende dieser Mikroschulung befinden sich Literaturhinweise für Schulend und Adressaten sowie weitere Schulungsmaterialien, z.B. in Form von Filmen.

2.1 Definition Sturz

Ein Sturz ist ein Ereignis, bei dem die betreffende Person unbeabsichtigt auf dem Boden oder einer anderen niedrigeren Fläche aufkommt (WHO 2007, DNQP 2013). Damit ist nicht nur das klassische "Fallen" aus dem Stand oder beim Laufen gemeint, sondern ebenso das Herausrutschen aus einem Stuhl oder der Fall bei einer plötzlichen Lähmung, wie bei einem Schlaganfall.

2.2 Sturzbegünstigende Faktoren (Risikofaktoren)

Faktoren, die Stürze begünstigen können, stehen fast immer im direkten Zusammenhang mit der sturzgefährdeten Person und sind selten äußerlich bedingt. Im Folgenden werden die neun personenbezogenen Faktoren aus dem Expertenstandard aufgelistet, für die robuste wissenschaftliche Belege existieren, dass sie das Sturzrisiko erhöhen

- Stürze in der jüngeren Vorgeschichte (Sturzanamnese)
- Beeinträchtigung sensomotorischer Fähigkeiten und/oder der Balance
- Beeinträchtigung funktioneller Fähigkeiten
- Kognitive Beeinträchtigungen (akut und/oder chronisch)
- Psychische Faktoren (z.B. Sturzangst oder Depression)
- Kontinenzprobleme
- Erhöhte Belastung durch Erkrankungen oder Gesundheitsstörungen, hohe Komorbidität
- Höheres Alter und Geschlecht (das Geschlecht variiert je nach Studie oder Setting)
- Psychotrope Medikamente, Antihypertensiva und Einnahme mehrerer Medikamente

(DNQP 2013)

Vereinzelte Hinweise deuten zudem auf eine Erhöhung des Sturzrisikos bei freiheitsentziehenden Maßnahmen hin (Becker 2005, Balzer 2012).

Mikroschulung Sturzvorbeugung
© Netzwerk Patienten- und Familienedukation in der Pflege e.V. 2014

Die genannten Faktoren treten nicht in allen Settings gleich stark ausgeprägt auf bzw. nehmen nicht in allen Settings Einfluss auf das Sturzrisiko. Die Beeinträchtigung funktioneller Fähigkeiten erhöht beispielsweise im subakuten (Reha) oder ambulanten Bereich das Sturzrisiko, es gibt aber keine wissenschaftlichen Belege, dass sie einen Einfluss auf das Sturzrisiko in der stationären Langzeitpflege haben. Daher ist es unbedingt nötig sich im Expertenstandard über die möglichen Sturzrisikofaktoren in dem Setting, indem die Adressaten leben, zu informieren.

Neben den genannten Faktoren gibt es weitere, wie Erkrankungen die kurzzeitig zu einer Ohnmacht führen oder hinderliche Kleidung, deren Einfluss auf das Sturzrisiko zwar nicht belegt, aber auch nicht wiederlegt werden konnte. Auch diese Faktoren sollten weiterhin beachtet werden.

Insgesamt ist ein Sturz ein multifaktorielles Geschehen. Eine Gewichtung der Faktoren ist nicht möglich. Ebenso kann die Anzahl der Risikofaktoren einer Person nichts über die Höhe des Sturzrisikos aussagen.

Die einzelnen Faktoren finden Sie noch einmal in der „Gesprächshilfe Risikofaktoren" aufgelistet (Anhang C). Der Leitfaden beinhaltet neben den wissenschaftlich belegten ebenso unklare Faktoren, da nicht ausgeschlossen werden kann, dass diese eine Rolle spielen. Der Punkt "Höheres Alter und Geschlecht" wird dort bewusst nicht aufgeführt, da er nicht beeinflussbar ist und vermutet werden kann, dass damit verbundene Faktoren und nicht das Alter/Geschlecht selbst eine Rolle spielt.
Dieser Leitfaden kann nur ein Raster für die Erstellung einer Risikoeinschätzung sein, eine genaue, inhaltliche Kenntnis des Sturzstandards von 2006 UND 2013 ist jedoch unbedingt nötig. Daneben gibt es noch zahlreiche weitere, bisher nicht (ausreichend) erforschte Risikofaktoren, die sich im Gespräch mit dem Adressaten herauskristallisieren können. Seien Sie daher sensibel und halten Sie sich auf dem aktuellen Wissensstand.

Verschiedene Assessmentinstrumente versuchen das individuelle Sturzrisiko zu erfassen. Teilweise dienen die Instrumente der pflegerischen Einschätzung, teilweise aber auch der funktionalen Einschätzung. Alle vorliegenden Instrumente weisen Mängel auf, besonders hinsichtlich der Sensitivität und Spezifität, d.h. der Fähigkeit sturzgefährdete und nicht gefährdete Personen auseinanderzuhalten. Häufig wird zudem die Einschätzung auf die Abfrage von vier bis fünf Risikofaktoren beschränkt. Somit kann keines der vorliegenden Instrumente empfohlen werden.

2.3 Sturzmindernde Faktoren

Sturzmindernde Faktoren werden im Expertenstandard des DNQP nicht explizit benannt. In der edukativen Begleitung von sturzgefährdeten Menschen und/oder ihren Bezugspersonen spielen diese Ressourcen jedoch eine Rolle. Sie können als positives Gegengewicht zu den Risikofaktoren gesehen werden. Beispielsweise kann das sichere Gehen an einem Handlauf oder die Freude an der Bewegung als sturzmindernde Faktoren gewertet werden. Immobilität dagegen darf niemals als sturzmindernder Faktor in Betracht gezogen werden.

2.4 Interventionen

Es werden die drei Interventionsarten Information, Schulung und Beratung; Einzelinterventionen und Hilfsmittel sowie multimodale Interventionsprogramme unterschieden.

Information, Schulung und Beratung muss mit konkreten Folge- bzw. Begleitinterventionen erfolgen (z.B. Kraft- und Balancetraining), um das Sturzrisiko beeinflussen zu können. Das Bedürfnis nach körperlicher Unversehrtheit und Unabhängigkeit, muss als Signal eines Beratungsbedarfs erkannt werden. Zentral sind daneben ein respektvoller, empathischer Umgang sowie die gemeinsame Entscheidungsfindung unter Anerkennung der Entscheidungsautonomie des Adressaten. Die individuellen Bedürfnissen, Präferenzen und Lebensbedingungen müssen die Grundlage der Schulung darstellen, Präventionsangebote objektiv, adressaten- und sachgerecht vermittelt werden.

© Netzwerk Patienten- und Familienedukation in der Pflege e.V. 2014

Es hat sich daneben gezeigt, dass ältere Menschen im Bereich der Information, Schulung und Beratung besonders begrüßen, wenn

- nicht nur die Sturzvermeidung sondern andere positive Effekte auf die Gesundheit betont werden,
- Auswahlmöglichkeiten und Entscheidungsfreiheiten bestehen,
- positive, nicht bevormundende Formulierungen gewählt werden,
- ein realistisches, positives Altersbild besteht,
- praktische Tipps, statt statistische Informationen vermittelt werden.

Einzelinterventionen zur Verringerung des Sturzrisikos leiten sich aus den jeweiligen Risikofaktoren und Ressourcen einer Person, bzw. deren Konstellationen, ab. Sie sind somit abhängig von der Person des zu Schulenden, seinem Umfeld usw. und müssen individuell zusammengestellt werden. Gleiches gilt für Hilfsmittel. Aufgrund der Datenlage ist keine sichere Aussage über die Wirksamkeit von Interventionsprogrammen möglich. Es konnte weder eine Verringerung des Sturzrisikos, noch eine Verringerung der Sturzhäufigkeit sicher festgestellt werden. Es gibt Hinweise, dass Im stationären Umfeld ohne ausreichende personelle und organisatorische Ressourcen Interventionsprogramme das Sturzrisiko erhöhen.

Einen Überblick möglicher Interventionen befindet sich im Anhang F. Teilweise sind der Nutzen der Intervention nicht eindeutig wissenschaftlich belegt. Umfassende Informationen über Einzelinterventionen und Interventionsprogramme sind dem Expertenstandard von 2006 und 2013 zu entnehmen.

2.5 Verhalten nach einem Sturz

Im Expertenstandard des DNQP wird nicht auf Verhaltensweisen nach einem Sturz eingegangen. Das Verhalten nach einem Sturz wird in dieser Mikroschulung jedoch thematisiert, da ein adäquater Umgang mit/nach einem Sturz helfen kann, daraus resultierenden Sturzängsten vorzubeugen. Wissenschaftlich begründete Verhaltensregeln nach einem Sturz liegen nicht vor. Beim Aufstehen vom Boden bzw. der Hilfestellung beim Aufstehen, bietet die Kinästhetik vielfältige Möglichkeiten.

Das Thema Verhalten nach einem Sturz ist im Anhang G als Informationsleitfaden zu finden. Dieser kann gemeinsam besprochen oder dem Adressaten mitgegeben werden. Literatur- und Filmtipps zum Thema Kinästhetik befindet sich im Literaturverzeichnis.

3. Zusammenstellen der Schulungsmaterialien

Es sollte ein Ordner, Mappe, Kiste o.Ä. angelegt werden, indem alle benötigten Schulungsmaterialien aufbewahrt werden. Dazu gehören eine ausreichende Anzahl von Kopien (mindestens 10) einer jeden Vorlage (Arbeitshilfen, Dokumentationsbögen etc.), eine Auswahl unterschiedlicher Broschüren, Kataloge der Hilfsmittelhersteller sowie auch Stifte, Filme, Bücher oder Anschauungsmaterial. Wichtig ist es Verantwortlichkeiten für die Nachbestellung von Broschüren, Sichtung neuer Broschüren, Erstellung neuer Kopien etc. zu schaffen, um Engpässe während einer Mikroschulungssituation zu vermeiden.

Mikroschulung Sturzvorbeugung
© Netzwerk Patienten- und Familienedukation in der Pflege e.V. 2014

4. Schulungsablauf

	Inhalte	Arbeitshilfen/Dokumentationsbögen
1. Termin: Orientierungsgespräch	Situation, Vorwissen und Haltung abklären	- Einschätzungsbogen Orientierungsgespräch*
	Gemeinsames Festlegen der Schulungsziele	- Dokumentationsbogen Schulungsverlauf*
2. und Folgetermine: Schulungseinheiten	(Vertiefende) Problem- und Ressourcenanalyse (fakultativ)	- Gesprächshilfe Risikofaktoren* - Sturzanalyse* - Risikofaktoren- und Ressourcenanalyse* - Checklisten aus Broschüren
	Individuelle Schulungsmaßnahmen	- Überblick möglicher Interventionen* - Broschüren, Kataloge - Filme, Bücher - Hilfsmittel (des Betroffenen) - Informationsleitfaden Verhalten nach Sturz*
	Ggf. Vermittlung weiterer Informationen, Broschüren, Dienste etc.	
	Reflexion	
Letzter Termin: Nachgespräch	Abschließende Reflexion Ggf. erneute Terminabsprache	- Dokumentationsbogen Schulungsverlauf*
	Evaluation	- Evaluationsbogen*

Abb. 2: Termine, Inhalte und Arbeitshilfen/Dokumentationsbögen

Beispiele für einen Teil der in Abb. 2 aufgelisteten Arbeitshilfen/Dokumentationsbögen (*) befinden sich im Anhang. Die hier vorgegebenen Arbeitshilfen und Dokumentationsblätter sollten individuell an die zeitlichen Ressourcen und Rahmenbedingungen sowie an das Setting und den/die zu Schulenden angepasst Anwendung finden. Der Einschätzungsbogen Orientierungsgespräch, Dokumentationsbogen Schulungsverlauf und der Evaluationsbogen bilden die Grundlage. Alle Termine sollten durch den/dieselbe AnleiterIn erfolgen.

4.1 Orientierungsgespräch

Je nach Situation kann sich die Situationsanalyse als sehr umfangreich gestalten. Für das Orientierungsgespräch empfiehlt sich daher ggf. ein eigenständiger Termin. So wird es auch möglich, sich auf die individuell zusammengestellten Schulungseinheiten besser vorzubereiten. Am Orientierungsgespräch sollten nach Möglichkeit alle an der Mikroschulung Beteiligten teilnehmen: der/die Anleitende, die sturzgefährdete Person und/oder die Bezugsperson. Im Orientierungsgespräch und auch im weiteren Schulungsverlauf ist es zudem wichtig, der sturzgefährdeten Person und/oder seiner Bezugsperson keine Angst vor einem Sturz zu machen, sondern im Gegenteil, bestehende Ängste anzusprechen und ihnen entgegenzuwirken.

4.1.1 Situation, Vorwissen und Einstellung abklären

Dauer: ca. 10-30 Min
Ziel: Festlegen der individuellen Bedingungen und Einstellungen

Situation
Grundlage für eine individuelle Mikroschulung ist eine genaue Kenntnis der schulenden Person über die Situation des jeweiligen sturzgefährdeten Menschen. Die Situationsbeschreibung kann erste Risikofaktoren(gruppen) und Risikokonstellationen sichtbar machen, um im weiteren Verlauf der Schulung

© Netzwerk Patienten- und Familienedukation in der Pflege e.V. 2014

gezielt darauf aufbauen zu können, bzw. weitere Risikofaktoren und Ressourcen erfragen zu können. Zu Anfang sollten allgemeine Fragen geklärt werden, wie

- Welche Erkrankungen liegen vor?
- Welche Medikamente werden eingenommen?
- In welchem Umfeld lebt der Adressat?
- Wie bewegt er sich fort?
- Welche Erfahrungen bezüglich Stürze wurden gemacht?
- Welche Probleme/Risikofaktoren treten auf?
- Welche Hilfen werden erhofft?

Weitere Aspekte, wie die Schilderung vermuteter Sturzursachen, können je nach Gesprächssituation einfließen. Es sollte jedoch kein fließender Übergang in die (erste) Schulungseinheit stattfinden, sondern die Aspekte sollten nach der Festlegung der Schulungsziele im weiteren Schulungsverlauf aufgegriffen werden.

Ein Beispiel für einen Einschätzungsbogen im Rahmen des Orientierungsgesprächs befindet sich in Anhang A. Es handelt sich hierbei ausdrücklich um ein Beispiel, je nach Einrichtung/Umfeld/Situation (Krankenhaus, stationäre Pflegeeinrichtung, Häuslichkeit des Betroffenen etc.) sollte ein spezifischer Einschätzungsbogen erstellt werden. Nicht alle im Einschätzungsbogen angesprochene Aspekte müssen zwingend in Bezug auf die jeweilige Person relevant sein. Trotz der standardisierten Bereiche/Fragen des Einschätzungsbogens sollte immer eine offene Gesprächssituation herrschen und ggf. ein Beiblatt benutzt werden, um zusätzliche Informationen festhalten zu können.

Vorwissen
Um Wissenslücken schließen und Bedarfe adäquat ansprechen zu können, muss das bereits vorhandene Wissen erfragt werden. Die zentrale Fragestellung lautet demnach: Inwieweit liegen Kenntnisse im Bereich Sturz und Sturzvorbeugung vor? Darunter fallen Fragen wie

- Wissen Sie, warum Sie gestürzt sind?
- Kennen Sie mögliche Gehhilfen?
- Haben Sie schon über sturzmindernde Maßnahmen nachgedacht, bzw. solche umgesetzt?

Einstellung
Die Einstellung eines Menschen beeinflusst sowohl die Bereitschaft und Motivation sich an einer Schulung zu beteiligen, als auch die Vorstellung wie eine solche ablaufen soll und welche Ergebnisse angestrebt und erhofft werden. Dies beinhaltet Fragen wie

- Ist er/sie offen für Veränderung oder gibt es Vorbehalte?
- Ist er/sie bereit sich mit seiner/ihrer Situation auseinanderzusetzen?
- Ist er/sie motiviert seine Situation zu ändern?
- Welche Erwartungen hat er/sie an die Schulung?

Informationen bezüglich der Haltung können nicht anhand eines Fragenkatalogs abgefragt werden, sondern sollten nach Möglichkeit im Gespräch erspürt werden.

4.1.2 Gemeinsames Festlegen der Schulungsziele

Dauer: ca. 5-10 Minuten
Ziel: Bestimmung der individuellen Zielsetzung

Richtziel: Die sturzgefährdete Person und/oder seine Bezugsperson(en) sind in der Lage potentielle Risikofaktoren, die zu einem Sturz führen können, zu erkennen und daraus resultierende individuelle Maßnahmen einleiten und umsetzen.

Neben der Vorbeugung von Stürzen kann auch das Verhalten bei und nach einem Sturz thematisiert werden. Daher kann ein weiteres Richtziel lauten:

Die sturzgefährdete Person und/oder seine Bezugsperson(en) sind in der Lage sicher und adäquat nach einem Sturz zu reagieren und ggf. dem Gestürzten zu helfen.

Gemeinsam mit der sturzgefährdeten Person und/oder der Bezugsperson werden die konkreten Zielsetzungen formuliert. Beispiele konkreter Zielsetzungen sind:

© Netzwerk Patienten- und Familienedukation in der Pflege e.V. 2014

Die sturzgefährdete Person…
- …erkennt Gefahrenquellen
- …kennt ihre Ressourcen und „Schwachpunkte“
- …verfügt über Taktiken, um ihr Sturzrisiko zu mindern (z.B. langsames Aufstehen)
- …ist sicher in der Anwendung des Hilfsmittels (Gehstock, Gehbock, Rollator etc.)
- …hat Sicherheit im Verhalten nach einem Sturz
- …kann die täglichen Wege sturzfrei bewältigen
- …kann nach einem Sturz selbständig aufstehen

Die Bezugsperson…
- …erkennt Gefahrenquellen
- …erkennt Risikofaktoren, die in Zusammenhang mit dem Betroffenen stehen (Gesundheitszustand etc.)
- …ist sicher bei Hilfestellungen (Aufstehen, Laufen)
- …hat Sicherheit im Verhalten nach einem Sturz

Die individuelle Zielsetzung und die daraus resultierenden Inhalte der Mikroschulungseinheiten können beim Thema Sturz sehr unterschiedlich ausfallen. Zeigt sich, dass mehrere Termine notwendig sind, werden die Richtziele gemeinsam nach Prioritäten auf mehrere Termine aufgeteilt. Stürzt jemand beispielsweise sehr häufig und scheinbar überall, kann der erste Termin das Verhalten nach einem Sturz thematisieren. Neben Techniken, vom Boden aufzustehen, kann die Angst thematisiert werden. Danach können Broschüren und Checklisten mitgegeben werden, die helfen sturzbegünstigende Faktoren zu erkennen. Dies kann dann als Grundlage weiterer Schulungsinhalte, möglichst vor Ort, dienen.

Die angestrebten Ziele und sich daraus ableitenden Schulungsmaßnahmen sollten in einem Dokumentationsbogen, gemeinsam mit den Terminen, vermerkt werden. Dieser Bogen kann dem Adressaten als Orientierung und Leitfaden für die Mikroschulung mitgegeben werden (Kopie). Der Dokumentationsbogen ist jedoch nicht starr zu sehen, da sich evtl. einige nötige Interventionen und somit Schulungsziele, erst bei einer genauen Problem- und Ressourcenanalyse ergeben.

Ein Beispiel eines solchen Dokumentationsbogens befindet sich in Anhang B. Die letzte Spalte des Bogens dient der Ergebniskontrolle im Rahmen der Reflexion(en) und des Nachgesprächs.

4.2 Schulungseinheiten

Dauer: jeweils ca. 20-30 Minuten

In jedem Fall ist hier ein kleinschrittiges Vorgehen erforderlich. Inhalte sollten nie gestaucht werden, um die zeitlichen Vorgaben zu erfüllen. Besser ist es mehrere Schulungstermine anzubieten. Ggf. ist es sinnvoll die Schulungseinheiten in Abständen von 3-4 Tagen abzuhalten. In der Zeit kann dann das Gelernte im Alltag umgesetzt werden, die positiven und negativen Erfahrungen können zu Beginn des nächsten Termins besprochen werden. Bei Problemen können weitere spezifische Maßnahmen erfolgen, ggf. Ziele modifiziert oder ergänzt werden. Fragen die nicht mit der Sturzvorbeugung in direktem Zusammenhang stehen wie Sturzfolgen, werden im Folgenden nicht explizit aufgeführt. In Einzelfällen, vor allem im Rahmen der Überprüfung auf Verletzungen nach einem Sturz („Verhalten bei Sturz“), können diese Fragen jedoch auftreten und sollten beantwortet werden.

Die Schulungseinheiten dienen der Wissensergänzung, der Beantwortung von Fragen und der Vermittlung von Fähigkeiten und Hilfsmitteln, die den/die Adressaten zu einer selbständigen Problemlösung befähigen. Dabei kommen auch viele (eher) beratende und informierende Anteile vor. Der/die Schulende ergänzt das Wissen und gibt Hinweise auf mögliche Lösungsstrategien. Die Kompetenzen des/der Adressaten sollten so weit als möglich genutzt und seine Ressourcen unterstützt werden.

© Netzwerk Patienten- und Familienedukation in der Pflege e.V. 2014

Artikulationsvorschlag

Da die Ziele und Inhalte der Schulung sehr spezifisch sind, wird an dieser Stelle der Artikulationsvorschlag (im Gegensatz zu den detaillierten Ausführungen im Mikroschulungskonzept „subkutane Injektion") sehr allgemein gehalten.

1. Genaue Problemanalyse und Ressourcenbestimmung (fakultativ)
2. Vermittlung geeigneter Strategien, Wissen, Hilfsmittel; Beantwortung offener Fragen
3. Ggf. Vermittlung/Hinweis zu ergänzenden Diensten, Mitgabe von Informationen, die konkrete Impulse zur Umsetzung der Sturzvorbeugung im Alltag geben
4. Reflexion

Abb. 3: Artikulationsvorschlag Schulungseinheit(en)

Aus den Schulungseinheiten können Umsetzungsstrategien resultieren, die von der sturzgefährdeten Person und/oder ihrer Bezugsperson in ihrem jeweiligen Setting ausprobiert werden müssen. Bei Folgeterminen muss daher ggf. zu Anfang der Schulungseinheit zusätzliche Zeit eingeplant werden, um die mit der Umsetzung gemachten Erfahrung aufgreifen und ggf. im weiteren Verlauf der Schulung diesbezüglich weiter intervenieren zu können.

Die Inhalte der Mikroschulung beruhen auf der Sachanalyse und somit größtenteils auf den Ergebnissen des „Expertenstandards Sturzprophylaxe in der Pflege" des Deutschen Netzwerk für Qualität in der Pflege (DNQP).

4.2.1 Problem- und Ressourcenanalyse

Anhand einer Analyse der Risikofaktoren, Ressourcen und ggf. Stürze und/oder Beinahe-Stürze kann, besonders wenn Unklarheiten herrschen, ein genaues Bild der Situation gezeichnet werden. Auf dessen Grundlage können dann gezielt Interventionen getroffen werden, die das Sturzrisiko senken können.

Die Problem- und Ressourcenanalyse ist als Ergänzung des Einschätzungsbogens zu sehen. Hier ist individuell abzuwägen, ob und in welcher Form und Ausprägung dies beim jeweiligen Adressaten nötig ist. Die Anwendung von Assessmentinstrumenten ist, wie in der Sachanalyse beschrieben, nur sehr begrenzt bzw. selten sinnvoll. Daher sollten sie, wenn angewendet, in jedem Fall immer nur Teil einer umfassenden Sturzanalyse sein.

An dieser Stelle sollten ggf. die Risikofaktoren genauer analysiert werden, um gezielte Interventionen folgen zu lassen. Dies gilt vor allem wenn die Ursachen von Stürzen oder „Beinnahe"-Stürzen (teilweise) im Unklaren liegen. Da es zahlreiche Risikofaktoren in unterschiedlichsten Konstellationen gibt, kann die genaue Problemanalyse nicht anhand einer Checkliste abgefragt werden. Es muss ein offenes Gespräch geführt werden, bei dem auf Grundlage des Einschätzungsbogens (Orientierungsgespräch), die Situation und die vorhandenen Risikofaktoren gezielt bestimmt werden. Ein Leitfaden mit möglichen Risikofaktoren kann als Orientierungshilfe dienen. Mit einem Textmarker können ggf. zutreffende Punkte angestrichen werden. Keinesfalls sollte der Leitfaden chronologisch abgefragt werden, sondern nur die individuell notwendigen Punkte (vertiefend) angesprochen werden.

Im Anhang C befindet sich ein Leitfaden Risikofaktoren, der als Orientierungshilfe im Gespräch dienen kann, um möglichen Gefahrenquellen nicht zu übersehen. Ggf. können auch Checklisten aus Broschüren nützlich sein, wie beispielsweise die Sicherheitscheckliste in der Broschüre des Zentrums für Generationen und Barrierefreiheit (2007): *Sturzprophylaxe. Mobil sein – dabei sein. Vorsicht Sturzgefahr!* oder die umfeldbezogene Sturz-Risiko-Einschätzung in *Stürze vermeiden – Mobilität erhalten.*

Je nachdem ob Sturzerfahrungen bereits (evtl. mehrfach) gemacht wurden, können die Stürze gezielt analysiert und individuelle Risikofaktoren herausgearbeitet werden. Aber auch Beinahe-Stürze sollten reflektiert werden, sie können ebenso wichtige Hinweise liefern.

Mikroschulung Sturzvorbeugung
© Netzwerk Patienten- und Familienedukation in der Pflege e.V. 2014

> Im Anhang D befindet sich ein Fragebogen zur Sturzanalyse. Dieser kann ebenso Anhaltspunkte für die Analyse von Beinahe-Stürzen bieten.

Ressourcen müssen individuell „entdeckt" werden, sie können persönliche Eigenschaften, wie Selbstvertrauen, hohe Lernbereitschaft oder gute Beweglichkeit umfassen, oder auch Rahmenbedingungen ansprechen, wie eine ebenerdige Dusche. Die aus den Gesprächen gewonnen Informationen können ggf. in einer Problem- und Ressourcenanalyse festgehalten werden, auf deren Grundlage (weitere) individuelle Maßnahmen geplant werden können.

> Im Anhang E findet sich ein Dokumentationsbogen zur Problem- und Ressourcenanalyse. Dieser Bogen kann im weiteren Verlauf der Schulung der Planung und Dokumentation der Interventionen dienen.

4.2.2 Individuelle Schulungsmaßnahmen

Individuelle Schulungsmaßnahmen im Bereich Sturzvorbeugung beinhalten schulende, beratende und informierende Aspekte, beispielsweise...

- das konkrete Einüben individueller Bewegungsabläufe, Hilfestellungen beim Aufstehen und Gehen,
- die Beratung bezüglich dem Umgang mit Sturzfurcht,
- das Sichten von Hilfsmitteln oder Katalogen, das Besprechung einer Broschüre.

Weitere mögliche Inhalte können sein:

- Sachgerechte Anwendung von Hilfsmitteln
- Durchführen sicherer Transfers
- Aufstehen vom Boden (allein, mit Hilfe)
- Umgang mit Kontinenzproblemen
- Balance- und Kraftübungen
- Bewegungsfähigkeit und -verhalten (Bewegungsförderung, Aktivierung)
- Ausstattung und Umgebung (z.B. Beleuchtung, mechanischer Schutz)
- Individuelle Umsetzung möglicher Interventionen
- Verhalten nach einem Sturz
- Broschürenweitergabe
- Vermittlung weiterer Ansprechpartner, Hilfen und Dienstleiter
- Beantwortung gezielter Fragen

4.2.3 Klärung abschließende Fragen, Vermittlung von Diensten und Informationen

Neben der Schulung und Vermittlung individuell wichtiger Inhalte sollten der sturzgefährdeten Person und/oder seiner Bezugsperson weitere Materialien und Adressen an die Hand gegeben werden. Diese können vertiefende Informationen enthalten, beispielsweise über die konkrete Gestaltung des Umfeldes, oder auch Checklisten und Analyseinstrumente (z.B. umfeldbezogene Risikoeinschätzung, Sturzprotokoll). Teilweise werden diese Materialien bereits während der Schulung ausgehändigt und mit ihnen gearbeitet.

Kostenlose, aktuelle Broschüren sollten daneben zur Mitgabe zur Verfügung stehen. Es ist wichtig, sich diesbezüglich immer auf dem aktuellen Stand zu halten und nach neuen Broschüren zu suchen. Die verschiedenen Broschüren richten sich an unterschiedliche Zielgruppen und verfügen über verschiedene Inhalte. Auch der Umfang kann stark variieren. Alle Broschüren sollten daher vorab sorgfältig gesichtet werden. Die sturzgefährdete Person und/oder seine Bezugspersonen sollten keinesfalls mit Material überschüttet werden, vielmehr muss eine gezielte überschaubare Auswahl getroffen werden. Nur einige wenige Broschüren eignen sich zur generellen Mitgabe (als Überblick) und auch diese sollten zielgruppenspezifisch ausgesucht werden.

© Netzwerk Patienten- und Familienedukation in der Pflege e.V. 2014

Einige der angesprochenen Materialien und Broschürenhinweise finden Sie im Anhang, bzw. Literaturverzeichnis. Die im Literaturverzeichnis angegebenen Broschüren wurden gesichtet, jedoch nicht systematisch getestet. In Anhang H befindet sich zusätzlich ein Leitfaden zur Broschürenbewertung. Beispiele für Broschüren, die sich als Überblick für sturzgefährdete Personen in der eigenen Häuslichkeit richten, sind die der Aktion das sichere Haus und dem Gesamtverband der Deutschen Versicherungswirtschaft e.V. (o.J.): *Sicher leben auch im Alter. Sturzunfälle sind vermeidbar*, die der Ärztekammer Nordrhein, Universität Bremen, Universität Hamburg (Hrsg.; 2007): *Stürze und ihre Folgen: Risiko erkennen und vermeiden. Eine wissensbasierte Information für ältere Menschen* (sehr umfangreich) und die des Zentrums für Generationen und Barrierefreiheit (2007): *Sturzprophylaxe. Mobil sein – dabei sein. Vorsicht Sturzgefahr!!!*. In Bezug auf die Erhaltung/Verbesserung von Kraft, Balance und Beweglichkeit im Alter ist die Broschüre der Landeszentrale für Gesundheitsförderung in Rheinland-Pfalz e.V. (2006): *Sturzprophylaxe durch Bewegung*. Sie enthält u.a. zahlreiche Übungsvorschläge.

4.2.4 Reflexion

Sind mehrere Schulungseinheiten nötig, sollte am Ende eines jeden Termins eine kurze Reflexion erfolgen. Anhand des Dokumentationsbogens Schulungsverlauf (Beispiel Anhang B) kann die Zielerreichung fortlaufend kontrolliert und ggf. der Schulungsablauf oder die Inhalte an den Verlauf angepasst werden. Stichpunktartig sollten Erfolge und Schwierigkeiten festgehalten werden, die dann im weiteren Schulungsverlauf und im abschließenden Nachgespräch (4.3) noch einmal aufgegriffen werden. Wichtig ist es auch positive Aspekte zu formulieren und sie nicht etwa als selbstverständlich hinzunehmen, um besonders im Nachgespräch ein ausgewogenes Feedback, über das Erreichen der Schulungsziele hinaus, geben zu können. Der Adressat soll innerhalb der Reflexion zudem immer die Möglichkeit erhalten Wünsche, Verbesserungsvorschläge, Bedürfnisse etc. zu formulieren und so aktiv Einfluss auf die individuelle Ausgestaltung der Schulungseinheiten haben.

4.3 Nachgespräch

Nach der letzten Schulungseinheit sollte ein abschließendes Gespräch erfolgen. Je nach Umfang und Art der Schulungseinheiten kann es jedoch sinnvoll sein dieses erst 7-10 Tagen nach der letzten Schulungseinheit durchzuführen. Teilweise können erst zu diesem Zeitpunkt Aussagen über das Greifen verschiedener Maßnahmen (z.B. Kraft- und Balanceübungen, Medikamentenänderungen) bzw. ihre Integration in den Alltag (z.B. Gewöhnung an veränderte Bewegungsabläufe, den sachgerechten Gebrauch von Hilfsmitteln), getroffen werden.

Im Nachgespräch sollen die Erfahrungen nach der Mikroschulung und der Anwendung der verschiedenen mitgegebenen Materialien thematisiert werden und den Betroffenen und/oder Bezugspersonen noch einmal die Gelegenheit gegeben werden offene Fragen zu stellen und Informationen zu erhalten. In jedem Fall sollte eine offene, anerkennende, positive Atmosphäre herrschen.

Daneben sollte im Gespräch anhand der im Dokumentationsbogen Schulungsverlauf (Anhang B) formulierten konkreten Zielsetzungen und ggf. den Anmerkungen im Rahmen der Reflexionen überprüft werden, ob diese erreicht wurden. Wird sichtbar, dass die gesteckten Ziele nicht erreicht wurden, wird gemeinsam mit dem/den Adressaten überlegt, worin die Ursachen liegen könnten und ob es sinnvoll ist weitere Maßnahmen zu ergreifen und/oder weitere Personen (mit)einzubeziehen. Ein Grund (vorerst) keine weiteren Maßnahmen zu ergreifen wäre beispielsweise eine Veränderung der Mobilität (z.B. ist nach einem weiteren schweren Schlaganfall auf den Rollstuhl angewiesen und momentan nicht sturzgefährdet) oder eine Verschlechterung des Gesundheitszustandes, der eine Mikroschulung nicht möglich macht.

Wurde die Zielsetzung nicht erreicht und sollen weitere Interventionen folgen, kann dies beispielsweise Maßnahmen beinhalten wie

- Wiederholung, Ergänzung oder Vertiefung einzelner Schulungsinhalte in einer weiteren Schulungseinheit,
- Vermittlung weiterer/neuer Schulungsinhalte,

© Netzwerk Patienten- und Familienedukation in der Pflege e.V. 2014

- Gemeinsame Situationsanalyse vor Ort mit dem Patienten/Pflegebedürftigen und ggf. seiner Bezugsperson (Patienten-, Bewohnerzimmer, eigene Häuslichkeit),
- Vermittlung ergänzender professioneller Dienste wie Wohnberatung, Physiotherapie oder Sanitätsfachgeschäfte.

Zuletzt sollte der Hinweis erfolgen, dass bei einer Veränderung der Sturzsituation eine erneute Mikroschulung möglich ist. Dies bietet sich beispielsweise innerhalb einer stationären oder ambulanten Einrichtung der Altenhilfe oder in einem Patienten-Informations-Zentrum an. Den Abschluss des Nachgesprächs sollte eine kurze Evaluation bilden (5.).

5. Evaluation

Die Evaluation sollte ein fester Bestandteil jeder Mikroschulung sein, um das Konzept, die Inhalte und eigenen Kompetenzen überprüfen und ggf. anpassen zu können. Eine Auswertung der Evaluationsbögen sollte in der Implementierungsphase in kürzeren Abständen (1-2 Jahre) erfolgen, um das Angebot zu optimieren. Im späteren Verlauf ist eine Auswertung in größeren Zeitabständen (alle 2-3 Jahre) ausreichend.

Vor allem eine abschließende Evaluation im Rahmen des Nachgesprächs bietet sich an, da somit eine repräsentative Anzahl an Daten gewonnen wird. Ein postalischer Fragebogen zu einem späteren Zeitpunkt ermöglicht zwar wahrscheinlich weitergehende Einblicke, es ist jedoch mit einer geringeren Rücklaufquote zu rechnen. Es empfiehlt sich den Fragebogen gemeinsam mit dem sturzgefährdeten Menschen und/oder seiner Bezugsperson im Gespräch auszufüllen, um so Rückfragen zu ermöglichen. Für jede an der Mikroschulung teilnehmende Person sollte ein eigener Evaluationsbogen genutzt werden.

Das Beispiel eines Evaluationsbogens befindet sich in Anhang I. Dieser Bogen ist nicht ausreichend um Daten für eine umfassende Evaluation zu gewinnen, sondern bildet den abschließenden Erhebungspunkt. Des Weiteren können im Schulungsverlauf angelegte (und anonymisierte/durchnummerierte) Dokumentationsbögen für evaluative Zwecke genutzt werden, wie der Einschätzungsbogen im Rahmen des Orientierungsgesprächs (Anhang A) und der Dokumentationsbogen Schulungsverlauf (Anhang B). Werden keine weiteren bzw. für eine Evaluation nicht ausreichend Daten im Vorfeld gesammelt, sollte der (abschließende) Evaluationsbogen in jedem Fall umfangreicher gestaltet werden.

6. Fallbeispiele

Anhand der folgenden kurz umrissenen Fallbeispiele soll die individuell notwendige Handhabung dieses Mikroschulungskonzeptes verdeutlicht werden. Es wurden daher drei verschiedene Settings mit unterschiedlichen Problematiken und Ressourcen, aus denen sich unterschiedliche Interventionen ergeben, gewählt. In jedem Fallbeispiel werden andere Dokumentations- und Arbeitshilfen verwendet, der Einschätzungsbogen Orientierungsgespräch, der Dokumentationsbogen Schulungsverlauf und der Evaluationsbogen sind jedoch grundlegend.

Alle drei Fallbeispiele befassen sich mit, wenn teilweise auch sehr eingeschränkt, mobilen sturzgefährdeten Menschen. Dies stellt die größte Gruppe der Adressaten dar. Jedoch können auch ausschließlich ortsfixierte Personen dazu neigen aus dem Stuhl/Rollstuhl zu gleiten oder bettlägerige Menschen sturzgefährdet sein.

© Netzwerk Patienten- und Familienedukation in der Pflege e.V. 2014

Fallbeispiel 1

Setting: Krankenhaus
Adressat: Herr Müller
Problematik: Der 79-jährige Herr Müller stürzte bereits zweimal auf dem Weg vom Patientenzimmer zur Toilette. Im Gespräch stellt sich heraus, dass er die Toilette häufig nicht findet und dadurch unnötig lange Wegstrecken zurücklegt. Auch das vorherige Anziehen des Bademantels bereitet ihm aufgrund einer Rheumaerkrankung Schwierigkeiten, er benötigt dazu einige Zeit. Zudem nutzt er die vorhandenen Handläufe selten und traut sich nicht jemanden nach dem Weg zu fragen. Stattdessen bittet er häufiger um eine Urinflasche, um den Weg zur Toilette zu vermeiden, da er fürchtet, ein weiterer Sturz und seine Folgen könnten die Entlassung gefährden.
Ressourcen: Herr Müller ist gewillt möglichst selbständig zu bleiben und durch die bevorstehende Entlassung hochmotiviert. Er ist in körperlich guter, stabiler Verfassung.
Interventionen: Gemeinsam mit Herrn Müller wird der Weg abgeschritten. Dabei wird er angeleitet bewusst die Handläufe oder andere Haltepunkte zu nutzen. Fehlende Stützpunkte werden geschaffen (z.B. ein Stuhl), Stolperfallen beseitigt (z.B. loses Schuhwerk vor dem Bett), Damit Herr Müller direkt, wenn er ein Bedürfnis verspürt, zur Toilette kann, zieht er nach dem morgendlichen Waschen einen Hausanzug (Trainingsanzug) an, das Anziehen eines Bademantels beim Verlassen des Zimmers wird somit unnötig. Zudem wird Herrn Müller die Wichtigkeit der Mobilitätserhaltung zur Sturzvermeidung vermittelt und seine Furcht vor weiteren Stürzen thematisiert.
Arbeitshilfen: Einschätzungsbogen Orientierungsgespräch, Dokumentationsbogen Schulungsverlauf, Sturzanalyse, Evaluationsbogen.

Fallbeispiel 2

Setting: Häusliche Umgebung
Adressat: Frau Paul
Problematik: Die 76-jährige multimorbide Frau Paul stürzt in ihrer Wohnung zunehmend häufiger bzw. es kommt zu Beinahe-Stürzen. Vor allem seit die Symptome der Parkinson'sche Krankheit zunehmen, fühlt sie sich häufig unsicher bei Bewegungsabläufen wie dem Aufstehen, Loslaufen oder der Bewältigung kurzer Strecken. Ihre größte Angst ist es, aus der vertrauten Umgebung ausziehen zu müssen,
Ressourcen: Frau Paul macht sich bereits viele Gedanken, wie sie ihre häuslichen Wege sicherer gestalten kann. Feststehende Gegenstände, wie Schränke, Sessel etc. nutzt sie als Haltepunkte. Ideen anderer Menschen steht sie offen gegenüber. So nutzt sie beispielsweise einen Rollator, den ihre Nachbarin ihr leihweise zur Verfügung stellte.
Interventionen: Aufgrund einer genauen Risikofaktoren- und Ressourcenanalyse stellt sich heraus, dass die Sturzgefahr bei Frau Paul von verschiedenen Faktoren beeinflusst wird. Nach einer Wohnungsbegehung und genauen Sturzanalyse werden u.a. Griffe im Bad angebracht, die Medikamente überprüft und der verschreibende Arzt informiert. Ein Teppich der durch sein Muster Frau Paul erkrankungsbedingt zum Anhalten brachte wurde entfernt. Frau Paul wird zu allgemeinen Bewegungsübungen und speziellen Geh- und Aufstehübungen angeleitet. Zusätzlich erhält Frau Paul ein tragbares Notrufsystem mit dem sie nach einem Sturz Hilfe rufen kann. Der Rollator, der eher Stürze bei Frau Paul begünstigt, indem er wegrollt, wird durch einen Gehbock ersetzt, in dessen Anwendung Frau Paul eingewiesen wird.
Arbeitshilfen: Einschätzungsbogen Orientierungsgespräch, Dokumentationsbogen Schulungsverlauf, Gesprächshilfe Risikofaktoren, Risikofaktoren- und Ressourcenanalyse, Überblick möglicher Interventionen, Evaluationsbogen.

Mikroschulung Sturzvorbeugung
© Netzwerk Patienten- und Familienedukation in der Pflege e.V. 2014

Fallbeispiel 3

Setting:	Stationäre Einrichtung der Altenhilfe
Adressat:	Frau Hering
Einbezug:	Frau Meier (Tochter), Pflegepersonal (Wohnbereich II)
Problematik:	Die 87-jährige Frau Hering lebt erst seit wenigen Monaten in einer stationären Pflegeeinrichtung. In ihrer Wohnung bewegte sie sich regelmäßig, vor allem im Rahmen der Hausarbeit. Seit ihrem Einzug in der Einrichtung verbringt sie die meiste Zeit im Stuhl sitzend auf ihrem Zimmer oder im Gemeinschaftsraum und sieht fern. Inzwischen benötigt sie Hilfestellung beim Laufen, da sie sich kraftlos fühlt. Teilweise wird sie auch bei Ortswechseln im Rollstuhl gefahren. Zweimal stürzt sie fast, als ihre Tochter Frau Meier sie begleiteten. Die Kräfte in den Beinen versagten ihr. Frau Meier ist nun verunsichert, da sie große Mühe hatte Frau Hering nicht „fallenzulassen".
Ressourcen:	Frau Hering besitzt eine sehr gute Bewegungsfähigkeit und kann gut die Balance halten. Zudem bewegt sie sich gern, früher war sie sogar Mitglied einer Wandergruppe. Sie vertraut auf die Fähigkeiten der Personen, die ihr Hilfestellungen beim Gehen leisten und bekräftigt, dass sie nicht glaube zu stürzen, es sei ja immer alles gut gegangen.
Interventionen:	Frau Hering wird sensibilisiert, rechtzeitig auftretende Signale der körperlichen Schwäche zu bemerken. Um die nach dem Heimeinzug weniger genutzte Muskulatur zu kräftigen, werden Frau Hering verschiedene Kraftübungen gezeigt. Mittels verschiedener Broschüren sucht sie gemeinsam mit der anleitenden Pflegefachkraft Übungen aus, die an ihre Fähigkeiten angepasst sind und die ihr gefallen. Einmal in der Woche besucht sie zusätzlich die einrichtungsinterne Gymnastikgruppe, in der neben Balance- und Bewegungsübungen auch Kraftübungen durchgeführt werden. Die Tochter wird in der Begleitung Frau Herings beim Gehen geschult, sie lernt sie sicher zu führen, so dass sie Frau Hering bei plötzlicher Schwäche gut halten kann. Das Pflegepersonal läuft mit Frau Hering nun mehrmals täglich kürze Strecken (zum Essen, ins Zimmer, zur Toilette etc.), ist die Tochter zu Besuch übernimmt sie dies gern.
Arbeitshilfen:	Einschätzungsbogen Orientierungsgespräch, Broschüren (Kraftübungen), Dokumentationsbogen Schulungsverlauf, Evaluationsbogen (jeweils einen für Frau Hering und ihre Tochter)

Zum letzten Fallbeispiel finden Sie in Anhang J einen beispielhaft ausgefüllten Einschätzungsbogen Orientierungsgespräch und einen Dokumentationsbogen Schulungsverlauf.
Weitere ausführliche Beispiele finden Sie u.a. in Pierobon, A.; Funk, M. (2007): Sturzprävention bei älteren Menschen. Mit DVD. Stuttgart: Thieme

7. Literatur/Filme

Literatur (Auswahl)

Becker C, Kron M, Lindemann U, Sturm E, Eichner B, Walter-Jung B, Nikolaus T (2003): *Effectiveness of a multifaceted interventions on falls in nursing home residents*. J Am Geriatr Soc 51: 306-313

Becker C, Loy S, Sanders S, Nikolaus T, Rissmann U, Kron M (2005): *An algorithm to screen long-term care residents at risk for accidental falls.* Aging clinical and Experimental Research 2005; 17: 186-192

Becker C, Lindemann U, Rißmann U, Warnke A (2006): *Sturzprophylaxe*. 2. Auflage. Hannover: Vincentz

Deutsche Gesellschaft für Allgemeinmedizin (DEGAM) (2004): Leitlinie Nr.4. *Ältere Sturzpatienten*. Düsseldorf: Omikron

Mikroschulung Sturzvorbeugung
© Netzwerk Patienten- und Familienedukation in der Pflege e.V. 2014

Deutscher Turnerbund (2012): *Sturzprophylaxe Training*. Aachen: Meyer & Meyer Verlag

Deutsches Netzwerk für Qualitätssicherung in der Pflege (2006): *Expertenstandard Sturzprophylaxe in der Pflege*. Osnabrück

Deutsches Netzwerk für Qualitätssicherung in der Pflege (2013): *Expertenstandard Sturzprophylaxe in der Pflege*, 1. Aktualisierung. Osnabrück

Fillibeck H (2006): *Sturzprophylaxe nach dem Expertenstandard – Risiken aus dem Weg räumen*. Forum Sozialstation 134 (3): 44-47

Freiberger E, Schöne D (2009): *Sturzprophylaxe im Alter: Grundlagen und Module zur Planung von Kursen*. Köln: Deutscher Ärzte Verlag

Gemidas-QM (2005): *Beste Praxis Sturz. Version 5.0.* (Kostenlos im Internet unter www.gemidas-qm.net) (richtet sich explizit an geriatrische Patienten bei einem stationären Aufenthalt)

Georg J. (2005): *Alte Menschen, die das Stürzen fürchten; Pflegeassessment, -diagnose und -interventionen*. Nova (9): 11-13

Gillespie LD; Gillespie WJ; Robertson MC; Lamb SE; Cumming RG; Rowe BH (2003): *Interventions for preveting falls in elderly people*. Cochrane Review. The Cochrane Library, Issue 2. Oxford: Update Software Ltd.

Gillespie LD, Robertson MC, Gillespie WJ, Lamb SE, Gates S, Cumming RG, Rowe BH (2009): *Interventions for preventing falls in older people living in the community*. Cochrane Database Syst Rev. 2009 Apr 15;(2):CD00714 6. Review.

Gläser SA (2009) : *Sturzprophylaxe: Ein Ratgeber für ältere Menschen, Angehörige und Pflegende* Idstein: Schulz-Kirchner Verlag (Beschäftigt sich vor allem mit der physiotherapeutischen Sicht, d.h. Bewegungsübungen und Umfeldgestaltung).

Gostynski M, Ajdacic-Gross V, Heusser-Gretler R. (2001): *Demenz, Depressionen und Aktivitäten des täglichen Lebens als Risikofaktoren von Stürzen von Betagten*. Sozial- und Präventivmedizin 46 (2): 123-130

Haines TP, Bennell KL, Osborne RH, Hill KD (2004): *Effectiveness of targeted falls prevention programme in subacute hospital setting: randomised controlles trial*. British Medical Journal 2004: 328:676-679

Jansenberger H (2012): *Sturzprävention in Therapie und Training*. Stuttgart: Thieme

Kamphausen U (2005): *Prophylaxen in der Pflege*. Stuttgart: Thieme

Kellnhauser E, Schewior-Popp S, Sitzmann F (2012): *Thiemes Pflege*. 12. aktualisierte und erweiterte Auflage. Stuttgart: Thieme

Menche, N. (Hrsg.; 2011): *Pflege heute*. 5. Auflage. München: Urban und Fischer

Meyer G, Schlömer G, Warnke A (2004): *Sturz- und Frakturprävention in der Altenhilfe. Evidenzbasierte pflegerische Versorgung im Pflegealltag*. Stuttgart: Kohlhammer

o.N. (2004): *Im Gespräch mit Clemens Becker – Mobilität ist kein Selbstzweck. Bewegungsförderung bei alten Menschen*. Pflegezeitschrift 57 (11)

Parker MJ, Gillespie LD, Gillespie WJ (2006): *Effectiveness of hip protectors for preventing hip fractures in elderly people: systematic review*. BMJ 332: 571-574

Pierobon A, Funk M (2007): *Sturzprävention bei älteren Menschen*. Mit DVD. Stuttgart: Thieme

Schwendimann R (2000): *Sturzprävention im Akutspital. Eine Literaturübersicht.* Pflege 13 (3): 169-179

Sorger M (2013): *Sturzprophylaxe bei älteren Menschen: Bedeutung für Pflegende in der Langzeitpflege.* Hamburg: Diplomica Verlag

Tideiksaar R (2008): *Stürze und Sturzprävention für PflegeassistentInnen.* Bern: Huber

Tideiksaar R (2008): *Stürze und Sturzprävention. Assessment – Prävention – Management.* 2. Auflage. Bern: Huber

Tinetti ME (2003): *Preventing falls in elderly persons.* NEJM 348: 42-49

WHO (Hrsg. 2004): *What are the main risk factors for falls amongst older people and what are the most effective interventions to prevent these falls?* Health Evidence Network (HEN)

WHO (2007): *Global Reports on Falls in Older Age.* Internetressource unter www.who.int/ageing/projects/falls_prevention_older_age/en/

Zegelin A (2005): *Der Prozess des Bettlägerigwerdens.* Bern: Hans Huber

Ziganek-Soehlke F (2008): *STUBS – Sturzprophylaxe durch Bewegungsschulung.* München: Pflaum

> Ausführliche Literaturhinweise sind zudem dem Expertenstandard Sturzprophylaxe zu entnehmen.

Broschürenauswahl (kostenfrei)

> Die hier aufgelisteten Broschüren richten sich mit unterschiedlichen Inhalten und Umfang an unterschiedliche Zielgruppen. Nicht immer geht dies aus dem Titel hervor. Daher wird in der folgenden Auflistung am Ende in Klammern ggf. Besonderheiten erwähnt. Einige Broschüren werden nur noch als Download angeboten.
> Beachten Sie darüber hinaus, dass die meisten der Broschüren noch nicht dem aktuellen Expertenstandard des DNQP entsprechen, und daher ggf. nur eingeschränkt nutzbar sind (betrifft alle Broschüren vor 2013). Aufgrund mangelnder Alternativen werden Sie jedoch hier weiter aufgeführt.

Aktion das sichere Haus, Gesamtverband der Deutschen Versicherungswirtschaft e.V. (Stand Winter 2012/2013): *Sicher leben auch im Alter. Sturzunfälle sind vermeidbar.* Zu beziehen unter www.das-sichere-haus.de (richtet sich vor allem an Menschen die selbständig leben und ihre Angehörigen)

Arbeiter Samariter Bund (ASB o.J.): *Standhaft bleiben – Stürzen im Alter vorbeugen.* Zu bestellen unter publikationen@asb.de oder beim Publikationsversand des ASB, Sülzburgerstr. 140, 50937 Köln

Ärztekammer Nordrhein (Hrsg.; 2006): *Gesund und mobil im Alter. Förderung von Sicherheit, Selbständigkeit und Mobilität – Prävention von Sturz und sturzbedingter Verletzung.* Zu beziehen unter www.aekno.de

Barmer GEK (2012): *Wie vermeide ich Stürze?* (www.barmer-gek.de)

Barmer GEK (o.J.): *Wohnraumanpassung – Wer trägt die Kosten?* (www.barmer-gek.de)

Bayerisches Rotes Kreuz (o.J.): *Sturzprophylaxe – Einflussfaktoren und Maßnahmen.* Internetressource unter www.brk-ostallgaeu.de/cms/upload/Flyer_Prospekte/Prophylaxe-Sturz_Web.pdf

DEGAM (2004): *Ältere Sturzpatienten. Informationen für ältere Menschen und ihre Angehörigen.* Patienteninformation 4. (Internetressource: www.degam.de/leitlinien/sturz_patinfo.pdf)

Der paritätische Wohlfahrtsverband Berlin (o.J.): *Sturzrisiken älterer Menschen.* Internetressource unter www.paritaet-alsopfleg.de/downloads/Pfleg/Arbeitshilfen/Anlage_Sturz-Brosch.pdf

Herzzentrum Bad Krozingen (o.J.): *Stürze lassen sich vermeiden!* Kontakt über das Patienten-Informations-Zentrum piz@herzzentrum.de (Flyer der sich explizit an PatientInnen im Krankenhaus richtet)

Institut für Qualität und Wirtschaftlichkeit im Gesundheitswesen IQWiG (2013): *Vorbeugung: Wie kann man ältere Menschen vor Stürzen schützen?* (Merkblatt zum Ausdrucken unter www.gesundheitsinformation.de)

Landeszentrale für Gesundheitsförderung in Rheinland-Pfalz e.V. (2010): *Sturzprophylaxe durch Bewegung.* Materialien zur Gesundheitsförderung, LZG Schriftenreihe Nr.121. Zu beziehen unter www.lzg-rlp.de oder Download unter www.lzg-rlp.de/fileadmin/pdf/Sturzprophylaxe2010.pdf. Auf der Seite der Landeszentrale können auch zahlreiche weitere Broschüren bestellt und heruntergeladen werden, die sich mit Bewegung im Alter beschäftigen, beispielweise auch bei Menschen mit Demenz

PIZ am Krankenhaus der barmherzigen Brüder Trier (2012): *Vermeidung von Stürzen im Krankenhaus.* Unter www.bk-trier.de

PIZ am Krankenhaus der barmherzigen Brüder Trier (2009): *Vermeidung von Stürzen. Informationen für Patienten, Angehörige und Interessierte.* Unter www.bk-trier.de

Verein „Ein Schritt ins Alter" (2005): *Mobil sein – dabei sein! Sicher mit dem Rad unterwegs.* (Österreich) Zu beziehen unter www.zgb.at

Verein „Ein Schritt ins Alter" (2005): *Mobil sein – dabei sein! Sicher zu Fuß unterwegs.* (Österreich) Zu beziehen unter www.zgb.at

Zentrum für Generationen und Barrierefreiheit (2007): *Mobil sein – dabei sein. Sicher mit dem Bus fahren. Tipps für ältere Busfahrgäste.* (Österreich) Zu beziehen unter www.zgb.at

Zentrum für Generationen und Barrierefreiheit (2007): *Sturzprophylaxe. Mobil sein – dabei sein. Vorsicht Sturzgefahr!!!.* (Österreich) Zu beziehen unter www.zgb.at

Gegen eine geringe Schutzgebühr ist des Weiteren folgende Broschüre erhältlich:
Ärztekammer Nordrhein, Universität Bremen, Universität Hamburg (Hrsg.; 2007): *Stürze und ihre Folgen: Risiko erkennen und vermeiden. Eine wissensbasierte Information für ältere Menschen.* Zu beziehen unter www.aekno.de

Filme

Asmussen-Clausen M (2006): *Fortbewegen statt Heben.* DVD. Frankfurt am Main: Mabuse Verlag

Filmhaus Wiesbaden GmbH (2007): *Sturz-Präventions-Schule*, Stürze vermeiden - Sturzfolgen minimieren, DVD

Im **Internet** gibt es weitere zahlreiche Informationen zur Sturzvorbeugung wie
- die regelmäßig aktualisierte Schrift des Instituts für Qualität und Wirtschaftlichkeit im Gesundheitswesen *„Was ältere Menschen tun können, um Stürzen vorzubeugen"* (www.gesundheitsinformation.de sowie www.iqwig.de)
- die Initiative verschiedener Experten „Aktiv in jedem Alter", die neben Informationen auch Anleitungen, Broschüren z.B. zum Krafttraining und andere Materialien sowie Internethinweise für Professionelle bereitstellt (www.aktivinjedemalter.de)
- Informationen über Bewegung mittels kinästhetischen Prinzipien finden Sie unter www.kinaesthetics.de, viele praktische Beispiele in Videoform, insbesondere für pflegende Angehörige sind zu finden unter www.wir-pflegen-zuhause.de
-

Mikroschulung Sturzvorbeugung
© Netzwerk Patienten- und Familienedukation in der Pflege e.V. 2014

6. Anhang

A. Einschätzungsbogen Orientierungsgespräch

Adressat:	**Alter:**	**Anleitende(r):**	**Datum:**
Persönliche schulungsrelevante Daten (Beruf, Hobbys, gesellschaftliche Aktivitäten etc.):		**Lernmotivation, -fähigkeiten, -einschränkungen:**	
Erkrankungen:		**Medikamente:**	
Einbezug von Bezugspersonen (wer, ggf. in welcher Form):			

Umfeld momentan:

Krankenhaus ☐ Pflegeeinrichtung ☐ Eigene Häuslichkeit ☐ Anders ____________

Ggf. Umfeld zukünftig:

Pflegeeinrichtung ☐ Eigene Häuslichkeit ☐ Anders ____________

Bemerkungen (z.B. Etage, Barrierefreiheit, Aufzug):

Mobilität:

mobil ☐ größtenteils mobil ☐ eingeschränkt mobil ☐ sehr eingeschränkt mobil ☐

größtenteils ortsfixiert ☐ größtenteils bettlägerig ☐

Fortbewegung (wie, womit?):

Bemerkungen:

Mikroschulung Sturzvorbeugung
© Netzwerk Patienten- und Familienedukation in der Pflege e.V. 2014

Sturzerfahrungen:

Stürze, in den letzten 6 Monaten: Ja ☐, _____ Mal Nein ☐

„Beinahe-Stürze" in den letzten 4 Wochen: Ja ☐, _____ Mal Nein ☐

Bemerkungen (Setting, Ursachen, Hergang):

Ängste und/oder Einschränkungen aufgrund der Sturzerfahrungen

Ja sehr ☐ Ja ☐ Ja, ein wenig ☐ Nein ☐

Wenn ja, in welchen Bereichen, in welcher Form:

Individuelle Risiko- und Einflussfaktoren:	**Individuelle Ressourcen:**

Vorkenntnisse, Erfahrungen, Maßnahmen im Bereich Sturzvorbeugung:

Erhoffte Hilfen:

Mikroschulung Sturzvorbeugung
© Netzwerk Patienten- und Familienedukation in der Pflege e.V. 2014

B. Dokumentationsbogen Schulungsverlauf

Name:

	Datum/Uhrzeit	Schulungsziel(e)	Schulungsinhalte/Interventionen	Notizen/Reflexion	Zielerreichung Datum Nachgespräch:
1					
2					
3					
4					

Mikroschulung Sturzvorbeugung
© Netzwerk Patienten- und Familienedukation in der Pflege e.V. 2014

C. Gesprächshilfe Risikofaktoren

1. Stürze in der jüngeren Vorgeschichte (Sturzanamnese)

2. Beeinträchtigung sensomotorischer Fähigkeiten und/oder der Balance

   2.1 Erkrankungen, die mit einer veränderten Mobilität, Motorik und/oder Sensibilität eingehen (z.B. Multiple Sklerose, Parkinson'sche Erkrankung, Apoplexie, Polyneuropathien, Osteoathritis, Krebserkrankungen, andere chronische Erkrankungen, schlechter Allgemeinzustand)
   2.2 Probleme mit der Körperbalance dem/Gleichgewicht (z.B. erkrankungsbedingt, verlangsamtes Reaktionsvermögen, eingeschränkte Beweglichkeit, Sturzängste)
   2.3 Probleme bei der Nutzung von Hilfsmitteln (insbesondere Gehhilfen)

3. Beeinträchtigung funktioneller Fähigkeiten
   insbesondere Gangveränderungen (z.B. Gangaufnahmeschwierigkeiten, Schrittasymetrie, ungleichmäßiges Gangbild), eine eingeschränkte Bewegungsfähigkeit, körperliche Schwäche, Abweichung von gewohnten Abläufen

4. Kognitive Beeinträchtigungen oder Veränderung der Stimmung (akut und/oder chronisch) (z.B. Demenz, Depression, Delir)

5. Psychische Faktoren
   (z.B. Sturzangst oder Depression)

6. Kontinenzprobleme
   (z.B. Dranginkontinenz, Nykturie, Probleme beim Toilettengang)

7. Erhöhte Belastung durch Erkrankungen oder Gesundheitsstörungen (Mehrfacherkrankte) (z.B. Anämien, Nierenerkrankungen, Lungenerkrankungen, Lebererkrankungen, Hypotonie und Diabetes mellitus)

8. Erkrankungen die mit verringerter Aufmerksamkeit, Kraftlosigkeit infolge körperlicher Schwächung, vorrübergehende Verwirrtheit (z.B. bei Leber- oder Nierenerkrankungen), kurzzeitiger Bewusstlosigkeit (z.B. Epilepsie) oder Schwindel einhergehen.

9. Medikamente
   9.1 Psychotrope Medikamente insbesondere Antidepressiva, sedierende und angstlösende Medikamente, Antihypertensiva
   9.2 Einnahme mehrerer Medikamente (Wechselwirkungen!)

Ggf. zusätzliche begünstigende Faktoren:

10. Freiheitsentziehenden Maßnahmen die Bewegungen behindern und/oder durch „Ruhigstellung" zu einem Abbau der Beweglichkeit, Kräfte etc. führen

11. Gefahren in der Umgebung

    11.1 Innerhalb von Räumen und Gebäuden (z.B. schlechte Beleuchtung, steile Treppen, mangelnde Haltemöglichkeiten, glatte Böden, Stolpergefahren wie Teppichkanten, herumliegende Gegenstände, Haustiere)
    11.2 Außerhalb von Räumen und Gebäuden (z.B. unebene Gehwege und Straßen, mangelnde Sicherheitsausstattung wie fehlende Haltemöglichkeiten und schlechte Beleuchtung, Wetterverhältnisse wie Glatteis, Schnee)

12. Schuhe und Kleidung

13. Sehprobleme wie Gesichtsfeldeinschränkungen, kürzlich Anpassung der Sehhilfe

DNQP (2006/2013): Expertenstandard Sturzprophylaxe in der Pflege

Mikroschulung Sturzvorbeugung
© Netzwerk Patienten- und Familienedukation in der Pflege e.V. 2014

D. Sturzanalyse

1. Ort und Zeit: Wann und wo ist es passiert?
(sturzauslösende/-begünstigende umgebungsbedingte Faktoren)

2. Sturzhergang: Wie und wobei ist es passiert?
(sturzauslösende/-begünstigende Faktoren bezüglich Verhaltensweisen)

3. Zustand vor dem Sturz: Welche Risikofaktoren bestanden/bestehen?
(körperlicher, psychischer Zustand, Medikamentenumstellung etc.)

4. Sturzmaßnahmen: Welche Maßnahmen wurden eingeleitet?
(diagnostische, therapeutische, präventive Maßnahmen etc.)

5. Sturzfolgen: Entstanden physische oder physische Folgen?
(Verletzungen, Sturzfurcht, Bewegungseinschränkungen etc.)

6. Reflexion bei häufigeren Stürzen oder Beinahestürzen: Gibt es Parallelen/Zusammenhänge?

7. Planung von Interventionen: Wie könnten zukünftige Stürze verhindert werden?

In Anlehnung an den Expertenstandard Sturzprophylaxe in der Pflege des DNQP 2006

© Netzwerk Patienten- und Familienedukation in der Pflege e.V. 2014

E. Risikofaktoren und Ressourcenanalyse

Name:		Datum:
Risikofaktoren	**Ressourcen**	**Interventionen**
Bemerkungen:		

Mikroschulung Sturzvorbeugung
© Netzwerk Patienten- und Familienedukation in der Pflege e.V. 2014

F. Überblick möglicher Interventionen

Inhalte empfohlener **Interventionsprogramme** ...

... für zu Hause lebenden Personen
- Durchführung eines Gehtrainings
- Beratung/Instruktion bezüglich Gehhilfen
- Überprüfung/Anpassung der Medikamente
- Durchführung von Trainingsprogrammen/Gleichgewichtstraining
- Behandlung orthostatischer Störungen
- Gefahrenquellen in der Umgebung erkennen und modifizieren
- Behandlung kardiovaskulärer Störungen/Arrhythmien

... in stationären Einrichtungen
- Fort- und Weiterbildungsmaßnahmen für Pflege- und Betreuungspersonal
- Gehtraining und Beratung bezüglich Gehhilfen
- Überprüfung/Anpassung der Medikation

American Geriatric Society, British Geriatric Society and American Orthopaedic Surgeons Panel on Falls Prevention (2001): Guideline for the Prevention of Falls in Older Persons. J Am Geriatrics Soc; 49:664-72. Zitiert in DNQP 2006

Einzelinterventionen und Hilfsmittel

- Motorisches Training
  wie Balance- und Kraftübungen, Gleichgewichts- und Gangtraining, Muskelerhaltungs- und Aufbautraining
- Überprüfung und Anpassung der Umgebung
  wie Anpassung der Beleuchtung, Schaffung von Haltemöglichkeiten (Handläufe, Griffe, Möbel etc.), Beseitigung von Stolperfallen, rutschfeste/ebene Böden, Toilettensitzerhöhung
- Überprüfung und Anpassung der Medikation
  - insbesondere psychotrope Medikamente (Antidepressiva, Neuroleptika, Sedativa/Hypnotika, Benzodiazepine), Antihypertensiva
  - Überprüfung der Medikamente auf Nebenwirkungen die das Sturzrisiko begünstigen, ggf. Information an den verschreibenden Arzt und Anpassung der Medikation
  - Überprüfung von Wechselwirkungen bei der Einnahme mehrerer Medikamente, ggf. Information an den verschreibenden Arzt und Anpassung der Medikation
- Überprüfung freiheitseinschränkender Maßnahmen auf Notwendigkeit, ggf. Änderung

Einzelinterventionen ohne bzw. mit nicht ausrechend erwiesenem Nutzen
- Anpassung der Ernährung
  wie ausreichende Kalorienzufuhr, ausreichende Flüssigkeitszufuhr zur Vermeidung körperlicher Schwäche
- Anpassung von Sehhilfen (eine neue Sehhilfe kann das Sturzrisiko jedoch auch erhöhen!)
- Einsatz von Niedrigbetten zur Verminderung von Sturzfolgen
- Auswahl der Schuhe/Strümpfe
  nach Kriterien wie Schafthöhe, Rutschfestigkeit
- Sachgerechter Einsatz von Hilfsmitteln, ggf. Reparatur oder Einweisung
- Einsatz von Hüftprotektoren zur Verminderung von Sturzfolgen

Zusammengefasst aus DNQP (2013): Expertenstandard Sturzprophylaxe in der Pflege. 1. Aktualisierung

Beachten Sie darüber hinaus weitere individuelle Risikofaktoren, die beeinflussbar sind!

Mikroschulung Sturzvorbeugung
© Netzwerk Patienten- und Familienedukation in der Pflege e.V. 2014

G Informationsleitfaden Verhalten nach einem Sturz

Ein angemessenes Verhalten nach einem Sturz trägt dazu bei, aus dem Sturzerlebnis resultierende Ängste zu vermeiden.

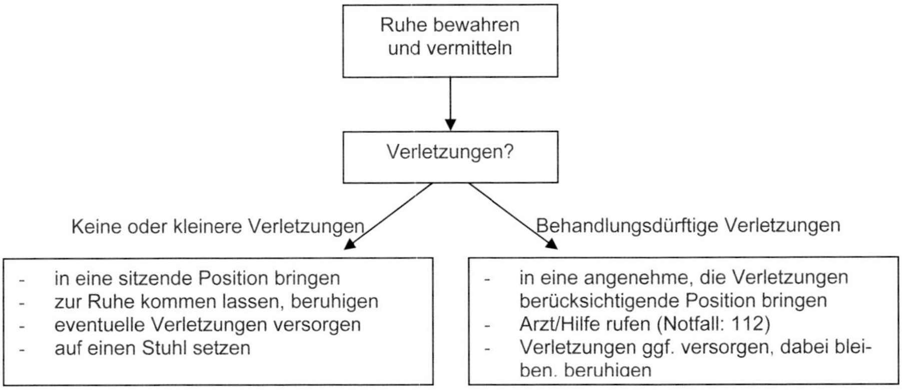

1. Das wichtigste ist zunächst Ruhe zu bewahren und dies dem Gefallenen verbal und nonverbal zu vermitteln. Bevor hektisch Maßnahmen getroffen werden, sollte man sich dem Gefallenen zuwenden und ihn ggf. beruhigen oder trösten.

2. Feststellen ob der Sturz Verletzungen nach sich gezogen hat. Den Gestürzten wenn möglich fragen, auf Schmerzsignale achten, vorsichtig die Gliedmaßen bewegen lassen, nach offensichtlichen Verletzungen schauen (z.B. Schürfwunden.)

   Keine oder kleinere Verletzungen:
   Den Gefallenen in eine sitzende Position bringen. Normalität schaffen (den Schreck überwinden und durchatmen lassen, ein Glas Wasser reichen etc.) Erst wenn der Gefallene bereit ist, ihm beim Aufstehen helfen.[1] Achtung: Niemals hochzerren, ggf. Hilfe (Freunde, Nachbarn etc.) holen! Beim Aufstehen die Eigenbewegung des Gefallenen unterstützen, Hilfsmittel in Greifnähe stellen. Auch wenn keine Folgen sichtbar sind, in den folgenden Tagen auf Sturzfolgen achten (Übelkeit, Erbrechen, Kopfschmerzen, als Zeichen einer Gehirnerschütterung; Schmerzen, die durch den „Schock" über den Sturz erst verzögert wahrgenommen werden).

   Bei oberflächlichen Wunden (Schürfwunden etc.) oder leichten Prellungen/Hämatome kann wie oben angegeben verfahren werden, der Ablauf kann jedoch individuell variieren, ggf. sollte erst die Wunde versorgt werden bzw. die Prellung gekühlt. Für einen Menschen ist es wichtig als erstes wieder vom Boden auf einen Stuhl zu gelangen, ein anderer möchte zunächst seine Wunde versorgt wissen, ein Dritter benötigt erst noch etwas Zeit um sich zu beruhigen.

   Behandlungsbedürftige Verletzungen:
   Bei Verletzungen einzelner Gliedmaßen oder Verletzungen die einer medizinischen Behandlung bedürfen sollte umgehend Hilfe gerufen werden (ambulanter Pflegedienst, Hausnotruf, Hausarzt, Krankenwagen, Bereitschaftsarzt etc.) Je nach Schwere und Art der Verletzung sollte der Gefallene jedoch zuvor in eine für ihn angenehme Lage gebracht (in aufrechte Position, Kopf unterstützen, kleine Lagekorrekturen) und weitere Hilfen (z.B. Decke, Eisbeutel) angeboten werden.

[1] Hier bietet beispielsweise die Kinästhetik vielfältige individuelle Möglichkeiten, lassen Sie sich von einem/einer Pflegekundigen beraten!

Mikroschulung Sturzvorbeugung
© Netzwerk Patienten- und Familienedukation in der Pflege e.V. 2014

H Leitfaden Broschürenbewertung

Die folgenden Aspekte und Fragen helfen Broschüren strukturiert bewerten und einordnen zu können, um gezielt den Informationsbedarf des Adressaten zu erreichen.

1. **Zielgruppe und Zielsetzung**
   An welche Zielgruppe (Angehörige, PatientInnen, professionell Pflegende, ethnische Gruppen, Sehbehinderte etc.) richtet sich die Broschüre?
   Sind die Informationen zielgruppenspezifisch ausgerichtet?
   Werden die Ziele und die Zielgruppe erreicht?

2. **Alltagsbezug und -relevanz**
   Beinhaltet die Broschüre vorwiegend medizinische Informationen oder bezieht sie sich auf alltagsrelevante Informationen (Umgang im Alltag, Verhaltensweisen etc.)?
   Wird der Betroffene direkt angesprochen („Sie")?

3. **Positive und angemessene Ansprache**
   Sind die Inhalte positiv ausgerichtet und unterstützen sie eine positive Herangehensweise/Bewältigung?
   Sind die Sprache und ggf. Bilder angemessen (nicht diskriminierend, erschreckend, ins Lächerliche ziehend etc.)?

4. **Informationsgehalt**
   Welcher Informationsbedarf wird bedient?
   Treffen die Informationen den Punkt oder wird der Leser mit Informationen „überschüttet"?
   Wird das gewählte Thema/der gewählte Aspekt vollständig beschrieben?
   Sind die Informationen neutral (z.B. Finanzierung, Autoren)?

5. **Gestaltung und Layout**
   Ist der Umfang begrenzt oder verführt er zum „Überfliegen"?
   Ist die Schriftgröße auch mit Seheinschränkungen gut lesbar (12-14pt Schrift, evtl. fett gedruckt)?
   Ist der Druck kontrastreich?
   Sind das Layout und die Kapitelgliederungen übersichtlich?
   Sind die Gestaltungselemente (Text, Bilder, Tabellen) ausgewogen?
   Sind die Abbildungen/Tabellen auf Thema bezogen und werden sie ggf. erklärt?

6. **Verständlichkeit und Sprache**
   Wird Alltagssprache benutzt und werden Fremdwörter vermieden?
   Werden genannte Fachbegriffe erklärt?
   Werden die Sachverhalte einfach erklärt?
   Gibt es einen „roten Faden" der dem Gedankengang des Nutzers folgt?

7. **Neuzeitliches Wissen**
   Entspricht der Inhalt dem aktuellen Wissensstand?
   Werden Quellen, Literatur etc. angegeben?

8. **Weiterführende Hinweise**
   Werden weiterführende Adressen, Broschüren, Bücher, Videos/DVD etc. empfohlen?

In Anlehnung an einen Auszug aus dem Studienbrief „Patientenedukation 2" des Fernlehrgangs Patientenedukation der Universität Witten/Herdecke (Autorin: Dr. Angelika Zegelin) sowie den Beurteilungskriterien für Bücher und Informationsbroschüren in Patienteninformationszentren (PIZ) aus dem Buch „Patienteninformationszentren als pflegerisches Handlungsfeld. Aufbau und Gestaltung" (Zegelin A. (Hrsg.) 2007, Schlütersche).

26

© Netzwerk Patienten- und Familienedukation in der Pflege e.V. 2014

I Fragebogen Evaluation

1. In welchen Bereichen konnten Sie Hilfe erfahren, haben etwas dazu gelernt? Wo sind Sie aufmerksamer geworden?

....

....

....

....

....

....

....

2. Entsprachen die Inhalte Ihren Bedürfnissen?

☐ Ja ☐ Ja, zum überwiegenden Teil ☐ Nein, eher nicht ☐ Nein, überhaupt nicht

3. War die Vermittlung der Inhalte für Sie angemessen?

☐ Ja ☐ Ja, zum überwiegenden Teil ☐ Nein, eher nicht ☐ Nein, überhaupt nicht

4. War das Tempo der Schulung für Sie angemessen?

☐ Ja ☐ Ja, zum überwiegenden Teil ☐ Nein, eher nicht ☐ Nein, überhaupt nicht

5. Wurden alle Ihre Fragen ausreichend beantwortet?

☐ Ja ☐ Ja, zum überwiegenden Teil ☐ Nein, eher nicht ☐ Nein, überhaupt nicht

6. Haben Sie Checklisten, Broschüren oder andere Informationsmaterialien erhalten?

☐ Ja ☐ Nein

Wenn ja, waren diese für Sie hilfreich?

☐ Ja ☐ Ja, zum überwiegenden Teil ☐ Nein, eher nicht ☐ Nein, überhaupt nicht

....

....

....

....

....

....

....

....

Ergänzungen zu Frage 2-6

7. Gibt es weitere Anmerkungen (Lob, Kritikpunkte, Verbesserungsvorschläge, Hinweise)?

....

....

....

....

....

....

....

....

Mikroschulung Sturzvorbeugung
© Netzwerk Patienten- und Familienedukation in der Pflege e.V. 2014

J. Dokumentationsbögen zum Fallbeispiel 3
Einschätzungsbogen Orientierungsgespräch

Adressat:	Alter:	Anleitende(r):	Datum:
Gerda Hering	87	Christel Vogel	07.07.2008

Persönliche schulungsrelevante Daten (Beruf, Hobbys, gesellschaftliche Aktivitäten etc.):	**Lernmotivation, -fähigkeiten, -einschränkungen:**
War früher in einer Wandergruppe	Motiviert, keine schulungsrelevanten Einschränkungen
Erkrankungen:	**Medikamente:**
Diabetes mellitus Typ 2 (gut eingestellt) Herzinsuffizienz (unauffällig)	nicht schulungsrelevant

Einbezug von Bezugspersonen (wer, ggf. in welcher Form):

Direkter Einbezug Gisela Meier (Tochter)
Weitergabe der Informationen an das Pflegepersonal (Wohnbereich II)

Umfeld momentan:

Krankenhaus ☐ Pflegeeinrichtung ☒ Eigene Häuslichkeit ☐ Anders ____________

Ggf. Umfeld zukünftig:

Pflegeeinrichtung ☐ Eigene Häuslichkeit ☐ Anders ____________

Bemerkungen (z.B. Etage, Barrierefreiheit, Aufzug):

Mobilität:

mobil ☐ größtenteils mobil ☐ eingeschränkt mobil ☐ sehr eingeschränkt mobil ☒

größtenteils ortsfixiert ☐ größtenteils bettlägerig ☐

Fortbewegung (wie, womit?):

Frau H. läuft z.T. kurze Strecken mit Hilfestellung durch eine Person und unter Nutzung der Handläufe/Haltepunkte. Zunehmend wird auch ein Rollstuhl für die Transfers genutzt, wenn sie sich „wackelig auf den Beinen" und „kraftlos" fühlt.

Bemerkungen:

Frau H. lebte bis vor 4 Monaten zu Hause. Dort organisierte sie den Haushalt größtenteils selbst und bewegte sich dadurch viel. Dies sei ihr zwar immer schwerer gefallen, aber sie habe es gern getan. Seit ihrem Umzug verbringt sie den Tag nun meist im Zimmer oder Aufenthaltsraum sitzend und sieht fern.

© Netzwerk Patienten- und Familienedukation in der Pflege e.V. 2014

Sturzerfahrungen:

Stürze, in den letzten 6 Monaten: Ja ☐, ____ Mal Nein ☒

„Beinahe-Stürze" in den letzten 4 Wochen: Ja ☒ 2 Mal Nein ☐

Bemerkungen (Setting, Ursachen, Hergang):

Beide Beinahe-Stürze in Begleitung der Tochter, die Mutter sei plötzlich „weggesackt". Sie habe die Mutter am rechten Arm geführt und kaum halten können. Frau H. sagt, dass sie keine Kraft mehr in den Beinen verspürte, aber glaubte, „es noch zu schaffen". Ein Beinahe-Sturz geschah, als die Tochter zwecks eines Toilettengangs die Badezimmertür öffnen wollte und einmal, als sie der Mutter einen Stuhl im Aufenthaltsraum zum Setzen zurechtrücken wollte.

Ängste und/oder Einschränkungen aufgrund der Sturzerfahrungen

Ja sehr ☐ Ja ☐ Ja, ein wenig ☐ Nein ☒

Wenn ja, in welchen Bereichen, in welcher Form:

Anmerkung: Frau M. formuliert Ängste und Unsicherheit, die Mutter weiterhin zu begleiten, da beide Beinahe-Stürze in ihrer Gegenwart geschahen. Frau H. fühlt sich dagegen sicher, wenn ihre Tochter ihr Hilfestellungen leistet.

Individuelle Risiko- und Einflussfaktoren:	**Individuelle Ressourcen:**
Abnehmende Muskelkraft durch zunehmende Immobilität Diabetes (bisher jedoch keine Hypoglykämien) Überschätzung der eigenen Kräfte	Gute Balance- und Bewegungsfähigkeit, Freude an der Bewegung Vertrauen in Hilfspersonen/keine Ängste

Vorkenntnisse, Erfahrungen, Maßnahmen im Bereich Sturzvorbeugung:

Erhoffte Hilfen:

Frau H. möchte sich wieder „kraftvoller" fühlen und selbständig kurze Wege gehen können. Frau M. wünscht sich Hilfestellung wie sie die Mutter sicher führen kann. Beide wünschen sich zukünftig auch wieder gemeinsame Unternehmungen außerhalb der Einrichtung, die sie sich momentan aufgrund der Sturzgefährdung nicht zutrauen.

Mikroschulung Sturzvorbeugung
© Netzwerk Patienten- und Familienedukation in der Pflege e.V. 2014

Dokumentationsbogen Schulungsverlauf

Name: *Gerda Hering (tw. Einbezug von Frau Meier, Tochter)*

	Datum/Uhrzeit	Schulungsziel(e)	Schulungsinhalte/Interventionen	Notizen/Reflexion	Zielerreichung Datum Nachgespräch: 14.07.2008
1	07.07.2008	Frau H. kann ihre Kräfte beim Laufen einschätzen	Sensibilisierung für körperliche Signale der Schwäche	Mitgabe von Broschüren mit verschiedenen Übungen zur Stärkung der Muskelkraft (für nächsten Termin)	Frau H. kann ihre Kräfte gut einschätzen
2	08.07.2008	Frau H. kennt Übungen zur Stärkung der Muskelkraft und kann diese selbständig durchführen	Besprechung der mitgegebenen Broschüren/Übungen, Treffen einer Auswahl von Übungen, Anleitung zur Durchführung	Frau H. äußert den Wunsch in der Gemeinschaft zu üben. Teilnahme an Gymnastikgruppe (Mittwochs) - Information Pflegepersonal (WB II)	Frau H. führt regelmäßig und mit Freude die Übungen durch, fühlt sich bereits „agiler"
3		Frau M. fühlt sich in der Lage die Mutter sicher zu führen und bei plötzlicher Schwäche adäquat zu reagieren	Gemeinsame Schulung Frau H. und Tochter, Anleitung zur Hilfestellung beim Gehen, Setzen	Frau M. bittet darum, in den nächsten Tagen vom Pflegepersonal unterstützt zu werden (Info WB II)	Frau M. fühlt sich sicher beim Führen der Mutter
4				Information an das Pflegepersonal (WB II): Kurze Strecken mit Frau H. bitte laufen (Tochter übernimmt dies, wenn sie da ist)	

Anmerkung: Erneuter Termin für den 03. August vereinbart (Frau H. und Tochter), Überprüfung der Erfolge, ggf. erneute Anpassung der Übungen

30

© Netzwerk Patienten- und Familienedukation in der Pflege e.V. 2014
Department für Pflegewissenschaft
Private Universität Witten/Herdecke gGmbH
Stockumer Str. 12
D-58453 Witten

Nutzerevaluation des Konzepts zur Erstellung von Mikroschulungen

Nutzerevaluation

des

„Konzepts zur Erstellung von ‚Mikroschulungen'

am Beispiel der ‚subkutanen Injektion'"

des Netzwerks Patienten- und Familienedukation

in Kooperation mit der Universität Witten/Herdecke

Dortmund im Juni 2008

Nutzerevaluation des „Konzepts zur Erstellung von ‚Mikroschulungen' am Beispiel der ‚subkutanen Injektion'" des Netzwerks Patienten- und Familienedukation in Kooperation mit der Universität Witten/Herdecke

Auftraggeber

Netzwerk Patienten- und Familienedukation in der Pflege e.V.

Stockumer Str. 12

58453 Witten

Auftragnehmer

Mareike Scheuern

Die hier verwendeten Daten entstammen dem Emailverkehr im Rahmen der Konzeptanforderung, einer schriftlichen Befragung der Nutzer sowie zu einem geringen Anteil aus dem Emailkontakt mit den Nutzern im Rahmen der Befragung. Der schriftliche Fragebogen entstand in Absprache mit Frau Dr. Zegelin vom Netzwerk Patienten- und Familienedukation in der Pflege. Frau Gossens, ebenfalls Netzwerkmitglied, stellte einen Erstentwurf mit denen für das Netzwerk wichtigen Fragen zur Verfügung.

1. Verbreitung des Mikroschulungskonzepts[1]

Das „Konzept zur Erstellung von ‚Mikroschulungen' am Beispiel der ‚subkutanen Injektion'" entstand im Juli des Jahres 2005. Es wurde von Dezember 2005 bis April 2007 114 Mal angefordert. Drei Personen bestellten das Konzept doppelt. Der größte Teil der Konzeptanforderungen erfolgte im Jahr 2006 (78%) (Tab. 1).

	Jan.	Feb.	März	April	Mai	Juni	Juli	Aug.	Sep.	Okt.	Nov.	Dez.	Total
2005	-	-	-	-	-	-	-	-	-	-	-	5	**5**
2006	25	11	6	5	7	9	5	2	4	4	8	3	**89**
2007	7	4	7	2	-	-	-	-	-	-	-	-	**20**
2008	-	-	-	-									**0**

Tab. 1: Konzeptanforderung nach Zeitraum

Von den 111 Personen die das Konzept anforderten kamen 78,4% aus Deutschland, 21,6% aus anderen europäischen Ländern (Tab. 2).

	Total	%
Deutschland	87	78,4
Österreich	12	10,8
Schweiz	10	9,0
Belgien	1	0,9
Italien	1	0,9
Gesamt	111	100

Tab. 2: Konzeptanforderung nach Ländern[2]

[1] Datengrundlage: Emailkontakt im Rahmen der Konzeptanforderung.
[2] Da der Kontakt immer in elektronischer Form stattfand, waren die genauen Adressen nur teilweise bekannt. Diese Angaben stützen sich daher z.T. auf die Herkunft (Endungen) der Emailadressen. In Einzelfällen wohnen die Personen jedoch evtl. nicht (mehr) in diesem Land. Daher können die hier angegebenen Zahlen von den tatsächlichen geringfügig abweichen.

2. Nutzerbefragung

Ein teilstandardisierter Fragebogen (siehe Anhang) wurde an die 111 Personen, die das Mikroschulungskonzept per Email angefordert hatten, versandt. Innerhalb des Fragebogens wurde eine Trennung des Konzeptes in den allgemeinen Teil zur Erarbeitung einer Mikroschulung und in den Teil zur Mikroschulung subkutanen Injektion vorgenommen.

Zwei Personen antworteten, dass sie das Konzept zwar angefordert, aber nie erhalten haben. Sechs Emailadressen waren nicht mehr gültig. Von den 103 Personen die der Fragebogen erreichte und die ein Schulungskonzept erhalten hatten, sandten 20 Personen den Fragebogen zurück. Vor allem von der Möglichkeit den Fragebogen per Fax zurückzuschicken wurde Gebrauch gemacht (50%). 30% sendeten den Fragebogen per Post zurück, 15% übergaben den Fragebogen persönlich, 5% antworteten per Email.

Die Rücklaufquote von 19,4% ermöglicht keine allgemeingültigen Aussagen. Daher können die nun folgenden Ergebnisse nur als Hinweise gewertet werden. Alle nun folgende Ergebnisse beziehen sich, wenn nicht anders angegeben, auf 20 Personen.

2.1 Anforderungszeitraum

Durchschnittlich wurde das Konzept vor 14,2 Monaten angefordert. Eine Person machte keine Angaben. Die Eigenangaben der Befragten stimmen allerdings nicht in allen Fällen mit den Dokumentationsdaten des Emailverkehrs im Rahmen der Konzeptanforderung überein (Tab. 3). Die Differenzen könnten teilweise durch ein unterschiedliches Zeitgefühl bedingt sein. Allerdings ist dies beispielsweise unwahrscheinlich bei der Angabe, das Konzept erst im März 2008 erhalten zu haben, wo die letzte Anforderung im April 2007 stattfand. Ursächlich könnte hier eine hohe zeitliche Differenz zwischen Konzeptanforderung und Konzeptabgabe sein.

	Jan.	Feb.	März	April	Mai	Juni	Juli	Aug.	Sep.	Okt.	Nov.	Dez.	Total
2004	-	-	-	1	-	-	-	-	-	-	-	-	**1**
2005	-	-	-	-	-	-	-	-	-	-	-	-	**0**
2006	-	-	-	-	-	-	-	-	-	1	-	1	**2**
2007	2	2	-	9	-	2	-	-	-	-	-	-	**15**
2008	-	-	1	-									**1**

Tab. 3: Konzeptanforderung Zeitraum (Nutzerangaben)[3]

[3] Die rot markierten Zahlen zeigen die Differenzen zwischen den im Rahmen der Konzeptanforderung per Email ermittelten Daten und den Antworten der Nutzer.

2.2 Gründe für die Konzeptanforderung

Die **Gründe** das Konzept anzufordern sind vielschichtig, vor allem der Wunsch Impulse für das eigene berufliche Handeln zu erhalten und die Qualität der Versorgung im eigenen Arbeitsbereich zu verbessern steht im Vordergrund. Ebenso spielen aber auch persönliches und wissenschaftliches Interesse eine Rolle (Tab. 4).

	Total	%
Um Impulse für das eigene berufliche Handeln zu erhalten	12	60
Um die Qualität der Versorgung im eigenen Arbeitsbereich zu verbessern	9	45
Aus persönlichem Interesse	7	35
Aus wissenschaftlichem Interesse	6	30
Anders (Freie Nennungen)	4	20

Tab. 4: Gründe für die Konzeptanforderung

Zweimal wurde das Konzept im Rahmen einer Diplomarbeit verwendet; einmal innerhalb eines Studiums im Bereich Pflegemanagement, einmal im Bereich Pflegepädagogik. Einmal wurde das Konzept zur Unterrichtsvorbereitung genutzt und einmal wurde es als allgemeine Anregung bestellt. Diese Person ergänzte: „Beratung ist und bleibt Thema".

2.3 Nutzerprofil

Ausbildung

35% der Befragten verfügen über eine akademische Pflegeausbildung, vor allem im Bereich Pflegewissenschaft. 30% haben eine Ausbildung in der Gesundheits- und Krankenpflege oder Altenpflege absolviert. Zwei Personen verfügten über beides. Eine Person befindet sich zurzeit in einem pflegerischen Studiengang, sie verfügt ebenfalls über eine professionelle pflegerische Ausbildung. Keiner der Antwortenden befand sich momentan in einer pflegerischen Ausbildung (Tab. 5).

Tätigkeitsfeld

35% der Befragten sind im Bereich der pflegerischen Aus- und/oder Weiterbildung tätig, vorwiegend im Bereich der Grundausbildung (Krankenpflege/Altenpflege). 15% leiten eine pflegerische Einrichtung. Ansonsten arbeiten die Antwortenden in verschiedenen Bereichen (Tab. 5).

Nicht nur beruflich Pflegende, sondern auch pflegende Angehörige wurden erreicht. Von den zwei Antwortenden verfügte jedoch einer über einen professionellen pflegerischen Hintergrund und Arbeitsbereich (Leitung einer pflegerischen Einrichtung) und nutzte das Konzept nicht. Die zweite Person gab zwar nur pflegende/r Angehörige an, setzte das Konzept jedoch in ihrem Arbeitsbereich (Krankenhaus) um. Somit können keine Angaben über die Verwendung durch pflegende Angehörige, im Rahmen der Pflege einer nahe stehenden Person, gemacht werden.

2

Betroffene forderten das Konzept nicht an.

	Total	%
AbsolventIn eines pflegerischen Studiengangs im Bereich… Pflegewissenschaft (3) Pflegepädagogik (1) Pflegemanagement (1) Patientenedukation (1) Akutmanagement (1)	7	35
Pflegepädagoge im Bereich/Institution… Alten- und/oder Krankenpflegeschule (5) Aus- und Weiterbildung Pflegepersonen (1) Keine Angaben (1)	7	35
Gesundheits- und KrankenpflegerIn/AltenpflegerIn	6	30
Leitung einer pflegerischen Einrichtung im Bereich… Gynäkologie (1) Keine Angaben (2)	3	15
Pflegende/r Angehörige	2	10
StudentIn eines pflegerischen Studiengangs im Bereich… Pflegepädagogik (1)	1	5
Betroffene/r (im Bereich subkutane Injektion)	-	-
Auszubildende in der Kranken-/Altenpflege	-	-
Sonstiges (Freie Nennungen)… Bereich Pflegeentwicklung (2) Beratung pflegender Angehörige (1) Freiberuflicher Referent (1) Pflegeexperte/Stabstelle PDL (1) Pflegewissenschaftlerin (1) Kinaesthetik-Trainerin (1)	7	35

Tab. 5: Nutzerprofil[4]

2.4 Praktische Anwendung des Konzepts

Das Konzept wurde lediglich von vier Personen (20%) in der Praxis angewendet. Aufgrund des geringen Einsatzes des Konzeptes in der Praxis sind insbesondere in diesem Abschnitt keine allgemeingültigen Aussagen möglich.

Alle Personen nutzten das Konzept an ihrem Arbeitsplatz, zwei innerhalb eines Krankenhauses, zwei als Dozent im Rahmen einer pflegerischen Ausbildung. Im Krankenhaus wurde die Mikroschulung subkutane Injektion allein eingesetzt, im Bereich der Ausbildung beide Konzepte. Zusätzlich nutzte

[4] Teilweise wurden die Angaben von den Antwortenden nicht sinngemäß zugeordnet. Wo dies eindeutig ersichtlich war, fand im Rahmen der Auswertung der Fragebögen die entsprechende Zuordnung statt.

eine Person die Konzepte im Rahmen eines Pflegeberatungsprojekts. Von drei Personen wurden keine Modifizierungen vorgenommen. Eine Person nutzte eine verkürzte Version der Mikroschulung subkutane Injektion im Krankenhaus.

Das Konzept zur „Erstellung von Mikroschulungen“ wurde innerhalb der Ausbildung lediglich jeweils einmal verwendet. In einem Fall wurde es innerhalb des Unterrichts in einer Altenpflegeschule behandelt, im zweiten Fall wurde es für die Erarbeitung einer Schulungseinheit mit dem Titel "Informieren, Schulen und Beraten von Patienten“ verwendet. In diese waren sowohl Auszubildende des zweiten und dritten Ausbildungsjahres als auch PraxisanleiterInnen eingebunden. Die „Mikroschulung subkutane Injektion“ fand im Rahmen der Altenpflegeausbildung zwischen zwei und fünf Mal Verwendung.

Bei der Nutzung des Mikroschulungskonzeptes im Rahmen der oben genannten Erarbeitung einer Schulungseinheit traten verschiedene Probleme und Fragen auf.[5] Zum einen konnte der Begriff „Informieren“ nicht geklärt werden. Zum anderen war die Kombination von Mikroschulung und Anleitung für viele Auszubildende anfangs verwirrend. Des Weiteren stellte sich bei der Implementierung in das schuleigene Curriculum die Frage, in welchen "Schritten" die benötigte Kompetenzentwicklung unterstützt werden könne. Zudem seien Kompetenzen der PraxisanleiterInnen beim Transfer in die praktische Ausbildung nötig, die evtl. nicht immer gegeben sind. Zuletzt stellten die Rahmenbedingungen auf Station ein Problem bei der Umsetzung in die Praxis dar.

Im Krankenhaus fand die Mikroschulung subkutane Injektion in einem Fall einmal und in dem anderen zwischen zwei und fünf Mal Anwendung. In beiden Fällen wurde das Konzept allein genutzt, in einem erklärte die Antwortende, dass das Konzept vom Team nicht angenommen wurde. Später erläuterte sie: „Das Team hat das Konzept als ‚zu aufwändig’ abgelehnt. In der täglichen Praxis sind dennoch ‚kleine Anteile’ umgesetzt.“ Die andere Anwenderin berichtet ähnliches, sie beklagt den Zeitmangel und das dadurch bedingte teilweise Unverständnis der KollegInnen.

2.5 Informationsgehalt

Ein Großteil der Antwortenden fand im Konzept zur Erstellung von Mikroschulungen neue fachliche Informationen (Tab. 6). Die Personen die keine oder kaum neue Informationen fanden, kamen aus dem professionellen pflegerischen Bereich. Zwei haben ein pflegewissenschaftliches, eine ein pflegepädagogisches Studium abgeschlossen. Keine von ihnen besaß eine Ausbildung in der Kranken- und Gesundheits- oder Altenpflege.

Dem Mikroschulungskonzept subkutane Injektion konnten nur 58% der Antwortenden neue fachliche Informationen entnehmen, für 42% traf dies nicht oder kaum zu(Tab. 6). Die Hälfte von Ihnen ist in der Aus- und/oder Weiterbildung tätig (4), drei verfügen über eine akademische Pflegeausbildung, eine befindet sich momentan in einer solchen.

[5] Die Antwortende gab an dieser Stelle nur einzelne Stichpunkte vor. Diese wurden zum besseren Verständnis im Folgenden zu Sätzen ausformuliert.

Ich habe mir bisher unbekannte fachliche Informationen gefunden… …im Konzept zur Erstellung von Mikroschulungen (n=15)							
trifft zu	7	3	1	-	3	1	trifft überhaupt nicht zu
…in der Mikroschulung subkutane Injektion (n=19)							
trifft zu	5	3	3	-	7	1	trifft überhaupt nicht zu

Tab. 6: Gehalt an neuen fachlichen Informationen

In Bezug auf die Durchführung von Anleitungen, also wie etwas vermittelt werden soll, fanden 80% der Antwortenden im Konzept zur Erstellung von Mikroschulungen neue Informationen, auf 20% traf dies nicht oder kaum zu. Im Mikroschulungskonzept subkutane Injektion fanden 75% der Antwortenden diesbezügliche Informationen. 25% konnten nur wenig oder keine neuen Impulse finden, alle waren im professionellen Pflegebereich in unterschiedlichen Feldern tätig (Tab. 7).

Ich habe mir bisher unbekannte Informationen zur Durchführung von Anleitungen gefunden… …im Konzept zur Erstellung von Mikroschulungen (n=15)							
trifft zu	5	4	3	-	2	1	trifft überhaupt nicht zu
…in der Mikroschulung subkutane Injektion (n=20)							
trifft zu	5	6	4	1	2	2	trifft überhaupt nicht zu

Tab. 7: Gehalt an neuen Informationen zur Durchführung von Anleitungen

Eine Person konnte aus beiden Konzepten keinerlei neuen fachlichen Informationen oder Kenntnisse zur Durchführung von Anleitungen gewinnen. Sie verfügt über ein Pflegepädagogikstudium und arbeitet als Dozentin. Im Allgemeinen kann festgestellt werde, dass in allen vier Punkten die einzelnen Personen jeweils insgesamt in eine Richtung tendieren (trifft zu/trifft nicht zu). Drei der Personen die wenige Informationen fanden (zwei in allen vier Bereichen, eine in ¾ der Bereiche) hatten das Konzept auch praktisch genutzt.

2.6 Bewertung des Konzeptes

Die Befragten wurden innerhalb des Fragebogens gebeten den beiden Konzepten Schulnoten (1 bis 6, sehr gut bis ungenügend) zu unterschiedlichen Aspekten zu geben. Die vergebenen Schulnoten reichten von 1 bis 5. Auffällig ist, dass die Gesamtnote im Konzept zur Erstellung von Mikroschulungen besser ist, als der Durchschnitt der fünf Einzelnoten (2,1) und der Großteil der Noten zu den einzelnen Aspekten (Tab. 8).

	Konzept zur Erstellung von Mikroschulungen[6]	Mikroschulungskonzept subkutane Injektion[7]
Aufbau	2,1	1,9
Inhalte	1,9	1,9
Verständlichkeit	2,4	1,6
Praktikabilität	2,1	2,5
Vollständigkeit	2,2	1,9
Gesamtnote	1,9	2,0

Tab. 8: Bewertung der Konzepte nach Noten (Durchschnitt)

Die vier Personen, die ein oder beide Konzepte praktisch angewendet haben, vergaben größtenteils Noten zwischen 1 und 2,5. Lediglich eine Person bemängelt die Praktikabilität des Mikroschulungskonzepts subkutane Injektion (Note 5) und vergab auch diesem Konzept allgemein und in Bezug auf die Vollständigkeit „nur" eine 3. Zwei Personen vergaben tendenziell schlechtere Noten, beide waren im Bereich der Ausbildung an Pflegeschulen tätig.

Es zeigt sich eine deutliche Tendenz, dass Mikroschulungen allgemein und das Thema subkutane Injektion innerhalb einer solchen Mikroschulung, als wichtig für die Praxis bewertet werden (Tab. 9).

Konzept zur Erstellung von Mikroschulungen (n=17)							
sehr wichtig	10	5	2	-	-	-	unwichtig
Mikroschulung subkutane Injektion (n=20)							
sehr wichtig	8	7	4	1	-	-	unwichtig

Tab. 9: Wichtigkeit für die Praxis

2.7 Erstellung weiterer Schulungskonzepte durch die Nutzer

Vier Antwortende haben weitere Themen in Form einer Mikroschulung aufbereitet. Dies geschah im Rahmen der Berufstätigkeit, als Auftragsarbeit, Abschlussarbeit oder innerhalb des einrichtungsinternen Qualitätsmanagements.

Themen die in Form einer Mikroschulung bearbeitet wurden sind:

- Dekubitusprophylaxe
- Pneumonieprophylaxe
- Bewegtes Lagern
- Umgang mit Demenzkranken

[6] Alle Angaben beziehen sich auf 15 Antwortende, ausgenommen der Punkt „Vollständigkeit" (dort n=14)
[7] Alle Angaben beziehen sich auf 15 Antwortende, ausgenommen der Punkt „Vollständigkeit" und die Gesamtbenotung (dort n=14)

6

- Selbstverabreichung Augentropfen
- Transurethraler und suprapubischer Blasenkatheter
- Unterstützung im Therapiemanagement von HIV-PatientInnen die sich neu Enfuvirtide s.c .verabreichen

Eine Person entwickelte kein Mikroschulungskonzept sondern Leitfäden für Informationsgespräche zu folgenden Themen:

- Entlassungsgespräch nach Hüft-TEP
- Informationsgespräch Marcumareinnahme
- Prävention diabetischer Fuß

Diese Person hatte zuvor beide Schulungskonzepte im Rahmen der Erstellung einer Ausbildungseinheit eingesetzt.

2.8 Bedarf an weiteren Mikroschulungskonzepten

Einige Antwortende formulierten allgemeine Bereiche die in Form von Mikroschulungen bearbeitet werden sollten. Zwei Personen wünschen sich für alle Themen die im Rahmen von Patientenschulungen im pflegerischen Bereich anfallen können evidenzbasierte, evaluierte Konzepte. Eine Person hält jedes Thema das einen Patienten in seiner Selbständigkeit einschränkt für wichtig. Drei Personen sind der Meinung Prophylaxen sollten das Thema weiterer Konzepte sein.

Unter den konkret genannten Themen die noch aufbereitet werden sollen wird vor allem der Bedarf im Bereich Ausscheidung sichtbar. Weiterer großer Bedarf besteht im Bereich Sondenernährung und Umgang mit PEG. Zur besseren Übersichtlichkeit wurden die Themen in übergeordnete Bereiche eingeteilt.

Atmung	- Tracheostoma (2)[8]
	- Richtiges Atmen
	- Pneumonieprophylaxe
	- Atemunterstützende Maßnahmen bei PatientInnen mit COPD
Bewegung	- Sturz (2)
	- Lagerung (2)
	- Dekubitusprophylaxe
	- Mobilisation
	- Transfer: Stuhl-Bett
Ausscheidungen	- Umgang mit harnableitenden Systemen (subrapubisch, transurethral) (5)
	- Selbstkatheterismus (2)
	- Basisplatten und Beutelwechsel, Umgang bei Stoma (2)

[8] Wurde das Thema von mehreren Antwortenden genannt, wurde die Anzahl in Klammern vermerkt.

Ernährung	- Parenterale Ernährung, Umgang mit PEG (4) - Ernährung bei Adipositas, Kachexie, Diabetes
Weitere Themen	- Wundversorgung (2) - Stillen/Stillberatung (2) - Blutzuckermessung - Prophylaxe/Informationen zu Lymphödemen - Marcumar Einnahme - Umgang mit Dosieraerosolen - Peritonealdialyse[9] - Haut- und Fußpflege bei Diabetikerin

Es wird ersichtlich, dass der hier genannte Themenbedarf teilweise bereits erarbeitet wurde (siehe Punkt 2.7). Erfreulich ist in diesem Zusammenhang, dass zum Teil gerade die Bereiche, die von mehreren Antwortenden als nötig empfunden werden, bereits erarbeitet wurden, wie der Umgang mit ableitenden Harnsystemen, die Lagerung und verschiedene Prophylaxen. (Nennungen nach Priorität des Bedarfes). Einige Themen wurden auch im Rahmen von Informationsgesprächen bearbeitet.

Gewünschte Mikroschulungsthemen, die bereits bearbeitet wurden	Transurethrale und subrapubische Katheter Dekubitusprophylaxe Pneumonieprophylaxe (Bewegtes) Lagern
	Leitfäden für Informationsgespräche - Prävention diabetischer Fuß - Marcumareinnahme
Erarbeitete Mikroschulungsthemen, bei denen kein expliziter Bedarf definiert wurde[10]	Umgang mit Demenzkranken Unterstützung Therapiemanagement von HIV Pat. bei der s.c. Injektion von Enfuvirtide Selbstverabreichung Augentropfen
	Leitfaden für Informationsgespräch - Entlassungsgespräch nach Hüft-TEP

Tab. 10: Vergleich Themenbedarf und erarbeitete Themen

Einige als wichtig erachtete Themen bedürfen noch der Bearbeitung in Form einer Mikroschulung, dabei handelt es sich vor allem um die Bereiche Parenterale Ernährung, Umgang mit Tracheostoma, Sturz (derzeit in Arbeit), Selbstkatheterismus, Umgang mit Stoma und Stillen.

[9] Die Peritonealdialyse bezeichnet die Dialyse über das Bauchfell. Diese kann durch den Betroffenen nach einer Schulung eigenständig durchgeführt werden. Die Nutzung steigt in Deutschland, ist jedoch immer noch verhältnismäßig gering (4,8%) (Quelle: QUASI-Niere/Qualitätssicherung in der Nierenersatztherapie, Jahresbericht 2005/2006).
[10] Dass kein expliziter Bedarf formuliert wurde muss nicht heißen, dass dieser nicht bestehet.

8

2.9 Anregungen/Hinweise der Nutzer

Zwei der Antwortenden bekräftigten nochmals abschließend den großen Bedarf an Mikroschulungskonzepten. Eine Person formulierte den Wunsch bezüglich der Entwicklung von Leitfäden für Informationsgespräche. Diese Person hatte auch solche bereits erstellt (siehe Punkt 2.7).

Eine Person machte Vorschläge zur (weiteren) Gestaltung der Mikroschulungskonzepte. Sie bezeichnete Ablaufschemen/Algorithmen als hilfreich für die Übersicht, ebenso sollten ihrer Meinung nach wesentliche Inhalte/Elemente der Mikroschulung enthalten sein. Die Dokumentationsformulare und konkrete Umsetzung müsse jedoch immer von der jeweiligen Institution ergänzend ausgearbeitet werden, um dem Kontext Rechnung tragen zu können.

Drei Personen formulierten kritische Hinweise. Eine Person bemängelte die verwendete Literatur. Die Datenbanken und Suchbegriffe seien etwas bescheiden.[11] Viele spannende Artikel und Studien seien nicht eingeflossen. Die Benotung der Konzepte gibt Hinweise darauf, dass damit das Konzept zur Erstellung von Mikroschulungen gemeint ist, da lediglich dort im Bezug auf die Vollständigkeit eine schlechtere Note (4) vergeben wurde (Mikroschulung subkutane Injektion dagegen 1).
Eine Person äußerte, dass 30 Seiten für die Praxis viel zu umfangreich seien. Allerdings muss an dieser Stelle gesagt werden, dass die Mikroschulung subkutane Injektion selbst nur über sechs Seiten verfügt, die Sachanalyse umfasst weitere 14 Seiten, der Rest beinhaltet Dokumentationsvorschläge (-bögen). Diese Person empfand das Konzept dennoch als hilfreich, jedoch merkte sie weiter an, dass sie die Ausarbeitung für eine erfahrene Pflegekraft eher als „Unterschätzung" empfand. Daher habe sie auch schlechte Noten in Punkto Praktikabilität (5) und allgemein für die Konzepte (4) vergeben. Diese Person verfügt über eine Ausbildung in der Gesundheits- und Krankenpflegerin und befindet sich derzeit in einem Pflegepädagogikstudium.
Die letzte Person, die sich kritisch äußerte hatte das Konzept der subkutanen Injektion zuvor in einem Krankenhaus angewendet, wobei Probleme innerhalb des Kollegenkreises auftraten (siehe Punkt 2.4). Sie beschrieb: „Es [das Mikroschulungskonzept subkutane Injektion] müsste mehr mit den Anforderungen der Praxis und den bestehenden zeitlichen Ressourcen angepasst werden."

3. Empfehlungen/Anregungen

3.1 Erneute Bereitstellung des vorhandenen Konzeptes

Das „Konzept zur Erstellung von Mikroschulungen am Beispiel der subkutanen Injektion" kann derzeit nicht mehr über den Internetauftritt des Netzwerk Patienten- und Familienedukation in der Pflege bestellt oder abgerufen werden. Der Zeitraum der Konzeptanforderungen weist darauf hin, dass dies seit Mai 2007 nicht mehr möglich ist. Im April 2008 erfolgte der entsprechende Hinweis an das Netzwerk Patienten- und Familienedukation und den zuständigen Webadministrator. Bis zum heutigen Zeitpunkt

[11] Allerdings muss an dieser Stelle angemerkt werden, dass innerhalb des Mikroschulungskonzepts weder die Datenbanken noch die Begriffe der Recherche definiert wurden.

ist leider jedoch keine Bestellung möglich. Wünschenswert wäre, wenn das Konzept wieder für Interessierte bereitgestellt werden würde.

3.2 Schaffung einer Plattform für Mikroschulungskonzepte

20% der Antwortenden haben weitere Mikroschulungskonzepte zu unterschiedlichen Themen erstellt. Die bearbeiteten Themen entsprachen teilweise dem im Rahmen der Befragung formulierten Bedarf. Dies betrifft u.a. den Umgang mit ableitenden Harnsystemen, die Lagerung und verschiedene Prophylaxen. Es wäre sinnvoll die bereits erstellten Konzepte anderen Interessierten zur Verfügung zu stellen. Zudem würde dadurch eine Doppelbearbeitung einzelner Themen vermieden.

Es empfiehlt sich einen eigenen Bereich für die Bestellung/das Herunterladen von Mikroschulungskonzepten zu erstellen, der entweder im Downloadbereich angesiedelt werden kann oder innerhalb der Website einen eigenständigen Bereich finden kann, der in der Inhaltsangabe aufgeführt wird. Neben dem bereits bestehenden Mikroschulungskonzept und dem noch folgenden zum Thema „Sturz“, könnte dort das Portal für den Austausch von Schulungskonzepten geschaffen werden.

Es sollte allerdings überlegt werden, ob die Inhalte durch das Netzwerk im Rahmen einer Qualitätskontrolle überprüft werden oder ob die Verantwortung für die Inhalte bei dem/der jeweiligen VerfasserIn bleibt. Dies sollte ggf. ausdrücklich auf der entsprechenden Website vermerkt werden. Des Weiteren muss abgeklärt werden, ob die Schulungskonzepte nur innerhalb des Netzwerkes oder öffentlich zur Verfügung gestellt werden. Ratsam wäre eine öffentliche Zurverfügungstellung, da nicht alle Antwortenden die weitere Konzepte erstellt haben, Netzwerkmitglieder sein müssen.

Ein weiterer Punkt ist die Anforderung per Email. Diese hat sich in der Hinsicht als sinnvoll erwiesen, dass dadurch Emailadressen zur Verfügung standen, um diese Personen zu evaluativen Zweckenkontaktieren zu können. Würden nun verschiedene Konzepte angefordert werden, stiege der administrative Aufwand jedoch stark an. Es ist zu überlegen, ob das Netzwerk diese Ressourcen für ein kostenloses Angebot erbringen kann und will. Denkbar wäre es in diesem Zusammenhang, dass ein Nutzer vor dem Download eines Mikroschulungskonzeptes einige Daten eingeben muss bzw. darum gebeten wird (zwingend oder optional). Dabei können nur Name, Land und Emailadresse abgefragt werden oder auch weitere Daten für evaluative Zwecke, wie der Grund der Anforderung, Berufs-(Nutzer)gruppe oder der vorgesehene Einsatz, erhoben werden.

Auch die Schaffung einer Austauschmöglichkeit über die Anwendung von Mikroschulungskonzepten wäre denkbar. Allerdings steht der zeitliche Aufwand der Administration und der Überwachung, um einem Missbrauch der Plattform vorzubeugen, evtl. in keinem Verhältnis zur Nutzung derselben. Zu diesem Punkt müsste der zuständige Webadministrator befragt werden.

3.3 Zukünftige Themen von Mikroschulungskonzepten

Unter der Voraussetzung, dass es gelingt die bestehenden Mikroschulungskonzepte für andere Nutzer zugänglich zu machen, würde sich die Bearbeitung des Themas „Parenterale Ernährung" in Form einer Mikroschulung anbieten. Dieses wurde im Rahmen der Bedarfsermittlung nach dem „Umgang mit harnableitenden Systemen" am häufigsten genannt. Falls das bereits vorhandene Konzept zu diesem Thema nicht zur Verfügung gestellt werden kann oder will, oder sich als mangelhaft erweisen sollte, sollte dies als nächstes berücksichtigt werden.

Des Weiteren wird neben dem derzeit in Erstellung befindlichen Mikroschulungskonzept „Sturz", die Bearbeitung der Themen Umgang mit Tracheostoma, Umgang mit Stoma, Selbstkatheterismus und Stillen gewünscht. Aufgrund der geringen Rücklaufquote sollte jedoch überlegt werden, ob auf der Website (im Rahmen der Plattform zum Austausch von Mikroschulungskonzepten siehe 3.2) Bedarfe formuliert/angekreuzt/abgestimmt werden könnten und in einer Art „Top Ten" wiedergegeben werden. Dies könnte die Nutzer evtl. dazu ermutigen, zu wichtigen Themen selbst Mikroschulungskonzepte zu entwickeln und im Rahmen der Plattform zur Verfügung zu stellen.

Alle Vorschläge bezüglich der Internetplattform können automatisiert werden und erfordern, wenn sie einmal eingerichtet sind, keinerlei administrativen Aufwand. Ausgenommen davon ist das fortlaufende Einstellen neuer Mikroschulungskonzepte. Dieser Aufwand ist jedoch als gering einzuschätzen.

3.4 Erstellung einer Kurzform des Mikroschulungskonzept (Taschenversion)

Von einer Person wurde geäußert, dass das vorhandene Mikroschulungskonzept an die Anforderungen der Praxis und den bestehenden zeitlichen Ressourcen angepasst werden müsse (siehe Punkt 2.9). Diese Person war eine der wenigen, die das Konzept auch in ihrem (stationären) Berufsalltag eingesetzt hatte. Bei der heutigen Personalsituation in der Pflege in den Krankenhäusern, ist dieser Vorschlag verständlich. In vielen pflegerischen Einrichtungen fehlt die Zeit Mikroschulungen in dem beschriebenen Konzeptrahmen, mit Erstgespräch, Formulierung der Zielsetzung, Schulungseinheit, Wissenscheck, Feedback und Dokumentation durchzuführen.

Zum einen könnte innerhalb des vorhandenen und innerhalb zukünftiger Mikroschulungskonzepte, die solche spezifischen, hoch standardisierten Themen wie die subkutane Injektion behandeln, ein Hinweis auf die Möglichkeit die Mikroschulung flexibel zu gestalten und individuell auf das Arbeitsumfeld, die Situation und Person anzupassen, eingefügt werden.

Zum anderen könnte sich eine Kurzversion der Mikroschulung als hilfreich erweisen, die in „problemlosen Fällen" Anwendung finden kann, d.h. es bestehen keine Ängste, psychische oder physische Einschränkungen etc. Wird beispielsweise vor der Entlassung aus dem Krankenhaus ein junger Patient nach einer Unterschenkelfraktur in der subkutanen Injektion von Heparin geschult und geht es dabei lediglich um die Vermittlung der technischen Fertigkeit und um die Gabe von Hinweisen im Umgang (Hygiene, Aufbewahrung etc.), kann eine solche verkürzte Mikroschulung stattfinden. Diese kann innerhalb weniger Minuten am Patientenbett/im Patientenzimmer durchgeführt. Durch die Integration in den alltäglichen stationären Ablauf, benötigt diese Variante weit weniger zeitliche Ressourcen.

Beispielsweise könnte grob umrissen die Kurzversion der Mikroschulung subkutane Injektion folgendermaßen ablaufen::

1. Frage an den Patienten, ob Vorbehalte oder Einschränkungen bestehen. Wenn nein, dann...
2. ... Wissensvermittlung (Umgang mit dem Medikament, Vorbereitung, Durchführung, Nachbereitung, Aufbewahrung, Hygiene etc.).
3. Beantwortung von Fragen, Aushändigen eines Informationsblattes.

Die nächsten drei regulär notwendigen Injektionen werden unter Anleitung/Aufsicht einer Pflegeperson vom Patienten selbst durchgeführt. Die erste sollte in die Zeit der Mikroschulung fallen, damit sie direkt im Anschluss erprobt werden kann. Bei der letzten der drei Injektionen wird festgestellt, ob weitere Anleitungen etc. erforderlich sind. Werden während der Schulung Ängste o.A. sichtbar, muss natürlich individuell reagiert werden.

Der Umfang einer verkürzten Mikroschulung sollte einer DinA4 Seite entsprechen. Wird dieses Blatt wie eine Broschüre gefaltet, kann in die Mitte ein kurzer Evaluations- und Dokumentationsbogen in A5-Format beigelegt werden. Die Kurzversion sollte in jedem Fall immer nur eine „Beigabe" eines umfassenden Mikroschulungskonzepts sein und auf deren Grundlage entstehen. Zudem bietet sie sich nur für begrenzte Themen an, nicht aber beispielsweise für so umfangreiche/vielfältige Themen wie Sturz.

Tabellenverzeichnis

Tab. 1	Konzeptanforderung nach Zeitraum
Tab. 2	Konzeptanforderung nach Ländern
Tab. 3	Konzeptanforderung nach Zeitraum (Nutzerangaben)
Tab. 4	Gründe für die Konzeptanforderung
Tab. 5	Nutzerprofil
Tab. 6	Gehalt an neuen fachlichen Informationen
Tab. 7	Gehalt an neuen Informationen zur Durchführung von Anleitungen
Tab. 8	Bewertung der Konzepte nach Noten
Tab. 9	Wichtigkeit für die Praxis
Tab. 10	Vergleich Themenbedarf und erarbeitete Themen

Anhang Fragebogen

**Netzwerk Patienten- und Familien-
Edukation in der Pflege e.V.**

Nutzerbefragung Mikroschulungskonzept

1. Wie lange ist es ungefähr her, dass Sie das Konzept erhalten haben?

_______ Monate

2. Aus welchem Grund haben Sie das Konzept angefordert?

- ☐ Aus persönlichem Interesse
- ☐ Um Impulse für mein eigenes berufliches Handeln zu erhalten
- ☐ Um die Qualität der Versorgung in meinem Arbeitsbereich zu verbessern
- ☐ Aus wissenschaftlichem Interesse
- ☐ ____

3. Welcher der folgenden Personengruppen würden Sie sich zuordnen?
(Mehrfachnennungen sind möglich)

- ☐ Pflegende/r Angehörige
- ☐ Betroffene/r (im Bereich subkutane Injektion)
- ☐ Auszubildende in der Kranken-/Altenpflege
- ☐ Gesundheits- und KrankenpflegerIn/AltenpflegerIn
- ☐ StudentIn eines pflegerischen Studiengangs, Bereich ________________
- ☐ AbsolventIn eines pflegerischen Studiengangs, Bereich ________________
- ☐ Leitung einer pflegerischen Einrichtung, im Bereich ________________
- ☐ Pflegepädagoge in Bereich/Institution ________________
- ☐ ____

4. Haben Sie das Konzept praktisch angewendet?

- ☐ Ja
- ☐ Nein (weiter mit Frage 12)

5. Welches Konzept wird/wurde verwendet?

- ☐ Das Konzept zur Erstellung von Mikroschulungen
- ☐ Das Mikroschulungskonzept subkutane Injektion
- ☐ Beide

6. Wurde das Konzept/die Konzepte bei der Verwendung modifiziert/angepasst?

- ☐ Ja, es wurden folgende Anpassungen vorgenommen: ________________

____

____

- ☐ Nein

14

7. Wird das Konzept/die Konzepte im beruflichen oder privaten Bereich angewendet?

- ☐ Ich nutze das Konzept an meinem Arbeitsplatz
- ☐ Ich habe die Inhalte privat genutzt (weiter mit Frage 11)
- ☐ ____________________

8. Wo wird/wurde das Konzept/die Konzepte im beruflichen Bereich eingesetzt?
(Bitte präzisieren Sie ggf. die Angaben, z.B. stationäre Einrichtung: Alten- und Pflegeheim)

- ☐ In einer stationären Einrichtung: ____________________
- ☐ In einer teilstationären Einrichtung: ____________________
- ☐ Ambulant ____________________
- ☐ In einem Patienteninformationszentrum
- ☐ In einer Bildungseinrichtung: ____________________
- ☐ Anders: ____________________

9. Wie oft fand das jeweilige Konzept bereits Verwendung?

Konzept Mikroschulung	Mikroschulung subkutane Injektion
☐ Nur einmal	☐ Nur einmal
☐ zwischen 2 und 5 Mal	☐ zwischen 2 und 5 Mal
☐ zwischen 6 und 10 Mal	☐ zwischen 6 und 10 Mal
☐ zwischen 11 und 15 Mal	☐ zwischen 11 und 15 Mal
☐ zwischen 16 und 20 Mal	☐ zwischen 16 und 20 Mal
☐ öfter als 20 Mal	☐ öfter als 20 Mal

10. Wie breit fand das Konzept Verwendung?

- ☐ Ich habe es allein genutzt
- ☐ Es wurde im Team genutzt
- ☐ Es wurde in einem Bereich eingesetzt (wo? ____________________)
- ☐ Es wurde bereichsübergreifend eingesetzt
- ☐ ____________________

11. Traten Probleme bei der Anwendung auf?

- ☐ Ja, folgende: ____________________

  ____

  ____

  ____
- ☐ Nein

12. Bitten kreuzen Sie an, inwieweit die folgenden Aussagen auf Sie zutreffen.

a) Ja, Ich habe einige fachliche Informationen gefunden, die ich bisher nicht kannte…
(Was den Patienten vermittelt werden sollte)

… im Konzept zur Erstellung von Mikroschulungen

Trifft zu ☐ ☐ ☐ ☐ ☐ ☐ trifft überhaupt nicht zu

… in der Mikroschulung subkutane Injektion

Trifft zu ☐ ☐ ☐ ☐ ☐ ☐ trifft überhaupt nicht zu

b) Ja, ich habe neue Informationen zur Durchführung von Anleitungen erhalten…
(Wie die Inhalte den Patienten vermittelt werden sollten)

…durch das Konzept Mikroschulung

Trifft zu ☐ ☐ ☐ ☐ ☐ ☐ trifft überhaupt nicht zu

…durch die Mikroschulung subkutane Injektion

Trifft zu ☐ ☐ ☐ ☐ ☐ ☐ trifft überhaupt nicht zu

13. Bitte vergeben Sie im Folgenden Schulnoten (1-6, sehr gut bis ungenügend) für die beiden Konzepte:

	Konzept zur Erstellung von Mikroschulungen	Mikroschulungskonzept subkutane Injektion
Aufbau		
Inhalte		
Verständlichkeit		
Praktikabilität		
Vollständigkeit		
Insgesamt		

14. Wie wichtig ist ihrer Meinung nach…

…das Konzept zur Erstellung von Mikroschulungen für die Praxis?

Sehr wichtig ☐ 1 ☐ 2 ☐ 3 ☐ 4 ☐ 5 ☐ 6 Unwichtig

…die Mikroschulung Subkutane Injektion für die Praxis?

Sehr wichtig ☐ 1 ☐ 2 ☐ 3 ☐ 4 ☐ 5 ☐ 6 Unwichtig

15. Haben Sie andere Themen als die subkutane Injektion in Form einer Mikroschulung aufbereitet?

☐ Nein

☐ Ja, folgende Themen: ____________________ ____________________

____________________ ____________________

Wenn ja: in welchem Rahmen? (z.B. Abschlussarbeit, Arbeitsgruppe)

____

16

16. Gibt es weitere Themen die Ihrer Meinung nach in dieser Form aufbereitet werden sollten?

☐ Nein

☐ Ja, folgende Themen: ______________ ______________

______________ ______________

______________ ______________

17. Gibt es ihrerseits noch Verbesserungsvorschläge, Anregungen oder Ergänzungen?

____

____

____

____

____

Vielen Dank!

Rücksendemöglichkeiten:

Post Universität Witten/Herdecke, Institut für Pflegewissenschaft
Stichwort: Nutzerbefragung Mikroschulungskonzept
Stockumer Str. 12
58453 Witten
Fax 02302/926-318
Email mareike.scheuern@uni-wh.de

Übersicht möglicher Inhalte eines schriftlichen Mikroschulungskonzeptes

1. **Mögliche Inhalte des Abschnitts „Vorbemerkung“**
   - Grundsätzliche Bedeutung von Mikroschulungen
   - Spezifische Begründung für das vorliegende Konzept
   - Mitwirkende, Autoren/Autorinnen
   - Unterstützer/Unterstützerinnen, Förderer/Förderinnen

2. **Mögliche Inhalte des Abschnitts „Allgemeines/Voraussetzungen“**
   - Datum der Autorisierung
   - Überprüfungstermin
   - Durchführungskompetenz
   - Herausgebende/Autoren/Autorinnen
   - Kontaktmöglichkeit/Ansprechperson(en)
   - Adressaten/Adressatinnen
   - Schulungsort(e)
   - Mögliche Schulungszeiten
   - Ansprache, Kontakt, Terminvereinbarung
   - Material

3. **Mögliche Inhalte des Abschnitts „Sachanalyse“**
   - Begriffsklärungen
   - Geschichtlicher Kontext
   - Interventionsmöglichkeiten
   - Bei Medikamenten als Intervention/Therapie: Wirkungen, Nebenwirkungen, Lagerungs- und Einnahmehinweise etc.)
   - Bei Hilfsmitteln als Intervention: Benutzungs-, Reinigungs- und Wartungshinweis etc.
   - Hygienische Fragestellungen
   - Zielgruppe der Mikroschulung
   - Ethische Fragestellungen
   - Besonderheiten für den Alltag (z.B.: Wird sich etwas verändern? Worauf muss geachtet werden?)
   - Verfügbarkeit evidenzbasierter Informationen.

4. **Mögliche Inhalte des Abschnitts „Schulungsmaterial“**
   - Beispielhafte Formulierung von Richt- und Feinzielen
   - Informationsblatt zu den Schulungsinhalten (ggf. in Abschnitt 8)
   - Materialien zur Dokumentation (z.B. Einschätzungs-, Dokumentationsbögen – ggf. in Abschnitt 8)
   - Beschreibung, wo die Dokumente zu finden sind (z.B. Anhang, KIS)
   - Beschreibung, wie mit Informations- und Anschauungsmaterial verfahren wird, z.B.
   - → Art der Dokumentation (z.B. in externen Listen)
   - → Zusammenstellung in Materialkörben (einschl. Art und Ort der Lagerung)

5. **Inhalte des Abschnitts „Schulungsablauf“**

   Die zwölf Schritte des Schulungsablaufs sind:
   1. Vorwissen und Einstellung ermitteln
   2. Richtziel überlegen
   3. Feinziele aushandeln
   4. Wissen ergänzen
   5. Anschauungsmaterial einsetzen
   6. Handlung vorführen
   7. Motivation zum Üben
   8. Fragen beantworten
   9. Informationsmaterial anbieten
   10. Wissen überprüfen
   11. Feedback geben
   12. Dokumentation erstellen.

6. **Möglicher Inhalt des Abschnitts „Artikulationsvorschlag“**
   - Darstellung des Schulungsablaufs im Überblick

7. Mögliche Inhalte des Abschnitts „Evaluation“

- Angaben zur Form der Evaluation
- Angaben zu möglichen Zeitpunkten der Evaluation
- Evaluationsfragebogen (ggf. in Abschnitt 8)

8. Mögliche Inhalte des Abschnitts „Anhang/ Dokumente“

- Liste der im Anhang vorhandenen Dokumente
- Selbsterstellte Dokumente und Dokumentvorlagen, auf die im Grundkonzept verwiesen wird.

9. Inhalte des Abschnitts „Literatur-/Quellenangaben“

- Auflistung der Quellen, die für die Erstellung des Mikroschulungskonzepts genutzt wurden

Hinweise zu den Zusatz-Materialien

DOWNLOAD

Die Mikroschulungen zur Dekubitusprophylaxe und Sturzvorbeugung sowie die Nutzerevaluation des Konzepts zur Erstellung einer Mikroschulung und mögliche Inhalte eines schriftlichen Mikroschulungskonzeptes aus dem Anhang kann kostenfrei über unsere Internetseite nach erfolgter Registrierung abgerufen werden. Nutzen Sie dazu bitte den angegebenen Link und melden Sie sich nach den dort beschriebenen Schritten an. Sie können auf die Materialien über Mein Konto zugreifen, indem Sie unter Meine Zusatzmaterialien den Code eingeben. Sie werden dann automatisch in den Downloadbereich weitergeleitet.

Inhalt:
Mikroschulung Sturzvorbeugung
Konzept zur Erstellung von „Mikroschulungen" am Beispiel der „Subkutanen Injektion"
Mikroschulung Dekubitusprophylaxe für Menschen mit Querschnittlähmung
Nutzerevaluation

Link: hgf.io/download
Code: B-MSWUYV

Wir empfehlen Ihnen, sich die Materialien auf Ihrem Rechner zu speichern, um sie jederzeit und dauerhaft nutzen zu können.

Autorenverzeichnis

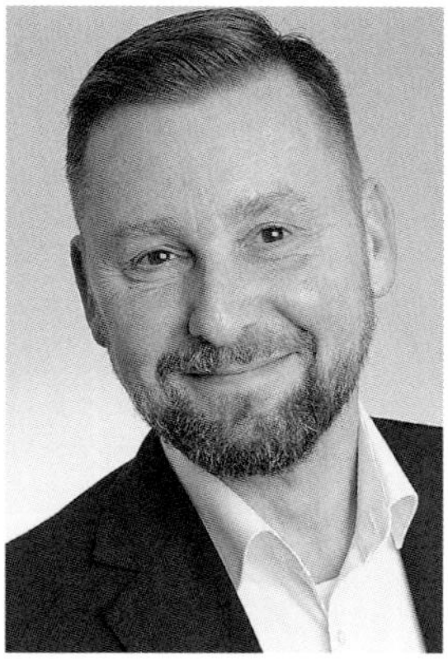

Martin Schieron, Krankenpfleger, Diplom-Pflegewissenschaftler (FH): Er war 17 Jahre in unterschiedlichen Funktionen in somatischen Krankenhäusern tätig und nach Abschluss des Studiums u. a. 15 Jahre als Präventionsmitarbeiter bei der Unfallkasse NRW. Als wissenschaftlicher Mitarbeiter war er zunächst an der Universität Bielefeld beschäftigt und danach an der Hochschule für Gesundheit in Bochum. Zudem ist er Mitglied der Sektion BIS in der DG Pflegwissenschaft.

Kontakt: m.schieron@web.de

Sachwortverzeichnis

A

Aktualisierung 47
Alltagslernen 87
Anhang 34
Anschauungsmaterialien 30, 107
Anschauungsmaterialien einsetzen 38
Artikulationsverlauf/-vorschlag 31

B

Beratungskonzepte 67
Bildmaterialien 107
- Beurteilung 119
- Selbsterstellung 125
Broschüren 106
- Beurteilung 115
- Selbsterstellung 124
Bücher 105

C

Cognitive Apprenticeship 68

D

Datenbanken 24
Didaktik 70
Disease-Management-Programme/DMP 97
Dokumentationserstellung 41
Dokumentationsmaterial 29
Dokumente 34
Dreieck, didaktisches 70

E

Einsatzfelder 43
Einstellungsermittlung 36
Einzelschulungen 98
- Gestaltung 101
Empowerment 71, 97
Entscheidungsfindung, partizipative 97
Erfahrungsorientierung 70
Erwachsenenpädagogik 70
Evaluation 32, 53
- Anwendende 53
- Wirksamkeitsstudien 53
Evidenzbasierung 112

F

Fachkompetenz 50
Fachsprache 110
Familienorientierung 72
Family Health Nursing 72
Feedback, gegenseitiges 41
Feinziele 28
Feinziele aushandeln 37
Filmmaterialien 107
- Beurteilung 120
Flesch-Formel 109
Flyer 106
Fragenbeantwortung 39

G

Gesundheitsförderung 73
Gesundheitsinformationen, evidenzbasierte 112
Gesundheitskompetenz 73
Gesundheits-Krankheits-Kontinuum 79
Gesundheits-/Krankheitstheorien, subjektive 82
Graphic Novels 105
Grundlagen, theoretische 65, 67
Grundsätze, lernpsychologische 37
Gruppenschulungen 97
- Gestaltung 100

H

Hamburger Verständlichkeitsmodell 108
Handlungsdemonstration 38
Handzettel 106
Health Literacy 73

I

Implementierung 57
- Anknüpfungspunkte 58
- Aspekte, wesentliche 57
Informationsmaterialien 29, 103
- Anbieten 40
- Apps/Internet 106
- Arten 105
- Audioformate 107
- Beurteilung 108
- Bilder/Filme 107
- individualisierte/individuelle 127
- schriftliche 105
- Selbsterstellung 124
Informationsvermittlung 104
Infozettel 106
Internetmaterialien 106
- Checkliste Vertrauenswürdigkeit 115
- Falschinformationen 113

K

Kitteltaschenschulung 56
Kompetenzorientierung 70
Kompetenz, personale 51
Konzeptüberprüfung, regelhafte 47

L

Lebensweltorientierung 70
Lernbarrieren 92
Lernen 87
- als Interaktion 87
- Drei-Speicher-Modell 87
- Kinder und Erwachsene 92
- Methoden/Modelle 83
- Prozesse 87
Lernklima 89
Lernschwierigkeiten 110
Lernstile/Lerntypen 91
Lernverträge 89
Lernziele 88
Lesbarkeitsformeln 109
Literatur-/Quellenverzeichnis 34

M

Merkblätter 106
Methodenkompetenz 50
Microteaching 18
Mikroschulung 9
- Adressatenbezug 20
- Begriff 17
- Konzeptbasierung 19
- Kürze 19
- Merkmale 19
- Nutzerevaluation/Injektion, subkutane 169
- Sturzvorbeugung 137
- Teilnehmendenanzahl 20
Mikroschulungskonzept, schriftliches 21
- Allgemeines/Voraussetzungen 22
- Hintergrund, theoretischer 24
- Vorbemerkung 22
Motivation zum Üben 39

O

Orientierungsgespräch 35

P

Pflegestudiengänge 53
Pflegetheorien 74
- ATL/Juchli 76
- Beziehung, interpersonale/Peplau 76
- Gleichgewicht, systgemisches/Friedemann 77
- Grundbedürfnisse/Henderson 75
- Lebensaktivitäten/Roper, Logan, Tierney 75
- Prozesspflege und ABEDLs/Krohwinkel 77
- Selbstpflegedefizit/Ohrem 75
- Stufenmodell Pflegekompetenz/Benner 76
Plakate 106
Pocketcards 56
Podcasts 107
Poster 106
- Selbsterstellung 125
Precede/Proceed-Modell/PPM 86

R

Rechercheergebnisse, Umgang mit 27
Ressourcenorientierung 77
Richtziele 28
Richtziele überlegen 36

S

Sachanalyse 24, 27
- Informationsquellen 25
- Rechercheinhalte 26
- Recherchen 24
Salutogenese 78
Schulende 49
- Anforderungen 49
- Herausforderungen 49
- Kompetenzen 50
Schulungen, pflegebezogene 97

Schulungsablauf 31
- Schritte, zwölf 31, 35
Schulungsgestaltung 100
Schulungsmaterial 28
- Arten 29
- Umgang mit 30
Schulungsphasen 35
Schulungsprozessmodelle 99
Schulungsziele 28
Selbstbefähigung 71
Selbstmanagement/Selbstwirksamkeit 80, 97
Settings 43
Social Support 81
Sozialkompetenz 50
Sprache, einfache 112
Sprache, leichte 110
Stressmodell, transaktionales 86
Systemkompetenz 51

T
Teilnehmendenorientierung 70
Themen, pflegerelevante 44
Themenzentrierte Interaktion/TZI 83
Trajekt-Modell 84
Transtheoretisches Modell/TTM 85

U
Unterstützung, soziale 81

V
VARK-Schema 91
Verständlichkeit 108
Verwendungsorientierung 70
Vorwissensermittlung 36

W
Wissensergänzung 37
Wissensüberprüfung 40
Wittener Liste Bildmaterial 119
Wittener Liste Broschüren 115
Wortliga 109

Z
Zielgruppen 44

Patienten klug informieren, schulen und beraten

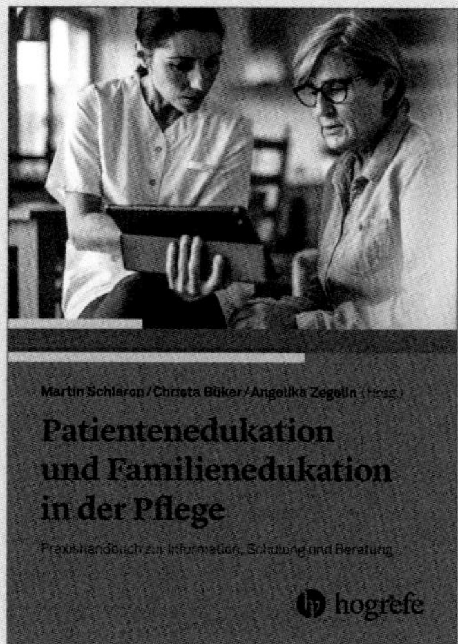

Martin Schieron / Christa Büker / Angelika Zegelin (Hrsg.)

Patientenedukation und Familienedukation in der Pflege

Praxishandbuch zur Information, Schulung und Beratung

2021. 336 S., 43 Abb., 16 Tab., Kt.
€ 45,00 (DE) / € 46,30 (AT) / CHF 58.50
ISBN 978-3-456-86041-1
Auch als eBook erhältlich

Menschen, die erkranken oder pflegebedürftig werden stehen vor Lernaufgaben, die es mit bedürfnisorientierter und gezielter Information, Schulung und Beratung zu lösen gilt. Das Handbuch für Pflegefachpersonen zur Patientenedukation von Klienten und Familien

- beschreibt die Patientenedukation bezüglich ihrer Aufgaben, Entwicklungen, Rollen und Zielgruppen
- klärt Konzepte der Patientenedukation von Empowerment über Gesundheitskompetenz (Health Literacy), Ressourcenorientierung, Selbstmanagement und -wirksamkeit, soziale Unterstützung bis hin zu subjektiven Gesundheits- und Krankheitstheorien und Verlaufsmodellen
- erläutert, wie man Informationen verständlich vermittelt, leichte Sprache nutzt, Lesbarkeit erhöht, Falschinformationen entlarvt und Informationsmaterialien entwickelt
- differenziert Einzel- und Gruppenschulungen und erläutert die Grundlagen der Beratung mit ihren Besonderheiten, Beziehungen, Formen, Haltungen, Konzepten und Prozessen

www.hogrefe.com

hogrefe